扶阳医案之圆通应用

傅文录　编著

化学工业出版社
·北京·

内容简介

本书为“火神派名家经验”系列之一，简要介绍了火神派源流、阳主阴从论、郑钦安阳虚辨证经验、郑钦安治阳虚之理法方药等内容。将郑钦安编撰《医法圆通》中的 67 种病证归纳合并为 37 种，从概论、阳虚辨证、治法、方药、圆通应用、评按或解说、医案介绍、按语等方面详细介绍每一种病证，突出郑钦安阳虚辨证思想与体系，并通过笔者临证经验与点评加以完善，有很强的可读性和临床价值。本书是学习、研究火神派学术思想和学术流派的重要文献资料，也是火神派扶阳学习者不可多得的临证参考书，适合基层中医师、中西医结合医师、医学生以及中医药爱好者阅读参考。

图书在版编目（CIP）数据

扶阳医案之圆通应用 / 傅文录编著. -- 北京 : 化学工业出版社, 2025. 10. -- ISBN 978-7-122-48780-3

Ⅰ. R249.7

中国国家版本馆 CIP 数据核字第 20257P1732 号

责任编辑：郭伟疆　高　霞　　　装帧设计：关　飞
责任校对：边　涛

出版发行：化学工业出版社
（北京市东城区青年湖南街 13 号　邮政编码 100011）
印　　装：大厂回族自治县聚鑫印刷有限责任公司
710mm×1000mm　1/16　印张 16½　字数 278 千字
2026 年 1 月北京第 1 版第 1 次印刷

购书咨询：010-64518888　　　售后服务：010-64518899
网　　址：http://www.cip.com.cn
凡购买本书，如有缺损质量问题，本社销售中心负责调换。

定　　价：79.90 元

前言

火神派是近年来受到广泛关注与研究的学术流派，这个流派以扶阳理念为指导，以擅用大剂量附子为临床特色，其诊疗经验为改善慢性疑难杂病的治疗效果提供了有效的思路与方法。笔者从临床研究与临证实践中受益匪浅，应用火神派理论进行医疗实践，疗效显著。

一个临床医生最为关注的就是临床疗效，而笔者更是把“唯效是求”作为准则。笔者多年来深入研究火神派学术思想，在临床中运用扶阳理念，在应用附子治病的过程中取得了显著的疗效，因此更坚定信念，探索不止，唯效是求，力求创新与进取。

在学习火神派扶阳学术思想的同时，笔者总是觉得学习扶阳学术思想不难，难的是如何将扶阳学术思想应用在每一个病证中，即针对临床复杂多变的病证，如何“以三阴之方，治三阴之病”，把“扶阳助正，回阳返本”（作者心悟）落实到每一个病证的治疗之中。这也是撰写本书的动机。

全书共分为两章，第一章为扶阳医学理论基础，简要介绍了火神派源流、阳主阴从论、郑钦安阳虚辨证经验、郑钦安治阳虚之理法方药等内容。第二章为名家医案圆通应用，把郑钦安编撰《医法圆通》中的 67 种病证，归纳合并为 37 种，每一种病证从概论、治法、方药、圆通应用、评按或解说、医案介绍等方面介绍。**本书医案所用附子等药剂量均较大，有些甚至远超《中华人民共和国药典》规定剂量，这些药物使用应根据医者经验和适应证因病、因时、因人而异，初学者在没有充分把握之时，附子的用量一定要从小剂量开始使**

用，绝不能草率行事，以免产生不良反应。只有对理论有了充分认识，并在临床上积累了丰富的经验之时，方可参照书中用法行事。笔者坚决反对把火神派之“火”与附子用量相提并论，尊重中医阴阳辨证原则，洞悉阴证之本质，重用与广用附子相结合，“以三阴之方，治三阴之病”，虽失不远。一贯倡导“扶阳助正，回阳返本”，这才是作者的最终目的。

在本书的编著过程中，笔者引用了不少专家学者的研究成果及医论等，特此向原著者及资料整理者表示衷心感谢！关于火神派的学术问题，仁者见仁、智者见智，读者尽可讨论。由于作者手中资料有限，以及学习不够深刻，临床经验不足，加之才疏学浅，书中若有不当之处，还望指正。但我们都有一个共同的信念，那就是提高临床治疗效果，传承并创新发展中医精髓。

傅文录

2025年8月

目录

第一章 扶阳医学理论基础

第一节
火神派源流

一、火神派鼻祖郑钦安

郑寿全（1824—1911），字钦安火神派创始人，清末著名伤寒学家，拜成都名儒刘沅（字止唐，1767—1855）门下学医，24 岁时便开始在成都悬壶行医。郑钦安治学严谨，医术臻于上乘，踵门求治者应接不暇，屡起沉疴，活人无数。因临证善用生姜、桂枝、附子等大辛大热之药温补肾阳，量大而准，治愈不少群医束手之大症、重症，时人颂为“郑火神”，又称“姜附先生”。

郑钦安著有医学三书《医理真传》《医法圆通》《伤寒恒论》，三书互相发明，浑然一体，不可分割，全是临证经验的总结，贯穿以阴阳为总纲，万病不出六经宗旨，不出一元真气的学术思想，特重阳虚阴盛之阐发。善用大剂量姜、桂、附以回阳救逆，拯人于危。其于阳虚辨治所积累之独到经验，实发前人之所未发，乃祖国医学之瑰宝，千古之一人而已！（唐步祺语）

医学三书贯穿郑氏学术思想，成为后世尊崇火神派的理论依据。郑氏晚年为将学术传于后代，设帐课徒著书，他的门徒除入室弟子卢铸之之外，现成都地区的中医亦有不少为其再传弟子，其他人或私淑，或遥承，研究其著述，继承火神派学术思想，可谓桃李满天下。

二、卢氏传人

郑钦安的入室弟子卢铸之（字禹臣，1876—1963）先生，1890 年师从郑钦安，“三载亲炙，有闻必录”，继承了郑氏学术思想，屡起沉疴，时人尊为“卢火神”。其子卢永定（1901—1986）传其衣钵，在 60 余年的实践中善用大剂量附子、桂枝、生姜等品，屡起痼疾顽症，民间亦尊为“卢火神”。卢铸之之孙卢崇汉教授，深得祖父二辈悉心教培，医道日进，17 岁即悬壶蓉城，19 岁已有医名，临证善用姜桂附起沉疴大疾，亦有“火神”之称，可谓是一门三代，薪火相传。

郑钦安的学说著作传播深远，其理论体系的广泛传播得益于诸多医家的传承实践。特别是卢铸之与卢永定二位先生在成都开办的“扶阳医坛”，对郑钦安的学术思想传播起到了积极的推动作用，听讲于“扶阳医坛”的著名医家有：吴佩衡先生，祝味菊先生，唐步祺先生，范中林先生。吴佩衡先生素有“吴附子”之称，祝味菊先生人谓“祝附子”，唐步祺先生以“唐火神”闻名，范中林先生则获“范火神”之誉。观此四位的雅称，足见其对郑钦安扶阳学说的深刻领悟。而得益于上述四位名医亲传者又大有人在。除了直接得传于卢氏家族以外，私淑、遥承火神派者更多。如重庆的“火神菩萨”补晓岚（1856—1950）先生、“刘附子”刘民叔（1897—1960）先生，其他的如贵州李彦师、重庆龚志贤、成都戴云波、无锡张剑秋、湘潭朱卓夫、西昌张紫衣、云南李继昌等诸位先生，皆为当代名医，传承火神派衣钵，以善用附子而著称。

郑钦安的再传弟子、卢氏第三代传人卢崇汉教授，可谓是当今火神派的真正传人和发扬者。卢崇汉教授深得祖父二辈悉心教培，临证济世四十春秋，深谙扶阳三昧之要，善用姜桂附起沉疴痼疾，从他所著的《扶阳讲记》中可略见一斑。

卢氏心法精髓在于“人生立命在于以火立极，治病立法在于以火消阴”。卢崇汉教授认为，人生立命在于以火立极，实际上也就是以阳立根，治病立法在于以火消阴，实际上也就是以温热消阴。治病的立法与人生的立命紧密相连，其背后蕴含着深厚的渊源，中医的经典，乃至传统文化的其他经典都能够作为其支撑。所以说卢氏家族善用扶阳，喜姜附，是立命之需要。扶阳离不开温热，而温热药中，首当其冲的就是附子。附子这味药，是公认的扶阳第一要药。

卢氏家族认为：“附子暖命门而破阴霾，堪称扶阳第一要药。”在应用的方剂中首推四逆汤，谓其是扶阳第一要方，该方在《伤寒论》中应用广泛，郑钦安先生对四逆汤的应用可谓是得心应手、情有独钟。卢崇汉教授认为，不能把四逆单纯理解为“四肢厥逆”，四逆汤是一个救危、救急、救逆的方，是一个起死回生的方。由此可见，“四逆”这方名是很有深意的，不仅提示一个现象，即手足冷，更重要的是提示人的胃气没有了。人之所以没有胃气，是火气衰微，火不生土，没有来源所致。而四逆的另一层意思，是逆春、逆夏、逆秋、逆冬，也就是逆四时之气。这告诉我们，四逆汤不仅仅是回阳，它所治的证目非常广泛。卢氏家族在四逆汤的基础上进行加减化裁，形成了一个完整的四逆法，用治内、外、妇、儿、耳、鼻、喉、眼诸科之疾，是扶阳诸法中决定性的一法。

四逆法堪称卢氏研究传承张仲景及郑钦安之学术思想的重要载体。我们谈扶阳，谈其理路，主要体现在四逆法的运用上，只有对四逆法能够运用自如，扶阳才不至于落入空谈。卢氏家族在治疗上提出：“病在阳者，扶阳抑阴；病在阴者，用阳化阴”。这可以说是卢氏家族对郑钦安扶阳学术思想的进一步发挥，并有效地应用于临床。卢崇汉教授现任教于成都中医药大学，所著《扶阳讲记》一书，已成为研究与传承火神派学术思想的重要著作。《扶阳讲记》以其深厚的理论积淀与临床经验，吸引众多后学拜师问道，最为得力的是入室弟子刘力红博士。

三、沪上传人祝味菊

祝味菊（1884—1951）教授，名积德，字味菊，是20世纪初沪上著名中医学家，火神派沪上领军人物。有记载称其“学兼中西，擅长内科，喜用附子、麻黄、桂枝等温热药，尤善用附子，屡起沉疴，名噪一时，时人誉为‘祝附子’”。祝味菊一生学生众多，入室弟子亦不少，如罗济安、王均仪、胡觉人、康立人、王兆基、徐伯远、王云峰、郑邦达等，其中多人都成为中医界承前启后的栋梁之材，并且这些弟子们的传人，仍然在传承着本学派的精神。这些医家形成了上海地区善用温热药的流派，这个流派就是火神派，当时也有称祝味菊是“祝派医学”创始人。

四、当代传人唐步祺

唐步祺（1917—2004），当今火神派代表人物之一，是郑钦安学术思想忠实的传播与发扬者。先生出生于四川省永川县（今重庆市永川区），1941年毕业于国立四川大学。其祖父蓉生公以医闻世，私淑清末伤寒大师郑钦安先生。唐步祺幼承庭训，习郑氏之学，后又游学于伤寒学家吴棹仙教授之门，听学于“卢火神”卢永定先生之“扶阳医坛”，继问难于任应秋教授，行医半个世纪，精于伤寒与郑钦安学术流派，擅于辨阳虚阴虚证，妙于应用姜桂附，屡起沉疴，世人誉称“唐火神”。

五、重要传人吴佩衡

吴佩衡（1886—1971）教授，名钟权，四川会理县（今会理市）人，1921

年至云南行医，云南四大名医之一，当代火神派的重要传人之一。先生 18 岁时，受业于当地名医彭恩溥先生，20 岁左右时曾听学于卢铸之先生的“扶阳医坛”，获益匪浅。其后精研《黄帝内经》《难经》《伤寒论》等经典著作及火神派创始人郑钦安先生《医理真传》《医法圆通》《伤寒恒论》三部著作，中年以后集中精力研究张仲景学术思想，认为“盖凡一种学问，非寝馈其中数十年，斯难知其精义之所在。”

六、李可老中医

李可（1930—2013）老中医，山西灵石县人，致力于中医临床与研究近 50 年，崇尚仲景学说，擅长融寒温于一炉，以重剂救治重危急症，自创方剂 28 首，对各科疑难杂症有独到的救治经验，是山西中医界独具特色的医家之一。李可认为现代使用经方的药物剂量仅为原方的 1/10，并且沿袭至今，悬殊太大，剂量过轻，大违仲景的立方本义与用药原貌，无疑严重影响了经方临床效用的发挥，阻碍了仲景学说的发展与创新。方剂能否治病，除了恰中病机，配伍精当，便是特定的剂量。而其重用附子 30g～60g～100g 治疗急危重症，特别是附子边煎边服用的方法，可谓一大创新，为火神派应用附子增添了新的思路与方法。有人把李可老中医列为火神派的一枝独秀，从师者众多，其弟子有陈新安、郭博信、刘力红、孔乐凯、吕英等。

七、范中林老中医

范中林（1895—1989）老中医，四川郫县（今成都市郫都区）太和镇人，蜀中现代名医，曾师从潘竹均等名医。多年来潜心于《伤寒论》的研究，善用经方，在掌握六经辨证规律治疗外感或内伤杂病方面积累了丰富的经验，深受火神派郑钦安学术思想的影响，尤其擅长虚寒证的治疗。善用大剂量附子，因而有“范火神”之誉。他主张“伤寒之中有万病，仲景约法能合万病”，临床上善用六经辨证处理各种病症，用药依据《伤寒论》，同时深受郑钦安学术思想的影响，传承了火神派注重扶阳、善用大剂量附子的独特风格，在其著作中体现得淋漓尽致，并且在其著作中多处引用郑钦安著作原文，可以窥见其与火神派的传承关系。而成都的唐步祺先生为其早期弟子之一。

八、其他

辽宁的张存悌（1947— ）主任医师，在《辽宁中医杂志》上连载介绍火神派，在全国掀起了学习火神派的热潮，其所著《中医火神派探讨》及《中医火神派医案全解》二书为不少人学习的重要资料。

笔者所著《火神派学习与临证实践》一书，为学习火神派理论与实践提供了一个可行的思路与方法，而《火神派方药临证指要》《火神派当代医家验案集》《火神派扶阳第一要药——附子》三书的出版，为火神派理法方药体系的形成也起到了积极的推动作用。

当代中医界，北京民间的王正龙先生、河南郑州民间的向天清先生，皆以善用附子闻名，都可谓是当代火神派的传人。未知名的火神派学习者则更多，尤其在民间，更是不乏其人。郑钦安的扶阳学说作为中医领域最年轻的学术流派之一，已经吸引越来越多的人研究与学习，展现出了旺盛的学术生命力与传承价值。

第二节 阳主阴从论

一、导论

（一）扶阳学派的基本特点

扶阳学派俗称“火神派”，肇始于张仲景，完善于郑钦安，发扬光大于清代以降的诸“火神派”医家，其基本特点是重视扶阳，善用温阳益火之药——附（附子）、桂（肉桂、桂枝）、姜（生姜、干姜、炮姜），特别是擅长大剂量灵活应用扶阳“圣药”附子，并能将其功效发挥到极致而起沉疴大症。因而，继承和弘扬扶阳学派（“扶阳学派”的提法更为严谨一些）对于复兴中医具有重要的现实意义。

汉代医圣张仲景可以说是扶阳学派的理论源头，《伤寒杂病论》之论伤寒，实则是论伤阳，其立法，法在救阳，全书贯穿重阳思想，六经条文，多用温通回阳的附子、桂枝、干姜等药物，全书113方，使用附子者34方，桂枝者43方，干姜者24方，温阳通阳之方药占全书之大半。

清末著名伤寒大家郑钦安认为“人身一团血肉之躯，阴也，全赖一团真气运于其中而立命”。其临证立法特别重视真阳气机在六经中的重要性，对伤寒三阴病的理法方药运用到了炉火纯青的地步，治病首重元气盈虚损伤，以扶阳救逆抑制阴邪，经验丰富，胆识过人，被世人尊称为“郑火神”。

清末医家卢铸之系郑钦安晚年所收的关门弟子，曾参与整理了郑钦安晚年所著的《伤寒恒论》，全面继承了郑钦安的学术思想，临证亦注重扶阳，善用附、桂、姜，屡起沉疴，享誉巴蜀，有“卢火神”之称。卢氏于1911年在成都开设了“扶阳医坛”，主讲《内经》《伤寒论》《金匮要略》《神农本草经》以及郑钦安的《医理真传》《医法圆通》《伤寒恒论》三书。

卢铸之之子卢永定，继承和发扬了郑钦安、卢铸之的学术思想，其学术特点强调“阳主阴从”，阐释生理，重视坎中之阳，治病立法重在以火消阴，亦善用大剂量附、桂、姜，也被尊称为“卢火神”。

至近现代，云南名医吴佩衡、上海名医祝味菊、成都名医范中林皆为扶阳学派的重要传人，都曾听讲于卢铸之先生开设的“扶阳医坛”。吴氏极为推崇郑钦安学说，新中国成立后任云南中医学院院长时，将郑氏三书作为学习中医的基本材料，桃李满门，由此而成为云南火神派扶阳学说的创始人，其追随者遍及云南省各地，成为经方派的开拓者。祝氏对张仲景、张景岳的重阳学说推崇备至，同时受郑钦安学术思想的影响，兼学中西，临证治病“首重阳用”，认为“阳衰一分，则病进一分；正旺一分，则邪却一分，此必然之理也”，因其善用温阳药物，成为沪上火神派扶阳学说之开创者，也有称其为祝氏医学流派。范氏潜心《伤寒论》六经辨证之研究，遥承郑钦安学术思想，对附子、干姜的运用出神入化，屡起危重大症。吴佩衡、祝味菊和范中林均发扬扶阳学派思想，以善用附子著称，皆为“火神派”大家，因治病疗效奇佳，时人多赞誉为“吴附子”“祝附子”“范附子”。

最值得关注的是当代李可、卢崇汉两位擅长扶阳的临床大家。李可老中医倾一生之精力，穷究经典，屡有创新，认为“凡病皆本气自病”。本气，即人体的先天肾气（元气、元阳）与后天胃气构成的浑元一气。“五脏之伤，穷必及肾。生死关头，救阳为急！存得一丝阳气，便有一线生机”“阳者阴之根也，阳气充足，则阴气全消，百病不作”。李可老中医治疗上但求扶阳、回阳、救阳，将重阳的思想发挥得淋漓尽致，对附子、干姜在急危重症疑难病中的运用达到了炉火纯青的地步。

卢崇汉教授继承祖辈卢铸之、卢永定的扶阳思想，提出了“养生治病，以扶阳为纲，保天下众生长寿健康”的理念，临证立法，重视扶阳，临证亦善用附姜桂，治愈了很多疑难重症，深得扶阳真传。

（二）扶阳学术思想的基本特点

纵观扶阳学派学术思想的基本特点，可以一句话作为概括：辨证立法但扶阳，方药重用附桂姜，培元固本为核心，六经统病活经方。

1. 辨证立法但扶阳

扶阳学派的精髓就是辨证立法，重视阳气，治其“扶阳助正，回阳返本”，阳气旺则人健康无病，阳气衰则人百病丛生。

汉代医圣张仲景临证是极为重视温阳通阳的，且正如李可老中医所说：“《伤寒论》全篇主旨即是保中气、救肾阳，以四逆汤和理中汤扶元阳、温中阳，先后天之阳气并补”。实践证明，自汉代至今，四逆汤、桂枝汤及其衍生方，理中汤、真武汤及不少含有附子的扶阳方剂，临证用之，仍然疗效卓著。

郑钦安辨治病症，以扶阳为重。他有一著名的坎卦诗：“天施地润水才通，一气含三造化工，万物根基从此立，生生化化沐时中。”并解曰：“坎为水，属阴，血也，而真阳寓焉。中一爻，即天也。天一生水，在人身为肾，一点真阳，含于二阴之中，居于至阴之地，乃人立命之根，真种子也。诸书称为真阳。故经云：阴盛者，阳必衰，即此可悟用药之必扶阳抑阴也。”由此可以知郑氏治病注重真阳的基本思想。

卢铸之持“阳主阴从观”，提出“人生立命在于以火立极，治病立法在于以火消阴”的学术观点，强调治病立法，当以扶阳为要诀，其“病在阳者，扶阳抑阴；病在阴者，用阳化阴”的学术观点，将重阳思想发展到了一个新的阶段。

李可老中医最重扶阳，所论精辟：“气化之理，全在阴阳二字，一切阴（四肢百骸、五官脏腑、津精水液）皆是静止的，古人谓之“死阴”。唯独阳才是灵动活泼，生命活力。阳为统帅，阴生于阳而统于阳，阳气者，若天与日，失其所则折寿而不彰，下焦一点命门真火发动，十二经循行不息，五脏六腑气化周行，生命欣欣向荣。此火一衰，诸病丛生，此火一灭，生命终结”。正因为李可对重阳认识独到而深刻，所以临证辨治多以《伤寒论》病机统百病，辨证立法但求扶阳，用药独到，救人无数。

卢崇汉将其祖父的扶阳思想阐释得更加清晰明了：人生立命在于以火立极，实际上就是以阳立极，治病立法在于以火消阴，实际上就是以温热药消阴。而扶阳一词本身就具有宣通、保护、温助、调理阳气，从而使人体阳气宣通、强盛之含义。他临证始终贯穿了这一精神，立法遣方重视扶阳，疗效奇佳。

2. 方药重用附、桂、姜

扶阳学派诸医家的最显著特点是临证擅长使用附、桂、姜，特别是善于大剂量应用附子而屡起沉疴。

有关附子的应用剂量是关系到疗效的重大问题。过去，大多数医家对附子的超大剂量用法或闻所未闻，或畏惧不用，或小量应用，或用之不当，反致中毒。自从《李可老中医急危重症疑难病经验专辑》出版以后，人们大受此书启迪，开始重新审视附子的用法、用量与疗效的关系。不少医家在临证中体会到，用附子辨治病证，药量小了如杯水车薪，应当恢复《伤寒论》中附子应用的剂量和特色。

实际上，附子之大剂量应用，古已有之。张仲景《伤寒论》六经条文多用温通回阳的附子、桂枝、干姜等药，以益心气、温肾气、补中气。特别是附子用量较大，如李可老中医所说："四逆汤乃仲景急救亡阳危症之峻剂，有斩关夺门、破阴回阳、起死回生之效。"原方为炙甘草 2 两、干姜两半、生附子 1 枚（破八片），按古今折算，取原方 1/2 量为准，则四逆汤剂量是炙甘草 30g、干姜 23g、制附子 60g（生附子 1 枚，大者 20～30g），用附子能达到汉代仲景用量，确可救生死于顷刻。唐代《备急千金要方》就有记载用附子达 4 两者（合今约 130g，按第五版《方剂学》所载古今度量衡换算法）。

郑钦安对扶阳药物用法颇有心得，曾谓："不知桂附干姜，纯是一团烈火，火旺则阴自消，如日烈而片云无。况桂附二物，力能补坎离中之阳，其性刚烈至极，足以消尽僭上之阴气……"对于阳虚耗损之证善用并屡用大剂量姜、桂、附治之，效如桴鼓。

吴佩衡用附子，对一般性虚寒证，附子用量通常为 20～100g，对阴阳格拒、阴盛阳虚之危候，则为 60～250g，有时据证加至 400g。

祝味菊用附子，多在 30g 左右，生附片曾用至 24g，黄附片用至 45g。

范中林用附子，少则 30g，多则 120g，曾有用至 500g 的医案。

李可老中医在长期的临床实践中，为救危重难症，常破格重用附子，甚则一昼夜用至600g，可谓胆识超人。其所创“破格救心汤”中最突出的特点就是破格重用附子。此对救治心力衰竭等急危重症，确实疗效卓著；此外，干姜用量常在60g以上；肉桂用量常在3～10g之间。

卢崇汉教授用附子常在60g以上，最多曾用至250g；干姜常用至25～90g之间；桂枝用量在15～75g之间；肉桂用量常在15～30g之间。

3.培元固本为核心

扶阳学派辨治病证疗效卓著的根本，就在于培元阳以固根本，扶阳学派辨证论治自始至终都是师法《伤寒论》，因其着眼点和立足点皆在卫护元阳。

郑钦安参透《伤寒论》之理，以阴阳为纲，尤重心肾阳气，特别强调坎中一点真阳的作用，谓：“真气命根也，火种也，藏于肾中。”故其治病立法，首重培补真阳。

李可老中医对扶阳培元固本的理念体会更深，他认为：“先天之本在肾，生命之本原，所凭者，此火。后天之本脾胃，气血生化之原，所凭者，此火。养生若损此火则折寿，治病若损此火则殒命。正邪交争的焦点，全看阳气的消长进退，阳虚则病，阳衰则危，阳复则生，阳去则死，阳气易伤难复，故阳常不足。暴病多亡阳，久病多伤阳。一部《伤寒论》113方，使用附子、桂枝、干姜者达90方，可见医圣对阳的重视，曰温阳，曰养阳，曰助阳，曰救阳，对生命之本的阳气，是何等的曲意呵护，关怀备至。”

卢崇汉认为，摄生的目的就是保全真阳之气，从而达到“恬淡虚无，真气从之”。并且强调了阳气对人体生理病理的影响相当广泛而重要，心无阳则血不能运，脾无阳则水谷不化，肝无阳则疏泄不行，肺无阳则宣降失司，肾无阳则浊阴凝闭。由此说明各脏腑机能正常运行的关键，就是培补元阳以固本原。

4.六经统病活经方

汉代医圣张仲景《伤寒论》之精髓，就是处处以顾护阳气为要，其以风寒伤阳为立论之本，创六经辨证，全书贯穿了以阳气为重的经旨。扶阳学派诸医家的一个重要特点，就是其方药多是基于经方而圆通应用，可以说是活用经方，用活经方。柯韵伯对《伤寒论》之六经有句精辟的论述：“仲景之六经，为百病立法，伤寒杂病，治无二理，咸归六经节制。”说明六经可统百病。

李可老中医一生最为推崇《伤寒论》，毕生研究仲景学说，并深得其精义，认为伤寒六经辨证之法，使我们洞悉病原，统病机而执万病之牛耳，则万病无所遁形，病可有千种万变，病机则不出六经八纲之范围。因而，李可立法遣方基本上是活用经方，最著名的就是师法经典，借鉴诸医家经验，勇于创新，以经方和时方相结合而创制的用于急危重难症的效方“破格救心汤”。该方中主药从经典中来，又到实践验证中去，所以经得起临床重复验证。特别是全国重复应用者众多，疗效显著，实属罕见，足证扶阳学说理念的确切性。

（三）阳主阴从之古往今来

金元时期朱丹溪创“阳有余阴不足”论，至明代张景岳已四百余年，其理论被部分医家奉为圭臬，却不知此论亦有不足。其认为阴易损故不足，殊不知“温柔之盛于体，声音之盛于耳，颜色之盛于目，馨香之盛于鼻”最易伤阳。正如张景岳云：“阳气难得而易失，易损而难复”。即所谓阳主阴从者，以阴平阳秘为基，而阳气起主导作用。

丹溪之论执其一端，被张景岳严厉指出其害人至深，且清代温病学某些流派中，一见热象但用寒凉，其伤阳气甚矣。郑钦安用时二十余年探求医理，穷究《周易》《内经》《伤寒论》《神农本草经》，阅读七十余部著作方悟出“人身阴阳合一之道，仲景垂法立方之旨”，以阴阳辨证为纲，化繁为简，在元阴元阳上探求至理。

二、阴阳至理

郑钦安曾说过这样一句话：“学者苟能于阴阳上探求至理，便可入仲景之门也。”因此，刘力红认为，学者若欲在仲景这门学问里真正地深入进去，就必须把阴阳的问题放在首位。

1. 阴阳的关系

中医里最核心的是什么?方方面面都要围绕它，离开它就不行的是什么?是阴阳。

阴阳谈的是阴与阳两者之间的事，既然是两者，就有一个相互的关系问题，这个关系就是“阳生阴长，阳杀阴藏”。这也是阴阳学说中最重要的一个问题。

2. 主导问题

这样一种阴随阳生而长、阴随阳杀而藏的关系，这就要求我们明确两个更具体的主导问题。第一个主导，是阴阳之间协同为主导，而非对立制约为主导。阴阳在现实生活中一个更为具体的例子就是男女关系，即夫妇关系，也就是家庭关系。如果一个家庭中，夫妇双方以对立为主，一个面南，一个面北，水火不相容，家庭生活无法正常进行，更别提事业发展。所以，家庭的关系、夫妇的关系、阴阳的关系，都应该以协同为主导。第二个主导是阴阳之间阳为主导，阳的变化起主导的作用、决定的作用，阴随着阳的变化而变化。

3. 体用关系

阴阳除了上面的这些关系外，还可以从体用的角度来谈。体用是传统文化里一个重要的概念，“体”是谈基础，“用”是谈作用、谈应用。没有“体”，“用”不可能发生，而没有“用”的“体”，“体”也就从根本上失去了意义。体用的关系如何说明阴阳呢？具体地说，阴阳之间，哪一个属“体”？哪一个属“用”？很显然，如果把阴阳看作一个整体，反映“用”的主要是阳，反映“体”的主要是阴。

三、阴阳为纲，独重心肾阳气

郑钦安论治时即强调“治之但扶真阳，内外两邪皆能灭，是不治邪而实治邪也”。他在论气血二者关系时，认为气占主导地位，指出人体“合而观之，一阴一阳而已，更以阴阳凝聚而观之，一团元气而已。”他特别强调坎中一点真阳的作用，为人立命之根。故其治病立法首重扶阳，临证时必首先考虑元气盈虚损伤情况，以扶阳救逆，抑制阴邪。他把伤寒三阴病理法方药发挥得淋漓尽致，大量运用理中、四逆辈治疗诸种杂病，如血证、心痛、头痛、咳嗽、脐痛、中风、发斑、胃痛、痿躄、谵语，以及耳、目、喉、舌、齿、鼻等百余种病证，均能见微知著，活法圆通，技巧高超，疗效卓然。他认为“四逆汤力能扶先天之真阳”，并非专为少阴立法，而上、中、下三部之法俱备。复谓：“此方功用颇多，得其要者，一方可治数百种病，因病加减，其功用更为无穷，予每用此方，救好多人，人咸目予为姜附先生。”

四、郑钦安阳主阴从论

郑钦安先生精研《周易》《内经》《伤寒论》，以自然界天地整体运动为参照，提出了“阳主阴从”的主导思想，贯穿于阴阳平衡协调之中，同时用这种学术思想来阐述人体生理病理中的阴阳法则，特别是其“万病一气论”之说，表明他重阳扶阳、阳主阴从，辛热为长，量重药简，值得效法。他的这些思路与方法，给当今医者诊治疑难杂病带来无穷的启迪。

五、卢氏阳主阴从观

卢崇汉教授认为，阴阳之间存在着阳主阴从的关系，阳气是机体生命活动的原动力，人体的阳气存之则生，失之则死。扶阳的重要学术思想之一就是主张“治未病”，使其阳气旺，脏腑功能方能强健，精、气、血、津液旺盛，机体抗病力强，邪气乃不可干。在临床治疗中，若能早期使用扶阳的方法，即可使人体阳气不至于受损，就能把很多疾病消除于萌芽状态，乃不至发病。通过扶阳的方法，使脏腑之间相互协调、安和，从而阻止疾病的传变。扶阳还可把握住疾病的发展趋势，增强机体的康复能力，使病人早日痊愈。所以我们倡导扶阳首先要重视预防和消除损阳的因素，始终保持人体阳气的充盛，在治疗疾病的各阶段中注意保护阳气，消除各种损阳因素，以达邪去正安的目的。

六、火神派扶阳的核心理念

1. 阳气易耗难复

人出生后即在一刻不停地消耗阳气，而我们身体所有的新陈代谢与活动，都是阳气气化的过程。如果肢体负重过多，或运动量太大，会耗伤人体之阳气，此时机体生成之阳气不能及时补充消耗的阳气，脏腑之气因过量消耗而不足，这些原因都会引起全身疲乏无力等阳气不足的状态或病症。神劳过度也是造成阳气易耗难复的原因。

2. 感寒受凉耗伤阳气

张仲景所著《伤寒论》，因“寒”字的意义，争论千余年而不休。不管是由于当时的自然气候因素，还是人们客观上易感受外来之寒气，总之张仲景认为人易于感受寒邪，且感寒之后人体依据体质的不同而有六经之变化。其实，人在一年四季所遇到的外感病，绝大多数都起于感寒受凉，人体感寒之后，阳气在与寒冷争斗的过程中又不断地被大量消耗，久而久之进入阳气不足的恶性循环之中。

3. 药物滥用损伤阳气

抗生素的寒凉之性，对于病人阳气的伤害是一个渐变的过程。目前抗生素的应用十分普遍，一遇发热、炎症，不管虚实寒热一律上抗生素，将人体这点阳热之气给慢慢地消耗掉了。发热是外感热病的主要症状，通常由病原微生物引起，而人体恶寒发热、体温上升，则是人体与疾病斗争的表现，这种发热是人体阳气外张驱邪的一种保护性措施。因此，沪上火神派名医祝味菊先生认为，治疗不应以消除发热为主要目的，而应协助人体自然疗能，“其关键在于元气，而不在于病邪。”

4. 苦寒中药损伤阳气

祝味菊先生曾指出：“久服寒凉者，如饮鸩蜜，只知其甘，不知其害，亘古以来，死者如麻，茫茫浩劫，良可痛也。”阳气是生命的根本，苦寒清热之剂易伤人之阳气，过度使用苦寒之品，人体要白白地消耗自身生存的根本——肾中之精、肾中之阳，来对抗外来苦寒之气，以保证人体有足够的阳气来维持正常生命活动，久而久之，后患无穷。因此，明代大医家张景岳说：“实火为患，去之不难，虚火最忌寒凉，若妄用之，无不致死。”

5. 阳虚体质者多

笔者多年临床所见，阳虚体质的人群有逐渐扩大的趋势，特别是一些久病缠绵不愈的病证，可以说，十有八九都是阳虚体质。吴佩衡论述阳虚体质的十六字要诀：“身重畏寒，目瞑嗜卧，声低息短，少气懒言”。

火神派体系认为，要健全或补充人体之阳气，因为“阳气者，若天与日，失其所，则折寿而不彰”。所以，时时都以扶助阳气为要务，特别是疾病的危重之时，阳气就显得格外重要，而力重扶阳理念，善用附子，因此这么多医家才会有“某附子”之雅称。

第三节 郑钦安阳虚辨证经验

一、阳虚辨证纲领

在辨识阳虚证时郑钦安说：“阳虚病，其人必面色唇口青白无神，目瞑倦卧，声低息短，少气懒言，身重畏寒，口吐清水，饮食无味，舌青滑，或黑润青白色，淡黄润滑色，满口津液，不思水饮，即饮亦喜热汤，二便自利，脉浮空，细微无力，自汗肢冷，爪甲青，腹痛囊缩，种种病形，皆是阳虚的真面目，用药即当扶阳抑阴（扶阳二字，包括上中下，如桂枝、参、芪，扶上之阳；姜、蔻、西砂，扶中之阳；天雄、附子、硫黄，扶下之阳）。”

“然又有近似实火处，又当指陈。阳虚症，有面赤如朱而似实火者（元阳外越也，定有以上病情可凭），有脉极大劲如石者（元阳暴脱也，定有以上病情可凭），有身大热者（此条有三：一者元阳外越，身必不痛不渴，无外感可凭；一者产妇血骤虚，阳无所附；一者吐血伤阴，元气无依，吐则气机发外，元气亦因而发外也），有满口齿缝流血者（阳气虚不能统血，血盛故外越也），有气喘促、咳嗽痰涌者（肺为清虚之脏，着不得一毫阴气，今心肺之阳不足，故不能制僭上之阴气也。阴气指肾水肾火，此条言内伤），有大小便不利者（阳不足以化阴也，定有以上病情可凭）。”

在分析阳虚之缘由时，郑钦安认为：“凡阳虚之人，阴气自然必盛（阴气二字，指水旺，水即血也，血盛则气衰，此阳虚之所由来也）。外虽现一切火症（此火名虚火，与实火有别。实火本客气入阳经，抑郁所致。虚火即阴气上僭，阴指水，气即水中先天之阳，故曰虚火。水气以下流为顺，上行为逆，实由君火太弱，不能镇纳，以致上僭而为病），近似实火，俱当以此法辨之，万无一失。”

二、阳虚证特殊情况辨识

当临床上出现阴盛阳衰及阳脱病情之时，此时生死在反掌之间，郑钦安认为辨识其阳虚证更能胸有成竹，心有定见。

1. 头痛如劈

素秉阳虚之人，身无他苦，忽然头痛如劈，多见唇青、爪甲青黑，或气上喘，或脉浮空，或劲如石。此阳竭于上，急宜回阳收纳，十中可救四五。

2. 目痛如裂

察非外感，非邪火上攻，或脉象与上条同，病情有一二同者，急宜回阳，若滋阴解散则死。

3. 耳痒欲死

审无口苦咽干、寒热往来，即非肝胆为病。此是肾气上腾，欲从耳脱也，必有阴象足征，急宜回阳收纳。

4. 印堂如镜

久病虚极之人，忽然印堂光明如镜，此是阳竭于上，旦夕死亡之征。若不忍而救之，急宜大剂回阳收纳，光敛而饮食渐加，过七日而精神更健者，即有生机，否则未敢遽许。

5. 唇赤如朱

久病虚极之人，无邪火可征，忽见唇赤如朱，此真阳从唇而脱，旦夕死亡之征，急服回阳，十中可救二三。

6. 两颧发赤

久病与素秉不足之人，两颧发赤，此真元竭于上也，急宜回阳收纳，误治则死。

7. 鼻涕如注

久病虚极之人，忽然鼻涕如注，此元气将脱，旦夕死亡之征，急宜回阳收纳，或救一二。

8. 口张气出

久病虚极之人，忽见口张气出，此元气将绝，旦夕死亡之征，法在不治。若欲救之，急宜回阳收纳，以尽人事。

9. 眼胞下陷

久病之人，忽见眼胞下陷，此五脏元气竭于下也，旦夕即死，法在不治。若欲救之，急宜大剂回阳，十中或可救一二。

10. 白眼轮青

久病虚损之人，忽见白睛青而人无神，此真阳衰极，死亡之征。急宜回阳，十中可救五六。

11. 目肿如桃

久病与素秉不足之人，忽见目肿如桃，满身纯阴，并无一点邪火、风热可验，此是元气从目脱出，急宜回阳收纳，可保无虞。

12. 目常直视

久病虚极之人，忽见目常直视，此真气将绝，不能运动，法在死例。若欲救之，急宜回阳，或可十中救一二。

13. 目光如华

久病与素秉不足之人，目前常见五彩光华，此五脏精气外越，阳气不藏，亦在死例。急宜回阳收纳，十中可救五六。

14. 面色光彩

久病虚损之人，忽见面色鲜艳如无病之人，此是真阳已竭于上，旦夕死亡之容。若欲救之，急宜回阳，光敛而神稍健，过七日不变者，方有生机，否则不救。

15. 面如枯骨

久病虚极之人，忽见面如枯骨，此真元已绝，精气全无，旦夕死亡之征，可预为办理后事。急服回阳，十中或可救得一二。

16. 面赤如朱、面赤如瘀、面色如纸、面黑如煤、面青如枯草

久病虚损之人，并无邪火足征，忽见面赤如朱者，此真阳已竭于上也，法在不治，惟回阳一法，或可十中救一二。更有如瘀、如纸、如煤、如枯草之类，皆在死例，不可勉强施治。

17. 齿牙血出

素秉阳虚之人，并无邪火足征，阴象全具，忽见满口齿牙血出，此是肾中之阳虚，不能统摄血液，阴血外溢，只有扶阳收纳一法最妥。若以滋阴之六味地黄汤治之，是速其危也。

18. 牙肿如茄

凡牙肿之人，察其非胃火、风热，各部有阴象足征，此是元气浮于上而不潜藏，急宜回阳收纳封固为要。若以养阴清火治之，是速其亡也。

19. 耳肿不痛

凡耳肿之人，其皮色必定如常，即或微红，多含青色，各部定有阴象足征，急宜大剂回阳，切勿谓肝胆风热，照常法外感治之，是速其死也。

20. 喉痛饮滚

凡喉痛饮滚之人，必非风热上攻，定见脉息、声音一切无神，阴象毕露，急宜回阳之药冷服以救之，其效甚速，此是阳浮于上，不安其宅，今得同气之物以引之，必返其舍。若照风热法治之，是速其危矣。

21. 咳嗽不已

久病与素秉不足之人，或过服清凉发散之人，忽然咳嗽异常，无时休息，阴象全具，此是阴邪上干清道，元阳有从肺脱之势，急宜回阳祛阴，阳旺阴消，咳嗽自止。切不可仍照滋阴与通套治咳嗽之上方治之，若畏而不回阳，是自寻其意也。

22. 气喘唇青

久病与素秉不足之人，忽见气喘、唇青，乃是元气上浮，脱绝之征，法在难治。急宜回阳降逆收纳，俟气喘不作，唇色转红，方有生机。苟信任不专，听之而已。

23. 心痛欲死

凡忽然心痛欲死之人，或面赤，或唇青，察定阴阳，不或苟且。如心痛，面赤，饮冷，稍安一刻者，此是邪热犯于心也，急宜清火；若面赤而饮滚，兼见唇舌青光，此是寒邪犯于心也，急宜扶阳。

24. 腹痛欲绝

凡腹痛欲死之人，细察各部情形，如唇舌青黑，此是阴寒凝滞，阳不运行也，急宜回阳；如舌黄气粗，二便不利，周身冰冷，此是热邪内攻，闭其清道，急宜宣散通滞。

25. 肠鸣泄泻

凡久病与素秉不足之人，有肠鸣如雷，泄泻不止者，此乃命门火衰，脏寒之极，急宜大剂回阳，若以利水之药治之，必不见效。

26. 大便下血

凡久病与素秉不足之人，忽然大便下血不止，此是下焦无火，不能统摄，有下脱之势，急宜大剂回阳，如附子理中、回阳饮之类。

27. 小便下血

此条与大便下血同。

28. 精滴不已

大凡好色之人与素秉不足之人，精常自出，此是元阳大耗，封锁不密，急宜大剂回阳，交通水火。

29. 午后面赤

凡午后面赤，或发烧，举世皆谓阴虚，不知久病与素秉不足之人，阳气日衰，不能镇纳其阴，阴邪日盛，上浮于外；况午后正阴盛时，阳气欲下潜藏于阴中，而阴盛不纳，逼阳于外，元气升多降少，故或现面赤，或现夜烧。此皆阴盛之候，若按阴虚治之，其病必剧。

30. 身痒欲死

久病与素秉不足之人，身忽痒极，或通身发红点，形似风疹，其实非风疹。风疹之为病，必不痒极欲死，多见发热、身疼、恶寒、恶风；或久病与素秉不足之人，其来者骤，多不发热、身疼，即或大热，而小便必清，口渴饮滚，各部必有阴象足征，脉亦有浮空、劲急如绳可据。此病急宜大剂回阳收纳为要。若作风疹治之，速其亡也。

31. 大汗如雨

久病与素秉不足之人，忽然大汗如雨，此亡阳之候也。然亦有非亡阳者，夫大汗如雨，骤然而出，片刻即汗止者，此非亡阳，乃阴邪从窍而出，则为解病之兆。若其人气息奄奄，旋出而身冷者，真亡阳也，法则不治。若欲救之，亦只回阳一法。然阳明热极，热蒸于外，亦有大汗如雨一条，须有阳证病情足征。此则阴象全具，一一可考。

32. 大汗呃逆

久病与素秉不足之人，与过服克伐清凉之人，忽然大汗呃逆，此阳亡于外，脾肾之气绝于内，旦夕死亡之征也，急宜回阳降逆。服药后，如汗止，呃逆不作，即有生机。若仍用时派止汗之麻黄根、浮小麦，止呃之丁香、柿蒂，未有不立见其死者也。

33. 身热无神

久病与素秉不足之人，或偶劳心，忽见身大热而不疼，并无所苦，只是人困无神，不渴不食，此是元气发外，宜回阳收纳，一剂可愈。若以为发热，即照外感之法治之，是速其危也，世多不识。

34. 吐血身热

凡吐血之人，多属气衰，不能摄血。吐则气机向外，元气亦与之向外，故身热，急宜回阳收纳。切不可见吐血而即谓之火，以凉剂施之。

35. 大吐身热

吐则亡阳。吐属太阴，大吐之人，多缘中宫或寒，或热，或食阻滞。若既吐已，而见周身大热，并无三阳表证足征，此属脾胃之元气发外，急宜收纳中宫元气，切不可仍照藿香正气散之法治之。

36. 大泻身热

久病与素秉不足之人，忽然大泻，渐而身大热者，此属阳脱之候。大热者，阳竭于上；大泻者，阴脱于下。急宜温中收纳，切不可一见身热，便云外感；一见大泻，便云饮食。若用解表、消导、利水，其祸立至，不可不知。

37. 午后身热

“阴虚生内热。”是指邪气旺而血衰，并非专指午后、夜间发热为阴虚也。今人全不在阴阳至理处探取盈缩消息，一见午后、夜间发热，便云阴虚，便云滋水。推其意，以为午后属阴，即为阴虚，就不知午后、夜间正阴盛之时，并非阴虚之候；即有发热，多属阴盛隔阳于外，阳气不得潜藏，阳浮于外，故见身热。何也？人身真气，从子时一阳发动，历丑、寅、卯、辰、巳，阳气旺极；至午、未、申、酉、戌、亥，阳衰而下潜藏。今为阴隔拒，不得下降，故多发热。此乃阴阳盛衰、元气出入消息，不可不知也。

38. 皮毛出血

久病与素秉不足之人，忽见皮毛出血，此乃卫外之阳气不足，急宜回阳收纳，不可迟延。

39. 阴囊缩入

久病与素秉不足之人，忽然囊缩、腹痛，此厥阴阴寒太甚，阳气虚极也，急宜回阳。或用艾火烧丹田或脐中，或以胡椒末裹塞脐中，用有力人口气吹入腹中，痛止即止，亦是救急妙法。

40. 两脚大烧

久病与素秉不足之人，或夜卧，或午后两脚大烧，欲踏石上，人困无神，此元气发腾，有亡阳之势，急宜回阳收纳，切不可妄云阴虚，而用滋阴之药。

41. 两手肿热

凡素秉不足之人，忽然两手肿大如盂，微痛微红，夜间、午后便烧热难忍，此阴盛逼阳，从手脱也，急宜回阳收纳。

42. 两乳忽肿

凡素秉不足之人，忽然两乳肿大，皮色如常，此是元气从两乳脱出，切勿当作疮治，当以回阳收纳为主。

43. 疮口不敛

凡疮口久而不敛，多属元气大伤，不能化毒生肌，只宜大剂回阳，阳回气旺，其毒自消，其口自敛。切忌养阴清凉，见疮治疮。

44. 痘疮平塌

凡痘疮平塌，总原无火，只宜大剂回阳，切不可兼用滋阴。

45. 脱肛不收

凡素秉不足之人，或因大泻，或因过痢，以致肛脱不收，此是下元无火，不能收束，法宜回阳，收纳肾气。或灸百会穴，亦是良法。

46. 小便不止

久病与素秉不足之人，忽见小便日数十次，每来清长而多，此是下元无火也，急宜回阳，收纳肾气，切不可妄行利水。

47. 腹痛即泄

久病与素秉不足之人，多有小腹一痛立即泄泻，或溏粪，日十余次，此属下焦火衰，阴寒气滞，急宜回阳。切不可专以理气分利为事。

48. 身疼无热

久病与素秉不足之人，忽见身疼，而却不发热者，是里有寒也，法宜温里。但服温里之药，多有见大热、身疼甚者，此是阴邪溃散，即愈之征，切不可妄用清凉以止之。

49. 身热无疼

久病与素秉不足之人，与服克伐宣散太过之人，忽见身热，而却无痛苦，并见各部阴象足征。此是阳越于外也，急宜回阳收纳，不可妄用滋阴、升散。

50. 身冷内热

久病与素秉不足之人，身外冷而觉内热难当，欲得清凉方快，清凉入口，却又不受，舌青滑而人无神，二便自利，此是阴气发潮，切不可妄用滋阴清凉之品，急宜大剂回阳，阳回则阴潮自灭。若果系时疫外冷内热之候，其人必烦躁，口渴饮冷，二便不利，人必有神，又当攻下，回阳则危。

51. 身热内冷

久病之人，忽见身大热而内冷亦甚，叠褥数重，此是阳越于外，寒隔于内，急宜回阳，阳气复藏，外自不热，内自不冷。切不可认作表邪，若与之解表，则元气立亡。此等证多无外感足征，即或有太阳表证，仍宜大剂回阳药中加桂、麻几分，即可无虞。

52. 身重畏冷

久病与素秉不足之人，忽见身重、畏冷者，此是阴盛而阳微也，急宜回阳。

53. 身强不用

久病与素秉不足之人，与过服克伐宣散之人，忽然身强不用，此是真阳衰微，阳气不充，君令不行，阴气旺甚，阻滞经脉，宜大剂回阳，阳旺阴消，正气复充，君令复行，其病自已。世人不识，多以中风目之，其用多以祛风，每每酿成坏证，不可不知也。

54. 脚轻头重

久病与素秉不足之人，人忽见脚轻头重，此是阴乘于上，阳衰于内也，急宜回阳，收纳真气，阳旺阴消，头重不作，便是生机。

55. 脚麻身软

久病与素秉不足之人，多有脚麻、身软者，此是阳气虚甚，不能充周，急宜甘温扶阳，阳气充足，其病自已。

56. 气喘脉劲

久病之人，忽见气喘脉劲，此阳竭于上，旦夕死亡之候，急宜回阳，十中可救一二。但非至亲，切切不可主方，即主方亦必须批明，以免生怨。切不可见脉劲而云火大，便去滋阴降火。

57. 吐血脉大

凡吐血之人，忽见脉来洪大，此阳竭于上，危亡之候也。今人动云“吐血属火，脉大属火”，皆是认不明阴阳之过也。

58. 虚劳脉动

凡虚损已极之人，脉象只宜沉细，若见洪大细数，或弦，或紧，或劲，或如击石，或如粗绳，或如雀啄、釜沸，皆死亡之候，切切不可出方。果系至亲至友，情迫不已，只宜大甘大温以扶之，苟能脉气和平，即有生机。切切不可妄用滋阴，要知虚损之人多属气虚，所现病状近似阴虚，其实非阴虚也。

以上所提到的数十种情况，都揭示了元气与根本分离、阳气极度虚弱即将耗尽的危急状况。虽然这些情况表现各异，但病因本质上是一致的。如果能够细心体会这些要点，心中就会有明确的判断依据。当然，疾病千变万化，不可能仅用数十种情况就全部概括。所以，医者需要在元气这个关键点上深入探究其盛衰、出入、变化等情况，即使再复杂的病情，也不会超出这个范围。

三、外感与内伤辨析

辨析外感与内伤，是诊病疗疾的准绳，世人大多对此迷惑不解，这才有李东垣《内外伤辨惑论》的问世。而郑钦安先生则以阴阳两纲为辨证之准绳，准确无误辨析清楚外感与内伤之病情，对于临证也是非常需要的。

1. 外感辨

郑钦安认为，所谓外感者，为病邪由外而入内。外邪即风、寒、暑、湿、燥、火六淫之气。人若调养失宜，阴阳失衡，六邪即得而干之。六气首重伤寒，因寒居正冬子令，冬至一阳生，一年之气机俱从子时始起，故仲景首重伤寒，提出六经大纲，病气依次传递，始太阳而终厥阴。论伤寒，而暑、湿、燥、火、风俱括于内；论六日传经，而一年之节令已寓于中。

一部《伤寒论》，成为后世治疗外感病之准绳，而六经之提纲，则是提纲挈领地让我们准确无误把握外感病。

2. 内伤辨

内伤一病，世医皆认为其病因病机复杂，临证之时多难以抓住重心，故而遇到模棱两可之情况，便不能了然于胸中。而郑钦安则依据阴阳辨证之法则道破了天机。郑钦安说道：“而余则统以一心括之。夫心者，神之主也。凡视听言动及五劳等情，莫不由心感召。人若心体泰然，喜怒不能役其神，忧思不能夺其柄，心阳不亏，何内伤之有乎？凡属内伤者，皆心气先夺，神无所主，不能镇定百官，诸症于是蜂起矣。此等症，往往发热咳嗽，少气懒言，身重喜卧，不思饮食，心中若有不胜其愁苦之境者，是皆心君之阳气弱，阳气弱一分，阴自盛一分，此一定之至理也。阳气过衰（不能制阴），阴气过盛（势必上干），而阴中一线之元阳，势必随阴气而上行，故而百病之始生。”

由此可知，内伤之病，莫不由正气亏虚而生，况且“心者，五脏六腑之大主也”，故此，郑钦安认为内伤一病，心气虚在先。但心中之阳气皆根源于肾中之阳，故而抓住心肾之阳气，就抓住了内伤病的关键。

四、阳虚之望诊

1. 望诊之纲领

望色无他术，专在神气求。

实证多红艳，虚证白青浮。

部位须分定，生克仔细筹。

吉凶都可料，阳浮记心头。

“望而知之谓之神”。而望诊之要务在神气有无上求之，郑钦安之望诊要诀，可谓是要言不烦，阳虚辨识之关键也。

2. 望舌苔

（1）舌上白苔：病人虽舌现白苔，并未见头疼、身痛、发热、恶寒、恶热等情，切不可认为表证，认为瘟疫，当于脉息声音，起居动静，有神无神处探求病情，自有着落，切切不可孟浪，如果有表证足征，始可照解表法施治。

（2）舌上黄苔：病人虽舌现黄苔，无论干黄色、润黄色、老黄色、黑黄色，并未见口渴饮冷、烦躁、恶热、便闭等情，切不可便谓火旺热极，当于阳虚真气不上升处理会，病情上理会，治法即在其中。如果见便闭、口臭、气粗、身轻恶热、心烦饮冷、精神有余等情形，便当攻下，不可迟延。

（3）舌上黑苔：病人虽舌现黑苔，无论干黑色、青黑色、润黑色，虽现阴象，切不可即作阴证施治。如其人烦躁、口渴、饮冷、恶热身轻、气粗口臭、二便闭结，即当攻下，不可迟延。如其人安静懒言、困倦、不渴不食、二便自利，即当回阳，不可迟延。

舌之分辨，临证甚为复杂，学者也往往难以辨清。郑钦安则谓：“统以阴阳两字尽之矣。是阴证，则有阴象足征；是阳证，则有阳证可凭。识得此旨，则不专以舌论矣。”

五、阳虚之闻诊

细听呼与吸，痰喘有无声。
呃逆分新久，微厉判盈缩。
抑郁多长气，腹痛定呻吟。
谵语虚实异，留神仔细评。

“闻而知之谓之圣”“呼出心肺主之，吸入肝肾主之，呼吸之中，脾胃主之”。故闻呼吸声息，可为察知五脏之助，自当细心听取。至于痰喘之有声无声，呃逆之新久轻重，声音之大小，气息之长短，以及呻吟谵语等，均属闻诊中的主要项目，故须仔细留神。

六、阳虚之问诊

探病须细问，疼痛何由生。
寒热分新久，痞满判重轻。
喜饮冷和热，二便黄与清。
妇女胎产异，经信最为凭。

问诊，郑钦安称之为问症，对其解释较之现代更贴切实际。问诊其实就是问症状，问病人的自我感觉与症状难受的程度情况。问而知之谓之工，“工”的本义是工具，或称之为从事某种职业的人。既然我们是从事医学这门职业的人，那问诊的工作当然应该做得更为细致。郑钦安之问症，主要是针对阴阳之总纲而设，故而临床辨识阳虚证更为实用。

七、阳虚之切诊

1. 切脉之纲领

脉分上中下，浮沉迟数衡，
有力与无力，虚实自然明，
大小兼长短，阴阳盛衰情，
二十八脉象，堪为学者绳。

脉之一途，临床上千变万化，郑钦安总在这“阴阳”两字上求之，其要不出浮、沉、迟、数、有力与无力，可谓是切脉之准绳。李时珍《濒湖脉学》之二十八脉，虽说烦冗，然逐步以言病，亦大费苦心，初学原不可少，此特明其要。但其要义者，脉之中已分出阴阳两法来。

2. 切脉之要义

郑钦安苦口婆心，再三地阐述切脉之要义，意在引学者入阴阳两大法门也。他说：“切脉一事，前贤无非借寸口动脉，以决人身气血之盛衰耳。盛者气之盈，脉动有力，如洪、大、长、实、浮、紧、数之类，皆为太过、为有余、为火旺，火旺则阴必亏，用药即当平其有余之气，以协于和平。衰者气之缩，如迟、微、沉、细、濡、弱、短、小之类，皆为不及、为不足、为火虚，火虚则水必盛，用药即当助其不足之气，以协于和平。只此两法，为切脉用药至简至便、至当不易之总口诀也。”

3. 切脉之内涵

后世之切脉一事，多依《内经》寸口分属脏腑之法，甚为繁杂，郑钦安则指出阴阳合一之道，实在是点石成金之法也。他说“前人于寸口之动脉，以三指按之，分出上、中、下，是将一气分为三气，三气即天、地、水，分而为三，合而为一。又于三部，而分出浮、中、沉，合三三如九之数，亦有至理，法亦可从，不得为错。其意欲借此以穷人身在上、在中、在下之脏腑、经络，以决人之疾病，可按法而治之，实属大费苦心。”

又说：“夫人身立命，本乾元一气，落于坤宫，二气合一，化生六子，分布上、中、下，虽有定位，却是死机，全凭这一团真气运行，周流不已。天开于子，人身这一团真气，即从子时发动，自下而中而上，上极复返于下，由上而中而下，循环出入，人之性命赖焉。切脉一事，无非定这一点气盛衰耳。”“左手属三阳，三阳用事，阳在外，而阴在内，当以立极之离卦形之。右手属三阴，三阴用事，以阴在上而阳在下，当以立极之坎卦喻之。脉体左手当以浮分取三阳，沉分取三阴，右手当以浮分取三阴，沉分取三阳，庶与气机出阴入阳、出阳入阴之理相合，亦不致将一元分作二道看也。”

4. 切脉之要诀

郑钦安说：“夫脉者，气与血浑而为一者也。其要在寸口，其妙在散于周身，随邪之浅深、脏腑之盛衰、人性之刚柔、身体之长短、肌肉之肥瘦、老幼男女之不同，变化万端。其纲在浮、沉、迟、数，其妙在有神、无神。即有力、无力也。有神无神者，即盈缩机关，内外秘诀。浮、洪、长、大、数、实，皆为盈，为有余之候，果病情相符，则为脉与病合，当从有余立法施治……沉、迟、细、微、虚、弱，皆为缩，为不足，果病情相符，则为脉与病合，当照不足立法施治。”

“切而知之谓之巧”，说明切脉一事乃为一精巧之技艺也。

八、四诊临证之要诀

“神、圣、工、巧”是四诊阳虚证之辨识要诀，郑钦安总是从阴阳两法则求之，可谓是大道至简，而由繁至简者方为上工。故此，郑钦安总结说道：“溯治病之要，望色以有神无神，定气之盛衰；闻声以微厉，判气之盈缩；问病以饮热饮冷，知气之偏盛；切脉以有力无力，知气之虚实。以此推求，万病都是一个气字，以盛、衰两字判之便了，即以一气分为三气，以定上、中、下之盛衰，亦可。”

而切脉一事，巧字在灵性，故而郑钦安认为：“有力无力尽之矣，不必多求。”

九、认病症捷要总诀

郑钦安认病症之要诀，仍不出辨识阴证阳证之法门。阴证者，阳虚也；阳证者，阴虚也。诸病症如此。

1. 发热类

阳证：发热而身疼者，为外感。发热而身不疼，饱闷吞酸者，为内伤于食也。发热身疼，不恶寒，舌黄而饮冷者，为热伤于里。小儿发热，气粗口热者，表里俱病，为内有热。

阴证：发热身疼，恶寒，口不渴者，为邪入少阴。素禀不足，无故身大热，舌青欲饮极热者，或口不渴者为元阳外越。发热出气微温，而口不热，小便清长，大便不实，有素疾者，为元气不固。

2. 疟疾

阳证：寒热往来者，为真疟。一日一发而在上半日者，为邪在三阳。二日一发者，病深一层也。单热无寒，渴饮冷不休者，为病在阳明。饱闷不舒而发寒热者，为食疟。

阴证：一日一发而在下半日者，为邪在三阴。但寒无热，喜热饮者，为病在太阴。先吐清水，而后发寒热，欲饮极热汤者，为脾阳外越，似疟而实非疟。

3. 鼓胀

阴证：单腹胀而四肢不胀，舌青欲饮热者，为阴邪伏于中而闭塞清道。单四肢胀，而腹不胀者，为脾阳不固、发散于四末。有周身鼓胀，不渴不欲食者，为元气涣散。有胀而皮色如血者，为阴乘于上。有胀而皮色如水晶，内无他病者，为水气散于皮肤。

就郑钦安看来，臌胀者，阴证多而阳证少。

4. 积聚

阳证：腹中有块，无拘左右，痛而始有形，不痛而即无形者，为瘕症。不痛而亦有形，按之不移者，为癥病。有嗳腐，大便极臭，而腹中有块者，为宿食积聚。手不可近者，为阳之积聚。由于气不活而血壅甚也。

阴证：有痰涎不止，腹中累累觉痛，作水声者，为痰湿积聚。有小腹硬满，小便不利者，血积聚于下焦也。总之喜揉按者，阴之积聚，由于阳不化阴也。

5. 痰饮

痰饮为水湿之别名。脾无湿不生痰，水道清则饮不作。

阳证：痰黄而胶，喜生冷者，为火旺而津枯。痰臭、痰吐如丝不断，痰结如砂石者，皆由于阴亏火旺。

阴证：痰清而不胶者，胃阳不足以行水也。痰白、痰青、痰咸，皆由于阳不足。

6. 咳嗽

阳证：咳而兼发热身疼者，为外感。咳而不发热身痛、饱闷嗳腐臭，或发热者，为饮食为病。咳而口干喜冷饮，二便不利者，为肺为火逼。干咳而无痰者，为肺燥血虚。

阴证：咳而身大热，喜极热汤，唇舌青白者，元阳外越，阴气上干清道也。咳而身如瓮中，欲饮热者，肺为寒痰闭塞也。咳而痰水如泉涌者，脾阳不运也。

7. 喘

阴证：喘而发热、身疼者，为寒邪闭塞肺窍。喘而不发热、身疼，舌青、二便自利者，为元气上腾。喘而身大热，面赤如朱，口不渴，唇、舌青、白者，为元阳外越。

8. 呕吐

阳证：呕吐水谷，尚欲饮冷者，为热隔于中。

阴证：呕吐而欲饮极热者，为寒隔于中。呕吐身热头痛者，挟外感也。呕吐身大热而无外感，尚欲饮热者，脾阳外越也。凡吐症发热者多，因吐气机向外，故身亦发热，以身不痛为据。

9. 霍乱

阳证：腹痛吐、泻交加，而欲饮水者，为热隔于中，阻其阴、阳交通之机。

阴证者：吐、泻交加而欲饮热者，为寒隔于中，阻其阴、阳交通之机。

10. 呃逆

阳证：呃逆来饮水即止者，为胃火上冲。

阴证：呃逆来而欲极热饮者，为阴邪上干清道。

11. 痢症

阳证：痢症不拘赤、白，舌黄、脉有神者，为燥热为病。若大热、舌黄，饮冷不休，日数十次者，为胃热极。痢疾初起，发热身疼脉浮，为外感。

阴证：痢症红、白，脉无神而口不渴者，为下焦阳衰，不能化下焦之精血。痢症红、白，身大热而渴饮极热，或不渴而舌青滑者，为元阳外越，而内无阳以化肠胃中之精血。

12. 头痛

阳证：头痛、身热、颈、背强痛者，风寒袭于太阳也。

阴证：头痛如裂，身无他苦，舌青、不渴，或身大热，或脉劲者，皆为元阳外越，暴脱之候。

13. 耳、目、口、鼻、唇、齿、喉各部肿痛

阳证：各部肿痛，或发热，或不发热，脉息有神，舌黄、饮冷，二便短赤，精神饮食一切不衰者，为气有余之证。

阴证：各部肿痛，或发热，或不发热，脉息无神，脉浮大而空，或坚劲如石，唇、口、舌青白，津液满口，喜极热汤，二便自利、间有小便赤者，皆为气不足之证。虽现肿痛火形，皆为阴盛逼阳之证候。

14. 心痛

阳证：心中气痛，面赤、舌黄、欲饮冷者，为热邪犯于心包。

阴证：心中气痛，面青、肢冷、舌滑、不渴者，寒邪直犯于心君，由君火衰极也。

15. 胸、腹、胁、背、腰、肘、胯、膝各部肿痛

阳证：各部肿与痛，而不喜手按者，或发热，或不发热，恶寒喜冷，舌黄、便赤、脉息有神，为气血壅滞，皆为有余之候。

阴证：各部或肿或痛，而喜手按者，或发热，或不发热，舌青喜热饮，二便清长，脉息无神，人困极者，乃阳衰不能运行，皆为不足之候。

16. 二便病

阳证：二便不利，腹胀、烦躁、舌黄、饮冷，脉息有神者，为阳邪闭结。

阴证：二便不利，腹不满，人安静，口不渴，喜卧，脉息无神，舌青滑者，为阴邪闭于下。

17. 辨认脉法

气有余：所现浮、洪、长、大、实、数、紧之类。

气不足：所现沉、迟、细、微、虚、短、涩之类。

18. 辨认诸证法

气有余：所现脉息、声音、面色、饮食、起居，一切有神。

气不足：所现脉息、声音、面色、饮食、起居，一切无神。

19. 辨认疮法

气有余：所现红肿、高突、痛甚、烦躁，人有神者，为痈。

气不足：所现皮色如常漫肿，不痛，人无神者，为疽。

20. 辨认痘法

气有余：所现痘色紫红，或夹斑疹、顶焦，唇红，便闭。

气不足：所现痘疮灰、陷、平塌，寒战，唇口青白，二便自利。

21. 辨认目疾法

气有余：所现红肿、痛胀、眵翳、障雾、赤脉、泪多、烦躁。

气不足：所现痛胀不甚，翳雾障膜虽多，不觉大苦。

22. 辨色法

气有余：所现色紫红，口唇如朱，烦躁不宁。色不合病，舍色从病。

气不足：所现色滞暗，青白无神，唇口黑青。病不合色，卒闭须知。

23. 辨舌法

气有余：所现舌黄、干白、紫红、黑黄、纯干黑，烦躁，饮冷。

气不足：所现舌青滑，润黄、黑润、干黑色，或青中带黄，或黄中带白，黑而润，津液满口，其人安静，而喜热饮。

24. 辨口气

气有余：所现气粗，气出蒸手，出言厉壮。

气不足：所现气微、气短、气冷，出言微细。

25. 辨口流涎水

气有余：所现流涎不止，口热，思水饮者，为胃火。

气不足：所现流涎不止，口冷，思热汤者，为胃寒。

26. 辨二便

气有余：所现尿短赤、黄、红，粪硬、羊矢、极臭、极黄。

气不足：所现尿清长、间有尿黄，粪溏、色白、色青。

27. 辨皮毛肌肤

气有余：所现皮干枯、皮粗、毛干枯、肌肤燥痒。

气不足：所现皮肉光润、毛泽，肌肤虽瘦却无燥痒。

28. 辨饮食

气有余：所现食多易消，善饥，喜饮汤水。

气不足：所现食少难消，反饱，喜硬食物。

29. 辨起居性情

气有余：所现身轻，喜动游，怒骂，喜笑、狂叫之类。

气不足：所现身重，嗜卧，不言不语，愁闷忧思之类。

第四节 郑钦安治阳虚之理法方药

一、识阳虚之理

1. 阳居水中，易于升腾

认识阳虚之理，首先要辨识真阳之确切内涵。郑钦安把真阳在下潜于水中而易于上腾之理，展现在我们面前。郑钦安认为："真阳二字，一名相火，一名命门火，一名龙雷火，一名无根火，一名阴火，一名虚火。发而为病，一名元气不纳，一名元阳外越，一名真火沸腾，一名肾气不纳，一名气不归原，一名孤阳上浮，一名虚火上冲，种种名目，皆指坎中之一阳也。一阳本先天乾金所化，故有龙之名。一阳落于二阴之中，化而为水，立水之极（是阳为阴根也），水性下流，此后天坎卦定位，不易之理也。须知此际之龙，乃初生之龙（龙指坎中一阳也），不能飞腾而兴云布雨，惟潜于渊中，以水为家，以水为性，遂安其在下之位，而俯首于下也。若虚火上冲等症，明系水盛（水即阴也），水盛一分，龙亦盛一分（龙即火也），水高一尺，龙亦高一尺，是龙之因水盛而游，非龙之不潜而反其常。”

天之阳在上，人之阳在下，为什么阳在上而又从下向上呢？这是一个困扰或迷惑众多仁人志士的问题，犹如一叶障目。郑钦安则透过现象看到了本质，给我们指出了这种颠倒理论的真正内涵。他说道：“一也者，真气也，天之体也，气虽在下，实无时而不发于上也。若离中真阴，地体也，虽居于上，实无时而不降于下也。‘本乎天者亲上，本乎地者亲下’，此阴阳升降之要，万古不易之至理也。业医者果能细心研究，即从真龙上领悟阴阳，便得人身一付全龙也。”

2. 阴阳一体，合二为一

当今认识阴阳者，教科书多是一阴一阳对立看待。郑钦安说：“窃念一元肇始，人身性命乃立，所有五脏六腑，九窍百脉，周身躯壳，俱是天地造成，自然之理。但有形之躯壳，皆是一团死机，全赖这一团真气运用于中，而死机遂转成生机。奈人事不齐，不无损伤，真气虽存，却借后天水谷之精气而立（经云：“无先天而后天不立，无后天而先天亦不生”）。故先天之本在肾（即真阳之寄处），后天之本在脾（即水谷之寄处），水谷之精气，与先天之真气，相依而行，周流上下四旁，真是无微不照者也。”

为了帮助后人充分理解阴阳合一之道，郑钦安举了一个绝妙的比喻：“尝谓水火相依而行（水即血也，阴也；火即气也，阳也），虽是两物，却是一团，有分之不可分，合之不胜合者也。即以一杯沸水为喻（沸，热气也，即水中无形之真火），气何常离乎水，水何常离乎气？水离乎气，便是纯阴；人离乎气，即是死鬼。二物合而为一，无一脏不行，无一腑不到，附和相依，周流不已。气无形而寓于血之中，气法乎上，故从阳；血有形而藏于气之内，血法乎下，故从阴。此阴、阳、上、下之分所由来也。其实何可分也？”

3. 阳气一虚，百病丛生

俗话说：“人活一口气。”郑钦安认为，这一口气就是阳气，所以他说：

“夫人之所以奉生而不知死者，惟赖有此先天一点真气耳。真气在一日，人即活一日，真气立刻亡，人亦立刻亡，故曰人活一口气，气即阳也，火也。又曰人非此火不生。”

郑钦安还认为，人之发病，就在于这阳气之不足。他说道：“子不知人之所以立命者，在活一口气乎？气者阳也，阳行一寸，阴即行一寸；阳停一刻，阴即停一刻。可知阳者，阴之主也。阳气流通，阴气无滞，阳气不足，稍有阻滞，百病丛生。”

二、治阳虚之法

郑钦安治阳虚之法，曾多次提出“扶阳抑阴之法”，不管阳虚之病有多么复杂，皆当以此为准绳，把扶阳、回阳、潜阳、助阳、温阳放在心头，以温中、收纳、回阳、降逆、封固为要。

笔者针对阳虚证之治疗，提出“扶阳助正，回阳返本”之两大法则，供临床参照。

三、选扶阳之方

郑钦安辨治选方均是针对上、中、下三焦而设，但其病机则归一也。他认为：“阳者气也，阳气损于何处，阴寒便生于何处，积阴日久，元阳便为阴所灭也。”

在上者，仲景用桂枝（桂枝汤或桂枝加味汤等）以扶心阳；在中者，仲景用建中（大、小建中汤）、理中（理中汤或附子理中汤等）以扶脾阳；在下者，仲景用四逆（四逆汤或大、小回阳饮等）、白通（白通汤或白通汤加味等）以救肾阳。

由于是阴盛而阳必衰，故此郑钦安认为：轻浅者，仲景有大、小建中、理中之类以扶阳，最重者，仲景有四逆、白通之类以回阳。

关于四逆汤一方，郑钦安的应用可谓独树一帜。而他的解释更是耐人寻味。他说道：“细思此方，既能回阳，则凡世之一切阳虚阴盛为病者，皆可服也，何必定要见以上病情，而始放胆用之，未免不知几也。夫知几者，一见是阳虚证，而即以此方在分量轻重上斟酌，预为防之，万不致酿成纯阴无阳之候也。酿成纯阴无阳之候，吾恐立方之意固善，而追之不及，反为庸庸者所怪也。怪者何？怪医生之误用姜、附，而不知用姜、附之不早也。仲景虽未一一指陈，凡属阳虚之人，亦当以此法投之，未为不可。”

四、用扶阳之药

郑钦安认为，用药一道，关系生死，固不可以执方，亦不可以执药，贵在认证之有实据。实据者何？阴、阳、虚、实而已。阴阳二字，万变万化，在上有在上之阴阳实据，在中有在中之阴阳实据，在下有在下之阴阳实据。因此，用姜、桂、附之药，一定要有阳虚辨证之真凭实据。

郑钦安说：“病之当服，附子、大黄、砒霜，皆是至宝；病之不当服，参、芪、鹿茸、枸杞，都是砒霜，无奈今人之不讲理何……总要探求阴阳盈缩机关，与夫用药之从阴从阳变化法窍，而能明白了然，经方时方，俱无拘执。久之法活圆通，理精艺熟，头头是道，随拈二三味，皆是妙法奇方。总之用姜附亦必究其虚实，相其阴阳，观其神色，当凉则凉，当热则热，何拘拘以姜附为咎哉!”

五、服药须知

服用姜、桂、附之药，特别是服用附子之时，须知人体的反应情况，郑钦安对此总结的经验，可以说千古之一人，郑钦安总结道：

“大凡阳虚阴盛之人，满身纯阴，虽现一切证形，如气喘气短，痰多咳嗽，不食嗜卧，面白唇青，午后或夜间发热，咽痛，腹痛泄泻，无故目赤、牙疼、腰痛膝冷，足软手弱，声低息微，脉时大时劲，或浮或空，或沉或细，种种不一。皆宜扶阳，驱逐阴邪，阳旺阴消，邪尽正复，方可了扶阳之品。

但初服辛温，有胸中烦躁者，有昏死一二时者，有鼻血出者，有满口起泡者，有喉干喉痛目赤者。此是阳药运行，阴邪化去，从上窍而出也，以不思冷水吃为准，即吃一二口冷水皆无妨。

服辛温四五剂，或七八剂，忽咳嗽痰多，日夜不辍，此是肺胃之阴邪，从上出也，切不可清润。服辛温十余剂后，忽然周身面目浮肿，或发现斑点，痛痒异常，或汗出，此是阳药运行，阴邪化去，从七窍而出也，以饮食渐加为准。

服辛温十余剂，或二十余剂，或腹痛泄泻，此是阳药运行，阴邪化去，从下窍而出也，但人必困倦数日，饮食懒餐，三五日自已。

其中尚有辛温回阳，而周身反见大痛大热者，阴陷于内，得阳运而外解也，半日即愈。

凡服此等热药，总要服至周身腹中发热难安时，然后与以一剂滋阴，此乃全身阴邪化去，真阳已复，即与以一剂滋阴之品，以敛其所复之阳，阳得阴敛，而阳有所依，自然互根相济，而体健身轻矣。虽然邪之情形，万变莫测，以上所论，不过略陈大意耳，学者须知。”

这段内容对一个火神派学习者来说，要细心临证多多揣摩。

关于对这段内容的理解，唐步祺老中医认为：郑氏擅长治阳虚证，善用大辛大热之姜桂附，故本节仅论阳虚阴盛之患者，服热药的剂数与反应，郑氏将其独特的经验总结出来，为医者及病者增加服药信心。

谈到服药一二剂、或七八剂、或十余剂、或二十余剂后，所现烦躁、昏死、鼻血、口泡、喉干、喉痛、目赤、咳嗽痰多、面目浮肿、发斑、痛痒、腹痛泄泻、困倦、不食、大痛、大热等，都是阳药运行，化去阴邪，从上窍、从肺胃、从皮肤、从下窍而外解，只要不思水饮，或饮食渐加，即不可停药，改服寒凉、消润。必待服至周身腹中发热难安时，然后给予一剂滋阴，以敛其所复之阳，而后病愈体健。唐步祺每用黄连阿胶汤，获得满意效果。

唐步祺老中医的临症体会，确是其他书没有谈到的重要经验。病者服辛温一二剂，有流鼻血者，有喉干喉痛者，有口内起疱，口腔溃烂者，病者及其家属多认为是辛热太过所致，当即向其解释，如系热甚火大，何以不思冷饮以自救，明是阳药化尽阴邪从上而出，继服病将好转。病者亦遂相信，安心服热药，不久即收功。更有多服几剂热药而咳嗽痰多、日夜不辍者，乃肺胃之阴邪，因阳药运化而上出。亦有痰饮病服热药数剂，反觉胸中满闷不舒，有黏痰在喉中，甚至干咳无痰，此为阳药将凝聚之寒湿痰蒸化，病将因此而解之兆。更有服热药数剂或十数剂，而周身面目浮肿或发斑者，此为阳药荡去阴邪从毛窍而出。至于多服热药而腹痛泄泻者，大多呈泡沫状，遇咳嗽即减轻，并未用攻下药品如大黄、芒硝等而腹痛泄泻，自然是阳药涤去腹中凝聚渣滓从大便而出。此诸种情况，唐步祺都一一向病者及其家属善为解释，以坚定其信心，因而治愈者不少。这是业医者除用药治病外的另一种功夫，颇为重要。

六、用药三忌

1. 内伤虚损忌发散

内伤咳嗽多因阳气不足、清气不升、浊气不降导致，治疗应温补阳气、化痰降浊，而非一味用寒凉或发散药，否则会伤正气，甚至危及生命。内伤胸满、食欲差、痰多，是脾胃虚弱、运化失常所致，需温中健脾，而非用破气消导药，否则会导致腹胀难治。内伤发热不痛、不渴，看似外感或阴虚，实则是阳虚阴盛，治疗应回阳收纳，而非发散或滋阴，否则会加重病情。

2. 阳虚吐血忌滋阴

吐血的人大多是因为正气虚弱，脾胃运化失常，导致阴寒邪气占据阳气的位置，长期积累后，阳气无力推动气血运行，稍有刺激就会引发出血。正确的治疗应该用甘温药物扶助阳气，阳气恢复后，阴血自然归位，出血就会停止。但有些人不懂这个道理，一见吐血就用滋阴止血的药，追求快速见效，结果反而加重病情，甚至导致死亡。

3. 阳虚一切病证忌滋阴

阳虚的人通常气弱血多，不管得什么病，大多是因为阴寒邪气作祟。这时候千万不能再滋阴，因为越滋阴，阴气越重，阳气越弱，最后可能导致阳气外脱（严重危险）。

第二章
名家医案圆通应用

第一节
心病不安（附：惊悸）

【概论】

1. 心病不安

郑钦安认为，心跳心慌按心病不安一症，有心血不足为病者，有心气不足为病者。

心血不足为病者，其人多烦，小便短赤而咽中干，肌肤枯槁憔悴，而神不大衰，甚则狂妄喜笑，脉必细数，或洪大，喜食甘凉清淡油润之品。

心气不足为病者（气，阳也。气衰，则血必虚），其人少神，喜卧懒言，小便清长，或多言、多劳力、多用心一刻，心中便潮热而自汗出（言者，心之声也。汗者，血之液也。多言劳力，及用心太过，则心气耗，气耗则不能统血，故自汗出），甚至发呕欲吐（心阳一衰，阴气上僭，故发呕），脉必细微，抑或浮空，喜食辛辣煎炒极热之品。

2. 惊悸

惊悸一症，惊、悸名异而源同（同在心经）。惊由神气之衰，不能镇静；悸由水气之扰，阴邪为殃。二证表现类似，实则不同，不得视为一例。惊者，触物而心即惶惶无措，偶闻震响而即恐惧无依，此皆由正气衰极，神无所主。悸者，心下有水气也，心为火地，得阴水以扰之，故心不安。水停心下，时时荡漾，故如有物忡。

心病不安与惊悸，现代病种包括甚广，可以说是所有的心脏疾病都会出现这样的症状。依据郑钦安阴阳两纲辨证之法，病种虽然复杂，但其关键点只有一个，那就是气。气之盈缩，阴虚阳虚而已。阳虚者多，阴虚者少。阳虚者则生寒，阴虚者则生热。

【治法】

（1）法宜补坎益离——补肾阳助心火。

（2）法宜扶阳助火，交通水火——交通心肾。

（3）法宜通阳行水——温阳利湿。

【方药】

1. 补坎益离丹：附子 24g，桂心 24g，蛤粉 15g，炙甘草 12g，生姜 10g。
2. 白通汤：生附子 1 枚（或熟附子 60～100g），干姜 60g，葱白 4 茎。
3. 苓桂术甘汤：桂枝 30～60g，茯苓 30～60g，白术 30～60g，甘草 15g。

【圆通应用】

唐步祺认为，郑氏本补真火以壮君火之义，特订补坎益离丹一方，用桂、附之大辛大热以补真阳，复取蛤粉之咸以补真阴，使气行血随，血行气附，更加姜、草以调和上下之枢机，故药品虽少，而取效宏速，主要由于把握了病与药之阴阳实据。以肾为水火之脏，真火上腾必载水上升以交于心，心肾相交，水火互济，故心阳虚及心血虚皆可以治。一般认为心属火，用清凉药治之，而多不见效者，实由“未知得火衰即水不上升”之义，可谓一语中的。末段推论此方与古人名方立方之义，“皆是握定上、中、下三部之阴阳，而知药性之浅深功用，故随手辄效”。及一般药方用甘草过轻之不当，都是经验有得之言。现代医学所说各种原因所引起之心律失常，如心动过速、心动过缓、心房颤动，以及心力衰竭、心肌炎、心包炎等均属本病范围。

吴佩衡教授把郑钦安的补坎益离丹加龙眼肉一味，取名为坎离丹：附片二两（60g），肉桂五钱（15g），蛤粉四钱（12g），炙甘草三钱（9g），龙眼肉八钱（24g），生姜八钱（24g）。并认为本方治心病不安等证，效果极好。吴附子先生加入龙眼肉一味，其目的除养血补血之外，尚有补阳要从阴中求阳之意。

李可老中医习惯于应用经验方破格救心汤（附子 30～100～200g，干姜 60g，炙甘草 60g，高丽参 10～30g，山茱萸 60～120g，生龙骨、生牡蛎各 30g，磁石 30g，麝香 0.5g），治疗各种急慢心衰危重病患者，取得了显著的临床效果，其经验方得到全国众多学者的重复应用，均取得了良好的临床效果。

王正龙先生认为，治疗心脏病，只要从疏通经脉、恢复元气入手，使用“扶正祛邪”的药物，就不会出现太大的偏差。在具体的治疗中，主要从以下着手：

若是寒邪过盛所导致的心脏病，脉沉弦细微无力的，用大剂通脉四逆汤、白通汤（炮附子 50g，淡干姜 60g，老葱白四茎）、参附汤（红人参 20～60～90g，炮附子 15～50～80g）等汤剂回阳救逆，疗效如神。

若是慢性心脏病患者，出现心跳间歇并兼有早搏，用大剂附子理中汤加阿胶（红参 2～3 根，白术 50～100g，干姜 60～120g，炮附子 25～50，炙甘草 30～50g，阿胶 30g），屡用屡效。在治疗过程中，有些患者的腋下会出现肿块（排除炎症、肿瘤），属于脏腑疾病转化为经脉疾病的情况，也就是病情减轻的表现，继续服用大剂附子理中汤，肿块即可消除。

若忽然心痛，诸药不效，必是瘀血堵塞心脏或心包的血脉，服血府逐瘀汤（桃仁 12g，红花 10g，当归 10g，生地黄 10g，怀牛膝 10g，炒枳壳 5g，赤芍 5g，生甘草 5g，桔梗 5g，川芎 5g，柴胡 3g，早晨服），1 剂即可有显著疗效。

笔者临证之时，见阳虚甚者，常在补坎益离丹的基础上加干姜、桂枝、肉桂，加强补阳通阳之力；同时加入生龙牡、紫石英、磁石之品，以增强其潜镇之力，平冲逆、定悸动；为兼顾心脏体阴而用阳之性，还常加入红参、三七、丹参之品，临床疗效可进一步提高。

【评按或解说】

郑钦安认为，很多人不辨阴阳，听说心不安宁，一味重在心血不足一边，故治之有时有效、有时不效。人参、酸枣仁、茯神、远志、琥珀、龙骨、朱砂、地黄、当归、龙眼肉之类，及天王补心、定志、宁神诸方，全在养血，果系心血不足则甚宜，若系心阳衰败则不当。

郑钦安认为，心病不安以阳虚者为多，故创补坎益离丹一方。为表明创方意图，他解释道：

“真火与君火本同一气，真火旺则君火始能旺，真火衰则君火亦即衰。真火藏于水中，二气浑为一团，故曰一元。真火上腾，必载真水上升以交于心，故曰离中含阴，又曰气行血随，水既上升，又必复降下。水下降，君火即与之下降，故曰阴中含阳，又曰血行气附，主宰神明，即寓于浑然一气之中，昼则出而听政以从阳。阳在上也，曰离。夜则入而休息以从阴，阴在下也，曰坎。

此人身立命指归，医家宜亟讲也。

今病人心不安宁，既服养血之品而不愈者，明是心阳不足也。心阳不足，固宜直补其心阳，而又曰补坎者，盖以火之根在下也。余意心血不足与心阳不足，皆宜专在下求之，何也？水火互为其根，其实皆在坎也。真火旺则君火自旺，心阳不足自可愈；真气升则真水亦升，心血不足亦能疗。学者务在药之性味，与人身之气机，何品从阳，何品从阴，如何为顺，如何为逆。把这病之阴阳实据，与夫药性之阴阳实据，握之在手，随拈一二味，皆能获效。”

书中有敬知非先生评按一语，可帮我们更进一步理解该方之意图：“钦安酌此一方，名曰补坎益离丹，以治心阳虚证，深得太阳与少阴为表里机关。从桂枝汤变化而出，直透仲景之心法，且不惮烦劳，于辨证用药中剖明阴阳大旨，学者入理深谈，已有把握。知非更拈出仲景治少阴太阴两大法门，真武何以用附子而不用干姜？理中何以用干姜而不用附子？其四逆附子、干姜并用，何以又独称为救里而治无专经？此间阴阳奥妙，进退出入，包含气机不少，如何用药认证以合气机，此皆六步之中，亦有从阴从阳之浅深，药性亦各有专主，均可变化推衍，增减随宜。”

郑钦安对补坎益离丹的方解，对于我们理解甚为重要：夫曰补坎益离者，补先天之火以壮君火也。真火与君火本同一气，真火旺则君火始能旺，真火衰则君火亦即衰。真火藏于水中，二气浑为一团，故曰一元。真火上腾（真火天体也，其性发用故在上），必载真水上升以交于心，故曰离中含阴，又曰气行血随，水既上升，又必复降下（水、地体也，随气而上至离宫，则水气旺极，极则复降下也）。水下降，君火即与之下降，故曰阴中含阳，又曰血行气附，主宰神明，即寓于浑然一气之中，昼则出而听政以从阳。阳在上也，曰离。夜则入而休息以从阴，阴在下也，曰坎。此人身立命指归，医家宜亟讲也。

方用附、桂之大辛大热为君，以补坎中之真阳（细查坎阳，乃先天乾金真气所化，故曰：金生水。后人见不及此，一味补土生金，补金生水，着重在后天脾、肺，不知坎无真气上腾，五脏六腑皆是死物。前贤叫人补脾者，先天赖后天以辅也。先天为体，后天为用。故经云：“无先天而后天不立，无后天而先天亦不生”。教人补金，是教人补先天真金所化之真气也。道家称取坎填离，即是盗取坎中一点金气也。余恒曰：人活一口气，即此。考桂、附大辛大热，辛即金之味，热即纯阳之性也。仲景深通造化，知桂、附力能回阳，故立白通、四逆回阳诸方，起死回生，其功迅速，实非浅见可测），复取蛤粉之咸以补肾，肾得补而阳有所依，自然合一矣（附、桂补坎中之阳，阳气也，蛤粉补坎中之阴，阴血也。气行血随，血行气附，阴阳合一，升降不乖，何心病之不能治乎？此方功用最多，凡一切阳虚诸症，皆能奏功，不独此耳）。况又加姜、草调中，最能交通上下，故曰中也者，调和上下之枢机也。此方药品虽少，而三气同调。学者务在药之性味，与人身之气机，何品从阳，何品从阴（从阴、从阳，旨归不一，有从元阴、元阳者，坎离之说也；有从太阳、太阴、少阳、少阴、阳明、厥阴者，六步之谓也。其中之浅浅深深，药性各有专主，须要明白）。如何为顺，如何为逆（顺者，是顺其气机之流行。逆者，逆其气机之欲往）。

关于惊悸一病之起因，郑钦安说道：

“（怔忡起于）心阳不足，为阴邪所干也。夫心者，神之主也，心君气足，则百魅潜踪，心君气衰，则群阴并起。今病人心内怔忡，怔忡者，不安之象也。

阳虚之人，心阳日亏，易为阴邪所侮，上侮故心不安，觉有忡之者，忡乃自下而上之谓，明明阴邪自下而上为殃，非大补心阳不可，方用桂枝龙骨牡蛎汤，再重加附子。亦有水停心下而作悸者，悸亦心动不安之貌，与怔忡相同，怔忡重在心阳不足，悸则重在水停心下，必有水声为据。水停甚者，心下痛峻，仲景主以十枣汤，悸而不痛，苓桂术甘汤，悸而兼喘咳者，小青龙汤。”

阳气者，欲如运枢，起居如惊，神气乃浮。钦安分惊为一症，以为正气衰微，神无所主，法宜扶阳，与《内经》吻合，自是方家举止；分悸为另一症，指为心下有水气，亦合仲景之法。

李可老中医认为，风心病和肺心病其病乃为本气先虚，风寒之邪外侵，正气无力鼓邪外出，反复受邪，由表入里，由浅入深，层层深入，最后深附在三阴经的本脏，成为半死半生的格局。根据《内经》的理论，六淫风寒暑湿燥火犯人，病体阳虚，如果阳气不虚，不会受侵犯，即“正气存内，邪不可干”。总的来说，阳虚十占八九，阴虚百难见一；寒实为病十占八九，火热为害十中一二，世多真寒证，又多假热证，辨之稍有差异，生死攸关。病因虽有多端，总根源只有一个，人身皮毛肌肉，经脉官窍，五脏六腑但有一处阳气不到，就是病，这个可以统摄所有疾病的主要病因。

所谓阳气，乃先天肾气与后天脾胃之气结合在一起的混元一气。很难分清哪个是中气，哪个是先天之气。肾气又称元阳，命门真火，生命的根基和原动力。所以古人云：万病不治求之于肾。求之于肾就是救阳气。

李可老中医通过仔细分析疾病的发病经过，了解了风心病、肺心病的来路，即大都是从太阳之表而来，由外感引起。他读各家《伤寒论》注时发现这种观点：病的来路就是病的去路，病从太阳来，通过各种方法，再把它透发出去就好了。不要见病治病，不要见到现阶段的东西，花费了很大力气，却不了解来龙去脉，盲目治疗就会出错。

病入五脏，往往是半死半生的格局，这是《内经》的结论。寒邪侵犯人体之后，由表入里，由浅入深，由腑入脏。而且由于反复受邪，外邪一层层堆积起来，怎样达到治病目的？就是汗法，解表法，在八法为首，汗法不仅仅是出汗，而是开玄府，通利九窍，托邪外出。

这样就有个问题，既然诸症当先解表——这是非常重要的，在治未病思想指导下产生的治则。那么解表是不是应该用麻黄汤？这又是一个治未病的问题。因为用麻黄汤治外感，恰恰犯了见病治病的毛病，因为未考虑人的本气。现代人的本气无一不虚，没有一个人是完全健康的，就是常说的亚健康状态等。所有的外感病全都夹有内伤，所以麻黄汤之类单纯解表的方法不能用。外感内伤同时发病，就是《伤寒论》中的太阳少阴同病。应该采取固本气，开表闭，就是麻黄附子细辛汤，如果很虚可以酌量加人参。

【医案介绍】

1. 唐步祺医案：心房颤动

李某某，年 60 岁。患心房颤动，每分钟 120 次以上，现症见：动辄气喘，脉速，心慌不安，面容苍白无神，两脚浮肿，特别怕冷，虽暑热炎天，两足亦冰凉，口干口苦，咽喉干燥，无津液，但不思饮水，舌质淡红，苔白滑，脉则细数，有时歇止。根据各种症状分析，证为心阳虚弱，故治以补肾阳益心火，方用大剂补坎益离丹，连服 2 剂，服后自觉咽喉干燥减轻，微有津液。附片用量由最初每剂 50g，逐渐增加到 200g，又尽 8 剂，自觉精神好转，两脚浮肿消，不复畏寒，口中津液多，已不口干口苦，气喘亦减轻，心房颤动，稳定在每分钟 100 次左右。继用原方加补肾药物，如蛤蚧、砂仁、补骨脂、益智等，连续服 10 剂，基本告愈。

【按语】

此例重用附片以补真火，真火旺则君火自旺，又肾为水火之脏，真火上升，真水亦随之上升以交于心，心肾相交，水火互济，故治之而愈。

2. 范中林医案：少阴证心悸（自主神经功能紊乱）

于某某，女，40 岁。患者自觉眩晕。3 年后病情加重，心悸，手麻，上肢震颤。某医院诊断为：“自主神经功能紊乱”。长期服中药调补，疗效不显。现症见：心悸，气短，胸闷，眩晕，纳呆，夜卧不宁，背畏寒，膝关节疼痛，肩臂肌肉时有颤抖。月经提前1周，色暗，有瘀块。面浮肿，舌淡，苔白滑，脉沉细。病情虽错综复杂，但证属少阴心肾阳衰，治宜温通心阳，益火之源，方用桂枝甘草汤加味主之。

处方：桂枝10g，炙甘草20g，制附片30g（久煎），生姜30g。服4剂。

二诊：服上方后，心悸头晕减，余症如前。原方再进4剂。

三诊：心悸、头晕、失眠、乏力均明显好转。但仍面浮、背凉，关节痛，肌肉震颤。上方加麻黄10g，辽细辛3g，以散经络之寒湿。服3剂。

四诊：自觉胸中宽舒，关节痛减。守原法，加炮姜、血余炭各30g，再进5剂，以温经逐瘀而生新。

五诊：心悸、头晕基本消失，余症均已好转。令再服5剂。

随访：2.5年后随访，病未复发。

【按语】

本例心悸诸症，病情交织错杂。但其主症乃手足少阴心肾虚衰之病变。“其气虚者，由阳气虚弱，心下空虚，内动而为悸也。”其病根又在于肾阳不振，不能升腾上济于心所致。始终以补肾气、通心阳为治。故投桂枝甘草汤加味，以桂枝为君，入心助阳；甘草佐之，以补中气；二者相得，辛甘合化，则有温通心阳之功。真气之根既藏于肾，故加附子，大补命门火种，配生姜开提散郁，逐阴行阳之意也。因兼有经络之寒郁，故少佐麻黄、辽细辛。肾气旺而气血和，诸症即可迎刃而解。

第二节 肺病咳嗽

【概论】

郑钦安认为，咳嗽一症，有从外而入者，有从内而出者。从外而入者，风、寒、暑、湿、燥、火之邪干之也。

客邪自外而入，闭其太阳外出之气机，气机不畅，逆于胸膈，胸中乃肺地面，气欲出而不出，咳嗽斯作，定有发热、头疼、身痛。

（1）风邪干者，兼自汗恶风，去其风而咳嗽自已，可用桂枝汤、祛风散。

（2）寒邪干者，兼无汗恶寒，散其寒而咳嗽自已，可用麻黄汤、小青龙汤。

（3）暑邪干者，兼口渴饮冷、人困无力，清其暑而咳嗽自已，可用益元散、清暑汤。

（4）湿邪干者，兼四肢沉重，周身觉冷而酸疼，不甚发热，渗其湿而咳嗽自已，可用二陈汤、桂苓术甘汤。

（5）燥邪干者，兼吐痰胶黏，喜饮清凉，润其燥而咳嗽自已，可用甘桔汤、麦冬饮之类。

（6）火邪干者，心烦脉洪，小便短赤饮冷，散其火、清其火而咳嗽自已，可用导赤散、葛根芩连汤之类。

咳嗽从内而出者，皆是阳虚阴盛之候，阴虚也有，十中仅见一二。因阳虚者，定见困倦懒言，四肢无力，脉息无神，唇色清淡、色白，喜热饮，食少心烦，身无发热痛苦，即有发热多在午后，与外感之终日发热无已时不同。

（1）因心肺之阳不宣，不能化其本经之阴邪，逆于胸而作者，其人无外感可征，凡事不能用心劳力，稍用心力便潮热、自汗出，咳嗽更甚，多吐白泡清痰。

（2）因脾胃之阳不足，不能转输津液水谷而作者，其人饮食减少，腹满时痛，多吐清冷涎痰，喜食辛辣椒姜热物。

（3）因肝肾之阳不足，不能收束其水，挟龙雷而水氾于上，直干清道而作者，其人腰胁胀痛，足膝时冷，两颧时赤，夜间痰水更甚，咽干不渴。

（4）尚有一等久病无神，皮肉如火炙而无润泽，喜热恶冷，此尤属真气衰极，不能薰腾津液而灌溉肌肤，十有九死。更有一等阳虚阴盛已极，元阳将脱之咳嗽，气喘痰鸣，六脉浮空，或劲如石，唇青爪甲黑，周身大热，自汗，乃脱绝危候。

如为阴虚而致者，其人水少火多，饮食易消，精神言语声音必壮，心性多暴躁，肌肤多干粗，吐痰胶黏，喜清凉，脉细数，恶辛辣热物，鸡子黄连汤、六味地黄之类皆可服。

唐步祺认为，咳嗽是一种症状，不是一种疾病。无论外感、内伤，都可影响于肺脏而发生咳嗽。

【治法】

（1）心肺阳衰者，扶心肺之阳。

（2）脾胃阳衰者，温脾胃之阳。

（3）肝肾阳衰，水邪氾上者，补肝肾之阳。

（4）阳虚阴盛已极，元阳将脱者，回阳救逆。

【方药】

1. 姜桂茯半汤：干姜 10～30g，桂枝 10～60g，茯苓 10g，半夏 10g。

2. 温肺饮：白芍 10g，干姜 30～60g，五味子 10g，细辛 10g，肉桂 10～30g，半夏 10～30g，陈皮 10～20g，杏仁 10g，甘草 6～10g。

3. 半夏生姜汤：半夏 60g，生姜 75g。

4. 香砂六君子汤：人参 10g，茯苓 10g，白术 10～20g，炙甘草 6～10g，半夏 10～20g，陈皮 10～15g，木香 6～10g，砂仁 10g。

5. 甘草干姜汤：炙甘草 15～60g，炮姜 15～60g。

6. 真武汤：茯苓 45g，芍药 45g，生姜 45g，白术 30g，炮附子 30～60g。

7. 滋肾丸：炒黄柏 30g，知母 24g，肉桂 9g。

8. 潜阳丹加吴茱萸：砂仁 30g，附子 24g，龟甲 6g，甘草 15g，吴茱萸 10～30g。

9. 大剂回阳饮：生附子 1 枚（或熟附子 60～100g），干姜 45g，炙甘草 60g，人参 30g。

【圆通应用】

咳嗽虽为小病，可病因复杂，因“五脏六腑皆令人咳”。故此，郑钦安治咳嗽，首辨外感与内伤。临床如何执简驭繁呢？伸手摸脉，一触便知——浮与沉而已。浮则病表，当分风寒暑湿燥火六气之候，内伤者当辨阳虚、阴虚；阳虚者十占七八，阴虚者约有一二。阳虚者，阴寒内盛，上干清道，无论上、中、下三焦何处之阴邪，均为阴邪居于阳位而已。

内伤咳嗽，上焦心肺阳虚者，姜桂茯半汤功专扶阳化痰，功效卓著；病情复杂者，选用温肺饮，温肺饮专治肺寒之证。

中焦脾胃阳虚者，半夏生姜汤，治咳嗽伴有呕吐者效佳；香砂六君子汤，对咳嗽伴有脾胃功能虚弱者可选；而甘草干姜汤则主要针对咳嗽伴吐痰涎者而用。

下焦肝肾阳虚者，咳嗽伴有面肢浮肿者，选用真武汤乃为正治；咳嗽伴有下焦夹热者，滋肾丸清化并举，是为对证之法；虚阳上浮者，潜阳丹乃为上策，加吴茱萸则入肝肾而温肝降逆，专对阴邪上干清道而用。

病久咳嗽而伴有厥脱之证者，首选大剂回阳饮为治，但未必都能取得显著效果。郑钦安认为或许能救治十中二三。

郑钦安虽治分上、中、下三焦，实则是上、中焦二阳皆根于下焦肾阳。而凡久病咳嗽者，多病久及肾。因此，下焦阳虚，实乃是咳嗽之病的根本也。郑钦安论每到咳嗽欲脱之候之时，才考虑大剂回阳饮治之。其实，他在四逆汤一法应用中就反复讲道，不一定要等四肢厥逆才考虑应用四逆汤。早期即以大剂回阳饮治之，临床疗效显著，又可防微杜渐。如唐步祺创用的四逆加麻黄汤，吴佩衡的四逆二陈麻辛汤等，这些方剂已经明显简化了阳虚证之辨治。

王正龙先生认为，所谓内伤，几乎都是阴盛阳衰证，而阴虚咳嗽极为少见。现代中医辨证见咳化痰，往往误治外感咳嗽而转变为内伤咳嗽。“形寒饮冷则伤肺”，此语便是天机。现代人患内伤咳嗽居多，与爱吃冷饮有极大关系。所以，治疗现代人的咳嗽，多只用大剂四逆汤（附子 100g，干姜 60g，炙甘草 30g）、白通汤［干姜 50g，炮附子 30g，老葱白四茎（后下）］即可。若阴盛阳衰较重者，必须用大剂四逆汤、白通汤回阳，服药后可能会使咳嗽加重，白痰增多，乃阴邪化出之表现，应事先对患者说明。

也许有人会对应用四逆汤类方药治疗咳嗽而产生疑问。陈修园对此解释说：“风寒咳逆邪气，是寒邪之逆于上焦也。”附子原本就可以治疗风寒咳逆邪气，而干姜也是温化痰饮佳品，这两味药，均是针对阴盛阳衰之病机，更符合“病痰饮者，当以温药和之”的原则，故而能有神效也在情理之中。

因此，笔者在临床上，对咳嗽无外感，且体壮身强者，简单用仙鹤草一味，每次 100～200g 煎服，连服 3 天，多数患者皆有良效。对于慢性咳嗽或肺气肿的患者，多半是内外合病而发作，用小青龙汤加附子汤，有时有小效，若要大效，用大剂回阳饮合张锡纯之来复汤（附子 30～60g，炮姜 30～60g，炙甘草 10g，三七 10g，砂仁 10g，红参 10g，山茱萸 30～60g，生龙骨、生牡蛎各 30g，紫石英 30g，磁石 30g，桔梗 10g，石菖蒲 10～20g，甘松 10～20g），即李可老中医之破格救心汤化裁，临床疗效更为显著。

为了使远期疗效更加巩固，唐步祺先生常用经验方附片生姜羊肉汤（附片62g，生姜124g，羊肉500g）善后调理，则功效更胜一筹。

咳嗽一病虽小，可久治不愈者甚多，依据中医久病多瘀之理论，在辨证的前提下，加用活血化瘀之品，如丹参、三七等，或合用血府逐瘀汤，临床疗效大增，特别是与扶阳之四逆汤合用，其效果显著。

【评按或解说】

关于咳嗽，郑钦安道：

“咳嗽喘促、自汗、心烦不安、大便欲出、小便不禁、畏寒者，此真阳将脱，阴气上干清道也。夫咳嗽喘促一症，原有外感内伤之别。经云：‘咳不离肺’。肺主呼吸，为声音之总司，至清至虚之府，原着不得一毫客气，古人以钟喻之，外叩一鸣，内叩一鸣，此内外之分所由来也。

外感者，由风、寒、暑、湿、燥、火六气袭肺，阻肺经外出之气机，气机壅塞，呼吸错乱，而咳嗽作，兼发热、头疼、身痛者居多，宜解散为主。解散之妙，看定六经，自然中肯。

内伤者，因喜、怒、悲、哀、七情损伤真阳、真阴所作，亦有发热者却不头疼、身痛，或发热时作时止。若真阴损伤之咳者，阳气必盛，阳盛亦上干清道，亦看损于何脏何腑，即在所发之处求之，用药自有定见。要知真阳欲脱之咳嗽，满腹全是纯阴，阴气上腾，蔽塞太空，犹如地气之上腾，而为云为雾，遂使天日无光，阴霾已极，龙乃飞腾。龙者，即坎中之一阳也，龙奔于上，而下部即寒，下部无阳，即不能统纳前后二阴，故有一咳而大便欲出、小便不禁者，是皆飞龙不潜致之。法宜回阳降逆，温中降逆，或纳气归根。方用四逆汤、封髓丹、潜阳丹。”

唐步祺认为，六淫咳嗽虽与时令密切相关，如冬多寒，春多风，夏多热，暑多湿，秋多燥，而亦不可尽拘，尤以伤寒咳嗽最为普遍，四时皆有，固不拘于冬令，应按症求因，审因论治。而内伤咳嗽之难治，实因先伤他脏，由他脏影响及肺而咳嗽，此他脏为本而肺为标也。凡治内伤者，使不知治他脏而单治肺，则咳终不愈。而五脏虚损咳嗽中，又以肾虚咳嗽为最难治，盖一般皆谓肾虚为阴虚，法当滋阴降火，而讳言肾阳虚，不知甘温益火，大扶元阳，畏附子、干姜有如砒毒而不敢用，故肾阳虚咳嗽者，终不愈矣。郑氏更指出，心肺阳衰内寒自生之咳嗽，不可以搜陈寒之常法施治；真气衰极及元阳将脱之咳嗽，只宜急用大剂回阳挽救。膀胱气机不降而返上之咳嗽，则须上病治下，用五苓散倍桂施治，可一剂而诸症立失，皆系重要经验。

王正龙认为，所谓内伤咳嗽，几乎都是“阴盛阳虚”证，而阴虚咳嗽极为少见。阳虚咳嗽，定有困倦懒言，四肢无力，人与脉象皆无神，唇舌清淡白色，而喜热饮，食少心烦，身无发热痛苦，即使发热，也多在午后，不像外感那样整天发热。因为心肺之阳不宣，不能化其本经之阴邪，使气机逆于胸膈而咳嗽，患者必定没有外感的症状。而且，患者不能用心劳力，稍用心力，便会潮热、出虚汗，咳嗽加重，多吐白泡清痰，喜食辛辣食物。用药应是姜桂茯半汤、甘草干姜汤之类，或五苓散倍桂枝，一剂便效。

【医案介绍】

1. 吴佩衡医案：痰饮咳嗽

李某某，男，年 43 岁，昆明市人。患痰饮咳喘病已 8～9 年，经中西医屡治未愈。现症见：面色青暗，目下浮起如卧蚕；咳痰气喘而短，胸闷痰滞，头疼目眩；食少无神，畏食酸冷，渴喜热饮而不多，小便短赤，咳时则遗；入夜难眠，行卧唯艰，值阴雨天寒尤甚；舌苔白滑而腻，诊其脉左弦右滑，两尺弱，心脉细短，肺脉滑大，按之则空。证属脾肾阳虚，饮邪内泛，脾不运化，寒湿水饮上逆犯肺则作痰作咳。肾虚不纳，则短气喘息而遗溺，痰湿阻遏，清阳不升，浊阴不降，肺肾之气不相接，遂成痰饮咳喘之证。痰饮病治本之法为“病痰饮者，当以温药和之”，秉承此意拟方小青龙汤加减主之。

处方：附片 20g（久煎），细辛 4g，麻黄 3g，干姜 15g，半夏 15g，五味子 1.5g，甘草 3g。

次日复诊：服药 1 剂，头疼、咳痰稍减，痰较易咯，乃照原方加倍分量。服后痰多咳吐如涌，胸闷减，喘息较平。服 2 剂后，头痛若失，喘息平其大半。服 3 剂后，稍能食，行卧已较轻便，唯痰多，气仍短，小便转长而色仍赤。盖湿痰饮邪得阳药运行，在上由咽喉气道而出，在下则随小便而去，乃病退之兆。仍照前方加减治之。

处方：附片 100g（久煎），细辛 10g，半夏 10g，干姜 40g，上肉桂 10g，茯苓 30g，桂枝 20g，五味子 3g，甘草 10g。

三诊：服2剂后，喘咳平，痰已少。3剂后，胸闷气短均愈，饮食倍增，弦滑之脉已平，腻苔已退。唯精神未充，后以苓桂术甘汤加附子、黄芪（附片150g，黄芪30g，茯苓20g，桂枝尖20g，白术20g，甘草10g），连进10剂，遂得痊瘳。

【按语】

吴氏，人送雅号“吴附子”，治痰饮咳嗽，可以说是方方不离附子，本例即是明证。咳嗽一病，多外感合内伤而发作，吴氏习惯于小青龙汤加附子而治，外散表寒、内化痰饮，加附子重用，以鼓舞肾中之阳；因痰饮乃为阴邪，非阳气而不化。而后期乃用经方苓桂术甘汤加黄芪、附子以巩固疗效，可谓是一温到底，正好验证了郑钦安所说：“从内而出者，皆是阳虚阴盛之候”。❶

2.范中林医案：少阴证咳嗽（慢性支气管炎）

安某某，女，54岁。患者因受风寒、咳嗽迁延12年。每年入秋则发，冬季加剧，甚则不能平卧。某医院诊断为“慢性支气管炎”。发作时服药虽可暂时缓解，但经常反复，日益加重。现症见：每日阵发性剧咳，痰清稀，量多，头晕心累，气短，昼夜不能平卧；畏寒恶风，面足浮肿，脸色萎黄；舌质淡暗、有瘀斑，舌体胖嫩而边缘多齿痕，苔白滑，根部厚腻。证属少阴阳虚水泛，寒痰阻肺咳嗽。法宜温阳化气行水，方以真武汤加减主之。

处方：茯苓24g，生姜30g，白术20g，制附片60g（久煎），桂枝10g。

二诊：原方连服5剂，咳嗽明显好转，痰亦减少过半，呼吸较前通畅，渐能平卧。面已不觉肿，舌质稍转红润，厚腻苔减。多年之患，已获初效。宜守原法，以干姜易生姜，加强温中补脾之效。

三诊：上方续服6剂，诸症显著减轻。尚有轻微咳嗽，清痰少许。舌质转为淡红，乌暗瘀斑与白腻苔渐退，舌边齿痕已不明显，有时尚觉气短、心累。病有从阴出阳之势。须适应转机，通阳和中，燥湿涤饮。方以苓桂术甘汤加味，缓缓服之。

处方：茯苓20g，桂枝10g，白术20g，半夏15g，生姜20g，甘草3g。

随访：服12剂后，诸症基本痊愈，入冬以来，再未重犯。至患者家中追访，自觉始终良好。

---

❶ 编者注：吴氏应用附子量大，应用时附子先用开水煨2～4个小时后，尝一下附片，如果舌无麻味后，再下余药煎煮。

【按语】

咳嗽一症，有从外而入者，有从内而出者。不论其外入或内出，皆可按六经辨证。本例咳嗽，应属少阴阳虚，水泛成痰，水寒袭肺，肾阳虚而累及于肺。既有水气，又系少阴寒化。故投以真武汤，壮元阳以消阴翳，逐寒痰以清水源。不攻肺而肺之病自愈，不止咳而咳嗽自平。

第三节 肺痿肺痈

【概论】

郑钦安认为，痈、痿二证，名异而源同。同者，同在肺也；异者，寒热虚实不同。

1. 肺痈

痈证，症见咳吐脓血，胸中隐隐作痛，痈将成时坐卧不安。痈者，壅也。壅则聚而不通，热伏不溃之象，其源定属水衰火旺。然痈之将成未成，其中尚有许多治法，如胸中隐痛，脉数滑，口中辟辟燥，唾脓血，坐卧难安，此乃痈证无疑，否则照常治嗽法投之。

2. 肺痿

郑钦安认为，肺阳不足而痿证生，肺阴不足而痈证起。《金匮要略》治痿证，首列甘草干姜汤，明是辛甘化阳之法，必是肺冷无疑。再以痿字义考之，委者谢也。如花木之叶，萎败而无润泽，其源定属坎中真气不上熏蒸，若坎中既有真气上腾，肺何由而得萎。

肺虚痿证，症见咳吐浊沫，或脓血、口臭、不渴、小便利。除上述见症以外，定有郑钦安所说阳虚辨证要诀中的神色脉证，阴证表现明显。

唐步祺认为，寒湿致痿者，多由肺阳不足，而津液失运。其症状多为口不渴，亦不甚咳，即咳亦不爽利，咳则吐涎沫，量多而色呈清稀，多浊唾，口臭，头眩，短气，恶寒，神疲乏力，饮食减少，小便数，有时遗溺，舌质淡，苔白腻，脉虚数。

痿证，颇似中医的肺痨，即现在的肺结核病。这种病往往是在正虚的基础上发生。“正气存内，邪不可干”，而“邪之所凑，其气必虚”。正气的亏虚才是肺痨发生的根本原因。

【治法】

痿宜温肺——扶上焦阳气。

【方药】

甘草干姜汤：炙甘草 60g，炮干姜 15～60g。

【圆通应用】

临床应用中，唐步祺常用甘草干姜汤加味而获效。对治血症，无论其为血热妄行，或阴虚火动，或阳不统血，皆先选用甘草干姜汤加血余炭，以止其血，然后才对症下药。

唐步祺认为，寒湿致痿者，治宜辛甘化阳，温通肺气，以祛其寒湿，宜甘草干姜汤温之；亦可随症加入大枣、白术、黄芪、党参、茯苓之类，则效力更佳。肺痿无论寒热，皆属虚损之证。“肺喜温而恶寒，喜润而恶燥”，故治疗时切忌发散、攻泻、苦寒之品，以驱逐痰涎。

笔者临证，治疗虚寒咳嗽轻症，常用甘草干姜汤，二味均重用之，结合全身情况而用，临床有一定的收效。但要取得大效，加附子则更佳。加上附子，便成了四逆汤方，笔者曾用四逆汤治疗肺结核肺痿患者，临床疗效显著。

【评按或解说】

肺痈虽说实热症多，但由于现代抗生素、激素以及大剂量清热解毒药物的广泛应用，肺痈虚寒者也并非少见。

王正龙先生认为，正气尚足的人，是能够抵御病菌的。也就是说，患肺结核病的人，一定是元气虚弱或免疫力差的人。元气虚弱，不能气化津液，“真阳不能输精于脾胃，脾土不能生肺金”，由此而导致肺阴损伤。肺痨患者，一定是首先损伤了先天坎中一点真阳。真阳一衰，群阴（邪气）蜂起，所以会出现子午潮热。子、午二时乃阴阳相交之时，阳不得下交于阴，则阳气浮而不藏，所以发生潮热；阴不得上交于阳，则虚热发越，真阳虚则无以镇纳，也会发生潮热。庸医不明其中至理，一见潮热就说是阴虚，使用滋阴养阴的药物，往往酿成“阴盛格阳”的危候。

王正龙先生自己曾患肺结核，在患病期间，曾经服滋阴养阴的药物，没有什么效果；而服四逆汤后，确实疗效显著。为了防止每年秋天肺结核的复发，若在夏天就开始服四逆汤，必定可以“过关”。

肺痿一病，也有称为肺萎者，笔者认为本病是以咳嗽吐清痰为主要症状的肺病，这个症状可以概括诸多肺部疾病，以现代的肺纤维化解释可能较为确切。这种疾病是一种难治的病症，除应用好扶阳药物四逆汤外，活血化瘀药的应用也是非常重要的。

【医案介绍】

1. 吴佩衡医案：肺痈厥阴证（耐药性金黄色葡萄球菌性急性肺脓肿）

海某某，女，19岁。患者行剖宫产手术后失血过多，经输血抢救后，突然高热40℃以上。经用青霉素、链霉素等治疗，数日后体温降低，但一般情况反见恶化，神识昏愦，出现严重呼吸困难，白细胞高达20×10^{9}/L以上。因病情危重，不敢搬动患者，故未做X线检查。当时西医未做出明确诊断，继续以大量广谱抗生素治疗，并配合输液及吸入氧气，均未见效。曾服用麻杏石甘汤一剂，病势更趋险峻，西医会诊亦提不出有效方案。现症见：患者神志不清，面唇青紫灰暗，鼻翼扑扑扇动，呼吸忽起忽落，似潮水往复，十指连甲青乌，舌质青乌，脉弦硬而紧，按之无力而空。盖此病已入厥阴，肝肾之阴气内盛，非传经病，系真脏病，心肾之阳衰弱已极，下焦之真阳不升，上焦之阴邪不降，一线残阳将绝，已现衰脱之象，危殆费治。唯有扶阳抑阴，强心固肾，尽力抢救垂危。方以大剂回阳饮（经验方大回阳饮）。

处方：附片150g（久煎），干姜50g，上肉桂10g，甘草20g。

因附片需要先煨3～4小时，方能煨透无毒，故让患者先服上肉桂泡水，以强心急救之。并预告病患，服此方后可能有呕吐反应，如呕吐之后喉间痰声不响，气不喘促，舌质色较转红，尚有一线生机可以挽回。若不如此，则为难治，请注意为幸！

二诊：昨日服上方后果如所言，呕吐涎痰后已见转机，神志较前清醒，嗜卧无神，已能缓慢回答询问，可以吃流汁，口唇青紫渐退，两颊紫红，鼻翼不再扇动，呼吸仍有困难，但已不再起伏如潮，开始咳嗽，咳吐大量脓痰，舌尖已见淡红色，舌苔白滑厚腻，脉仍弦滑而紧，按之而空。衰脱危候大为减轻，仍以扶阳温化法，方用大回阳饮加味，

处方：附片150g（久煎），干姜50g，上肉桂10g，半夏10g，茯苓20g，甘草8g。

三诊：服药之后，神志清醒，语音清楚，面颊微转润红，指甲、唇舌青紫已退十之八九，鼻头、目眶微青，午后潮热，喘咳气短，咳大量脓痰，惟喉间时有痰阻，脉弦滑，病情已有转危为安之象，再以上方加减主之。

处方：附片200g（久煎），干姜100g，茯苓30g，上肉桂10g，公丁香5g，半夏10g，橘红10g，甘草8g，细辛5g。

四诊：面颊微红润，口唇、舌质青紫已退，呼吸渐趋平稳，午后潮热已退，咳嗽、咯脓痰稍减少，胃气已开，能进食，人事言语已近常态。大便溏泻，系病除之兆。夜卧多梦，此系阳不胜阴，邪阴扰乱，神驰不宁所致。脉转和缓。大病已初退，惟坎阳尚虚，寒温邪阴未净，再以扶阳温化主之。连服3～4剂可望康复。

此时患者情况好转，可以搬动，经X线检查发现双肺有多个大小不等的圆形空洞，内容物已大半排空。血液细菌培养检出耐药性金黄色葡萄球菌。拟下方续治。

处方：附片150g（久煎），干姜50g，陈皮8g，杏仁8g，炙麻黄茸8g。

五诊：连服4剂，1周后诊视，患者喜笑言谈自如，精神、饮食业已恢复，病状若失，至此痊愈。

【按语】

病至危笃之时，处方用药非大剂不能奏效。若病重药轻，犹兵不胜敌，不能克服。因此，处方用药应当随其病变而有不同。惟临床辨证，务须察明阴阳、表里、虚实、寒热，然后再针对证候之实据而下药。只要诊断确切，处方对证，药量充足，即能克敌制胜，转危为安。古有“病大药大，病毒药毒”之说，故面临危重证候勿畏惧药“毒”而改投以轻剂。否则，杯水车薪敷衍塞责，贻误病机，则危殆难挽矣。

2. 李可医案：特发性肺间质纤维化

周某某，女，23 岁。患者在 5 年前因服用民间减肥药后，未及 2 个月，体重锐减 10 公斤，终至气喘不能举步，经医院确诊为“特发性肺间质纤维化，右心扩大”，多次住院，大剂量激素疗法无效，近 3 年发生自发性气胸 3 次，病情迅速恶化，左肺功能丧失，右肺功能仅存 20%，24 小时依赖吸氧已达半年。现症见：间断吸氧 14 小时，剧咳暴喘，冷汗淋漓，面色灰暗，唇指青紫，指冷，脉急而促（134 次/分）。病热危急，救阳固脱为要，方用经验方破格救心汤加味。

处方：附子 200g（久煎），干姜 60g，炙甘草 60g，高丽参 30g（另煎对服），山茱萸 120g，生龙牡各 30g，磁石 30g，麝香 0.5g（冲服），竹沥 4 支，姜汁 1 盅。

用法：开水煎药，不拘时频频喂药。

二诊：上药于 24 小时内不分昼夜连服 2 剂，当日从 9 时开始服药，至 12 时汗敛阳回，咳减喘定，脉急 110～120 次/分。当夜安睡。处方调整如下：

处方一：附子 150g（久煎），山茱萸 90g，生龙牡各 30g，紫石英 30g，炙甘草 60g，高丽参 15g，五灵脂 15g，瓜蒌 30g，薤白 15g，白酒 100ml，生半夏 30g，茯苓 30g，鲜生姜 30g，山药 30g，百合 30g，干姜 10g，五味子 10g，桃仁 10g，杏仁 10g，细辛 10g，白芥子 10g，竹沥 4 支，姜汁 1 盅，大枣 12 枚，胡桃 4 枚，肾四味各 20g。用法：水煎服。

处方二：三七、琥珀、高丽参、花旗参、五灵脂、全胎盘、坎气、鹿茸、冬虫夏草、灵芝孢子粉、蛤蚧、川贝、沉香、藏红花、全蝎、蜈蚣、土鳖虫、水蛭、炮甲珠、麝香。用法：共为细末，每次 3g，每天 2 次。

三诊：已服药 12 剂，服附子已达 1900g，舌不干，口渴，精神好，食纳佳，不喘，剧咳每天 3 次，痰较利，胸痛已去大半，腰困见轻，唇口已见红活，晴朗日正午可以不吸氧，脉弦细，100 次/分。但颈项有沉压感，上方加葛根。

四诊：经治 29 天，附子累计已近 5 公斤，晴朗日上午基本不吸氧，痉挛咳减至每天 2 次，舌红润，两侧瘀斑退淡，舌下静脉已隐，脉息略缓，90 次/分。上方中附子减为 100g，每天 1 剂。

五诊：连续 3 天觉烦热，掌心热，气怯神疲，不渴舌淡，脉虚数 100 次/分。此属气虚发热，真阳渐复，大气不充，原方加生黄芪 240g。服 3 剂。

六诊：烦热退净，颇觉胸闷。生黄芪减为120g，余药不变。

七诊：现白天可以间断吸氧，体重增加2.25公斤，面色红润，形体逐渐丰满，前后判若两人。复查CT及X胸片，左肺功能基本丧失，右肺功能由20%改善为33%。带上方回老家服用。

随访：7个月后，病情日渐恢复。晴朗日可到街头散步。

【按语】

本病临床少见，机理不明，现代医学认为本病无法医治。李氏认为，本病与肺痿等病症多有相似之处，用经验方破格救心汤变方，大剂附子回阳救逆，挽救了患者的生命，特别是配合培元固本散变方，峻补先天肾气，重建人体免疫力，以抽丝剥茧的方法，温化湿痰死血，从而阻断了病势恶化，提高了患者的生存质量。特别是大剂量附子的应用，在本病的治疗中起着起死回生的作用，也论证了李氏提出的“危急之救阳为先”观点的正确性。

第四节 胃病不食（附：胃痛）

【概论】

1. 胃病不食

郑钦安认为，不食一症，有因外邪伏而不宣，逆于胃口者；有因饮食生冷，停滞胃口者；有因七情过度，损伤胃气者；有因阳虚者；有因阴虚者。

因外邪所致而不食者，定有发热、头疼、身痛，以及恶寒、恶风、恶热、口苦、便赤、四肢酸痛等。按定六气节令、六经提纲病情治之，外邪去而饮食自进。

因饮食生冷而致不食者，定见饱闷吞酸，胸膈胀痛等情，照温中行气消导之法治之，生冷去而食自进矣。

因七情过度而致不食者，审其所感，或忧思，或悲哀，或恐惧，或用心劳力，或抑郁，或房劳，按其所感所伤而调之，则饮食自进。

因阳虚者，阳衰则阴盛，阴主闭藏，故不食，法宜扶阳。阳旺阴消，而食自进矣。

若由真阳虚极，不能化生真阴，阴液已枯，其人定然少神气短，肌肤全无润泽，若火炙然，亦常思油润凉物。病至此际，十少一生，苟欲挽回，只宜大甘大温以复阳，阳回则津液自生。即苦甘化阴、甘淡养阴亦难救。若妄以苦寒大凉治之，鲜不速毙。

因阴虚者，阴虚则火旺，火伏于中，其人烦热，口渴饮冷，甚有呃逆不休，咳嗽不已，反胃而食不下诸症。轻则人参白虎汤，重则大、小承气汤之类。

唐步祺认为，胃病不食，虽系常见病，亦不可以消食、行气、破滞之品杂投，或单纯认为脾胃弱而不食或食少，补之自然能愈，使病者深受其害。郑氏分辨其内外阴阳，细析为外邪伏逆、生冷停滞、七情损伤、阳虚、阴虚五种，各指陈其病象及治则大意。嘱医者要仔细理会，变化圆通，不可执一。

2. 胃痛

郑钦安认为，胃痛一症，有饮食、寒热、虚实之别，切不可执定有形质之胃，当于胃中往来之气机上理会方可。

因饮食停滞于胃，胃中之气机不畅而致者，其人定见饱闷吞酸嗳臭，痛处手不可近，法宜消食行滞，如厚朴七物汤，平胃散加香附、麦芽之类。

因积湿生热，与肠胃素有伏热，过食厚味而生热，气郁不舒，而生热所致者，其人定多烦躁、唇红气粗、大便坚实，法宜下夺清热，如调胃承气汤、大黄木香汤、四磨汤之类。

因胃阳不足，复感外寒生冷食物，中寒顿起而致者，其人必喜揉按，喜热饮，或口吐清水，面白唇青。

如有心胃腹痛，面赤如朱，欲重物压定稍安者，此是阴盛逼阳于外之候，法宜扶阳祛阴为急，切不可照常法治之。

【治法】

（1）法宜扶阳温中——温中阳、健脾胃。

（2）法宜温中行气——温中阳、调气机。

（3）法宜扶阳抑阴为急——大剂回阳。

【方药】

（1）桂附理中汤：人参 9～30g，干姜 15～30g，白术 15～30g，甘草 9～15g，附片 30～60g，肉桂 9～15g。

（2）理中汤：人参 9～30g，干姜 15～30g，白术 15～30g，甘草 9～15g，肉桂 9～15g，砂仁 10～30g，香附 10g，木香 10g。

（3）桂附理中汤：同上方药加大剂量。

【圆通应用】

唐步祺认为：若生冷积滞，一般多用平胃散、神术散、保和丸、枳术丸等治之。阳虚不食者须按上、中、下三部扶阳。虚在上宜用平胃散加人参、黄芪；虚在中宜平胃散加干姜、甘草，或用理中汤加减；虚在下宜用平胃散加桂、附，或用茯苓四逆汤加减治之，使其阳旺阴消而食自进。

严用和云："房劳过度，真阳衰弱，不能上蒸脾土，中州不运，以致饮食不进。或胀满痞塞，或滞痛不消，须知补肾。肾气若壮，丹田火盛，上蒸脾土，脾土温和，中焦自治，膈开能食矣"。其所订补真丸，为对症良方。临床则用附子理中汤而倍附子加上桂、砂仁治之，效如桴鼓。患者朱某，面色萎黄无神，恶寒，胸膈饱闷，不能饮食，日渐羸瘦，年未五十而有阳痿之病。前医治以消食、行气、开郁之药不效，用附子理中汤加上桂、砂仁治之，连服数剂而食自进矣，阳痿亦有所好转，续服四逆汤加补肾药，如蛤蚧、肉苁蓉、仙茅、益智等 10 剂，阳痿亦随之而愈。

胃病不食一症，临床上较为常见，郑钦安针对阳虚者，分为三个层次，一是因寒冷伤中，二是中阳虚弱，三是真阳亏虚。虽然层次分明，但其原因可以归为两个字，阳虚——阳虚阴盛而已。郑钦安虽然对此症治疗方法有所不同，但其根本只有一点，那就是扶阳温中。郑钦安未出方药，根据火神派医家吴佩衡、范中林、戴丽三等名医的应用方药规律性，大都在理中汤上做文章，附子、肉桂则为其必用之品。因此，笔者把桂附理中汤作为首选方药，而且药物剂量也常用吴佩衡教授之经验。本方虽然温补脾肾之阳，但其行气却有不足，因而临证之时，可依据情况，分别加入丁香、砂仁、青皮、陈皮、厚朴、半夏、白豆蔻、石菖蒲、甘松等，特别是加用沉香与三七之药对，能开胃而增加食欲，可进一步提高临床治疗效果。

胃痛一病多与胃病不食相伴而生，故而笔者将郑钦安的两病放于一处。胃痛与寒关系密切，但多与血瘀相伴而生，不仅是寒凝血瘀，往往是寒瘀互为因果关系，且气滞也常与寒瘀交织在一处，导致病情缠绵难愈。故此，针对胃痛一病伴有胃胀不食者，常选用强中汤（附子、炮姜、党参、苍白术、炙甘草、丁香、草果、青陈皮、厚朴），加上北京焦树德老中医的三合汤（丹参、檀香、三七、砂仁、五灵脂、蒲黄、高良姜、香附）或四合汤（前方加百合、乌药）。由于丹参与百合性偏凉，若纯虚而无郁中夹热者，可小量用或改用苏木、红花等。胃痛甚者，重用三七 30～60g，多有佳效。胃痛不食轻症者，可用附子理中丸合血府逐瘀片，临床多有良效。

【评按或解说】

关于病人吐清水不止，饮食减，服温中补火药不效者，郑钦安解释道：

“此肾气不藏，而肾水氾溢也。夫吐清水一症，胃寒者亦多，今服一切温中补火之品不效，明明非胃寒所作，故知其肾水氾溢也。

胃寒者，关脉必迟，唇口必淡白，食物必喜辛辣热物；肾水氾溢者，两尺必浮滑，唇口必黑红，不思一切食物，口间觉咸味者多。胃寒者，可与理中汤；肾水氾溢者，可与滋肾丸、桂苓术甘汤。”

对于病人先二三日发吐未愈，遂渐畏寒，又二三日逢未刻即寒冷，冷后即发热，大汗出，至半夜乃已，日日如是，人渐不起，气促，照疟疾治之不效的情况，郑钦安说：“此由吐伤胃阳，胃阳欲亡也。夫病初起即发吐，病根已在于太阴。太阴与胃为表里，里病及表（胃为表，主容受；脾为里，主消磨。脾气不运，非因食伤，即因气阻。阻太过甚，则上逆而吐，吐则胃伤，过伤则亡阳），故吐。吐则亡阳，故畏寒。复又大热出汗者，亡阳之征也。逢未而病起，至半夜而病止者，阳衰于午未，而生在子也。人事昏沉，气促渐不起，阳将亡而未亡也。诸医不察受病之根，专在寒热上分辨，故照疟法治之不愈。然疟症有外感、内伤之别，外感者，其人必发热、头痛、身痛，汗、吐、下后，而邪未尽，邪附于少阳，少阳居半表半里之间，邪出与阳争则热（阳指阳明），邪入与阴争则寒（阴指太阴），寒疟（单寒无热）、热疟（单热无寒），即在此处攸分。亦有因饮食停滞中脘，气机遏郁不行，逢阳则热，逢阴则寒，其人必饱闷吞酸嗳腐为据，即食疟。若此病先由发呕吐（呕吐有因厥阴之气上干者，有胃欲绝者），渐冷、渐发热、出汗、气促、人沉迷，明明吐伤胃阳，故断之曰胃阳欲亡也。法宜急降逆温中回阳为主。回阳者，非回先天坎中之阳，而专回胃阳者（阳本一分而为三也）。方用吴茱萸汤，或吴茱萸四逆汤，或理中汤加吴萸俱可。”

敬知非评说：“饮食为人之大源，其所以能饮食之故，尤重在精气。不食一症，所因最为繁多，无论内外各病皆能致之。此按扼定病机病情，指出治法，大具手眼，至活至妙。学者苟知精气为饮食之本，从精气上消息不食之故，便合钦安之法，而得不食之源，于治胃病乎何难!”

敬知非认为，人身内有胃，乃受饮食之具，譬如田地，任人播种，秀实凭天，倘遇灾侵，而有黄落之恐。古人拟胃曰阳土，钦安论治胃病，当理会气机，皆一定不易之理法也。学者即便不能入理深谈，按定内外阴阳之法，总不至谬治误人。

胃病不食原因虽多，不外乎外感与内伤，虽有外感受之诱因，但其根本原因仍然在胃之本身。古人曾形容胃如一锅，而锅底有火始能腐熟水谷、蒸腾水液。故此，紧紧抓住扶阳助火这一关键，温阳、扶阳、回阳之法已定，姜桂附温热一炉火，必定能使炉中火旺，何悉胃病不食不愈？若嫌炉火燃烧不够旺，则挑动柴火动势之品必不可少。

李可老中医认为，如果把脾胃比作是灶台上的锅。肾气为釜底之火，肾气就是肾阳，就是锅下的火，锅里面有各种各样的食物和水，火力不够，水和食物怎么可能熟？所以到最关键的时候要照顾锅底之火，保护少阴经的那个元阳，元气不要走散。脾属土，凡是脾胃病，假使理中不效，速用四逆。四逆汤是回阳的，补肾阳，所以就是补火生土。中气伤犹可救，肾气伤生命终结。因此，胃病不食，最终的治疗都离不开温补脾（胃）肾。

【医案介绍】

1. 吴佩衡医案：虚寒胃痛

徐某某，男，年 43 岁。患心胃痛证已 20 余年，经中西药物屡治未效，近则病情日见增剧，现症见：患者形体消瘦，面容不展。胸膈痞胀作痛，两胁满闷不舒，脘腹灼痛，痛极则彻于胸背，固定不移，从心下至脐腹隆起板硬如石，按之亦痛，腰背如负薄冰，懔懔而寒。时而泛酸，上冲咽喉，呕吐黄绿酸苦涎水，心中嘈杂，知饥而不能食，唯喜烫饮，饮而不多。大便干结难解，小便短涩，手足不温，少气无力，入夜难寐。舌淡苔白滑腻，脉来沉迟，息间仅两至半，且短而弱。证属病久阳虚，真火内衰，阴寒内结，脾阳不运，无力以制水邪，肝郁不舒，挟寒水上逆犯胃凌心。阳虚为病之本，寒水泛溢为病之标，乃本虚标实之证，法当扶阳温散寒水之邪治之，先拟乌梅丸方1剂。

处方：附片100g（久煎），干姜30g，桂枝30g，细辛10g，黄连10g，黄柏10g，当归25g，花椒3g，党参3g，乌梅2枚。

二诊：服上方，痛稍减，呕吐酸苦水已少。此病历经20余年，根深蒂固，邪实而证顽矣，欲除病根，非大剂辛温连进，方能奏效。以吴氏多年临床体验，此证每于服药之后，或见脘腹增痛，或吐酸、便泻、小便色赤而浊等征象，可一时有所表露，此乃药与病相攻，驱邪之兆。古人云："若药弗瞑眩，厥疾弗瘳。"吴氏将此理告病者，务期早除痛苦，渠则严然信守，遂以吴茱萸四逆汤加味治之。

处方：附片150g（久煎），吴茱萸18g，干姜60g，上肉桂18g，公丁香5g，茯苓30g，白胡椒3g，甘草15g。

三诊：服药1剂后果痛反较增，2剂则腹中气动雷鸣，3剂则涌吐大作，吐出黄绿苦水盈盂，吐后胸胃痞胀舒缓，白滑苔渐退。更照原方附片量增至200g，每日1剂，连进10剂，愈服越见吐，痛不减反有所增之势，小便色赤，但较长，已十余日不大便，诊视则白滑苔已退尽，但舌本透白而无血色，脉转缓和稍有神，仍喜滚饮而畏寒，正邪交作，势均力敌。仍照前法，再进不怠。拟方白通汤加上肉桂。

处方：白附片300g（久煎），生盐附子150g（久煎），干姜150g，葱白9茎，上肉桂10g。

四诊：连服2剂，大便始通，色黑如漆，腹痛，痞硬稍减，能略进饮食。再服数剂，大便则畅泻，色黑绿，臭不可当，脘腹疼痛及痞硬顿失其半，胃逆作酸已减少。此阴寒溃退，元阳渐复。照原方去葱白加茯苓30g，砂仁15g，白术30g，甘草18g。

五诊：连进数剂，大便由稀而溏，色渐转黄，饮食渐增，舌质已略显红润，脉沉细一息已四至，腹中痞硬已消去八九，唯胃脘中仍感灼辣疼痛，时而吐酸水一二口，复主以乌梅丸方服3剂，吐止痛减，食量增加，背寒肢厥已回温。唯形体枯瘦，正气未充，精神尚差，胃中尚时而隐痛，继以桂附理中汤加黄芪，并兼服乌梅丸，每日 3 丸。每服均见好，连服十余剂而愈，体健如常。

【按语】

胃病不食，其病之关键就是其阳气不足。虽然吴氏开始用药以治疗厥阴病的乌梅汤，但治疗后有效却不能触动其本质，因而二诊以后改为大剂吴茱萸四逆汤加味而治，而且逐渐加用附子之量，病情得以迅速改变。由于是三阴同病的状态，吴氏也是交替改变方剂，以三阴相兼而调治，最终病情得以治愈。不管其方剂如何调整，但扶助阳气之桂附始终如一。

2. 范中林医案：太阴证胃脘痛

周某某，男，61 岁。患者胃脘痛 20 余年，时吐酸，呃逆。开始几年，服药后可缓解；后 10 年渐重，饥则时疼。病情进行性加剧，持续疼痛，纳呆，体虚，大便色黑。急送某医院治疗，诊为“胃溃疡、胃癌待查”。建议手术，但考虑血红蛋白仅 4.5g/L，年老体衰，商定改由中医保守治疗。现症见：患者按腹弯腰，呻吟不已；呕吐酸水，时时呃逆，食不下，恶寒肢冷；舌淡、苔白腻浊。证属太阴虚寒邪盛。法宜温中散寒，消瘀止痛，方以四逆汤加味主之。

处方一：炙甘草 30g，炮姜 30g，制附片 30g（久煎），上肉桂 10g，公丁香 6g。

处方二：回生丹，日服 2 次，每次 3 粒，痛止停服。

二诊：1 周后来诊，疼痛大减，便血止，反酸、呃逆明显减轻。以甘草干姜汤加味缓服。

处方：炙甘草 30g，炮姜 30g，上肉桂 10g，砂仁 10g，白豆蔻 10g，茯苓 20g，白术 20g。

三诊：服药调养月余，疼痛消失，饮食正常。

随访：9 年来曾轻度复发一次，服甘草干姜汤加味后愈，未再复发。现已七旬，尚可做一些轻活。

【按语】

人身之阴阳，则背为阳，腹为阴。腹部之病，按其部位，分属太、少、厥阴。太阴为三阴之里，其脉从足入腹，属脾络胃。脾为湿土，阴中之至阴，凡伤于寒湿，则脾先受之。且与阳明胃相表里，脾虚胃亦虚，即所谓“胃家不实便是太阴病”。此证显系属太阴虚寒邪盛。始终抓住太阴主证，而太阴温里宜四逆辈，故首投四逆汤加味，兼以行气通络、散滞化瘀为治，而病获愈。

第五节
脾病呕吐泄泻

【概论】

郑钦安认为，呕吐泄泻一症，有只呕吐而不泄泻者，有只泄泻而不呕吐者，有呕吐、泄泻并行者。呕吐而不泄泻者为邪乘于上；泄泻而不呕吐者为邪乘于下也；呕吐与泄泻并行者为邪隔于中，上下俱病（中指脾胃交会处）。

论外因，则有风、寒、暑、湿、燥、火，与夫痘、麻、斑疹发泄之异；论内因，则有饮食停滞、阳虚、阴虚之别。

太阴一经，在三阳之底面，外邪初入，必不能致呕吐泄泻，即有吐泻，定是失于表散，邪壅于阳明，则有干呕之条，邪伏于少阳，则有喜呕之例，不得即入于内，而致吐泻也。其所以致吐泻者，由其表邪未解，妄行攻下，引邪入内，邪陷于中。治法仍宜升举其所陷之邪，如桂枝汤加葛根之法。

如外邪未解，传经而至太阴，邪至此地，不问何邪传至，但以本经为主，即在本经之标、本、中三气上求之。湿为太阴之本气，湿为阴邪，一切外邪至此，即从本气而化为病者俱多；亦有不从本气而从中化为病者亦多（中指胃，胃与脾为表里也）；亦有不从本、中所化，而从标化为病，标即太阴经也。太阴为阴经，邪从经为病，亦阴也。从本化者为湿邪，泄泻居多；从中化者为热邪，皮黄便赤呕吐者众；从标化者为阴邪，腹痛不食屡生。如此而求，便得邪之所从所化也。故前贤云“吐泻病，求太阴”，是叫人在太阴经之标、本、中三气上求之。治之之法，湿、热、阴三字定之。从湿化者，其人吐泻甚而肢冷唇青。从热化者，其人即吐泻而思水饮。更有吐泻甚而兼腹痛剧者，为霍乱、发痧，即在本经之标、本、中三法求之。

亦间有卒闭而即四肢冷者，腹痛吐泻甚者，由其内本先虚，外邪卒入，闭其清道，邪正相攻，腹痛吐泻并作，法宜宣之、散之、开之、刺之、刮之。

至于饮食停滞而致吐泻者，盖以饮食伤中也，其人多饱闷吞酸嗳臭，治以温中消食。

至于痘麻，毒初出时，吐者居多，泄泻者少，诚以痘出于脏，从太阳而发泄于外。外者，皮肤肌肉之属也，肌肉属阳明，毒邪将出未出之候，从太阳鼓舞，尽壅于阳明，故呕吐者多，医者当迎其机而导之。考古方首用桂枝汤于初发热时；次用升麻葛根汤于初现点时，皆是顺其气机以发透为妙。麻出于腑，感天行者多，当将出未出之际，治法初与痘同，但痘出透时，以养浆结疤，收回阳气为重。

麻疹出透时，以清解毒尽为先。至于斑疹之邪，由外感不正之时气，伏于肌肉之间，不能深入，当经气旺时，邪不能久藏，随气机而发泄于外，亦多发吐。

更有阳虚之人，俨若平常好人，却不能劳心用力、多言，但劳神一刻即发呕发吐者，稍食猪肉即大泻者。亦有阴虚之人，血液枯极，贲门不展，有干呕吐而食不得下者，更有朝食暮吐，食而即吐，种种情形，治法不必细分。

于此数证，先告患者以服药后吐亦无妨，切不可妄行温中降逆止呕之法，务要果真畏寒发吐，方可温中。

【治法】

（1）法宜温中——温中降逆，或温中止泻。

（2）法宜补命门相火——温补脾肾。

【方药】

1. 理中加味汤：人参 12g，白术 30g，干姜 30g，甘草 9g，砂仁 12g，半夏 12g，茯苓 9g。

2. 吴茱萸汤：吴茱萸 60g，人参 90g，生姜 180g，大枣 12 枚。

3. 桂附理中汤：人参 9～30g，干姜 15～30g，白术 15～30g，甘草 9～15g，附片 30～60g，肉桂 9～15g。

【圆通应用】

郑钦安在比较吴茱萸汤与理中汤的区别时说：“理中汤浅一层，病人虽吐利，未至烦躁，故酌重在太阴。此方（指吴茱萸汤）深一层，病人因吐利而至烦躁欲死，烦属心，躁属肾，故知其为少阴病。总由吐利太甚，中土失职，不能交通上下。其致吐之源，却由肝木凌土而成，故仲景主以吴茱萸汤，温肝降逆以安中，是的确不易之法，亦握要之法也”。

唐步祺认为，郑氏将呕吐、泄泻统称脾病，是用脾的广义，包括胃、胰、肠道以及整个消化系统而言。复本前人“吐泻病求太阴”之旨，认为论治应于太阴经之标、本、中三气之从化上探求。而在应用中，降逆除痰多用小半夏加茯苓汤、加减二陈汤，温中补虚多用附子理中汤、吴茱萸汤、香砂六君子汤。

王正龙先生认为，泄泻虽然有很多种，但都属于湿，既然属于湿气，一定是阳气不足，命门火衰。一般来说，腹泻初起可以用利水祛湿的药物，但久泻不止的患者必须用大剂回阳的药物。否则必然无效或加重。如五更泄，服用四逆汤或附子理中汤定能获效，其他腹泻若能如法炮制，也一定能获效。

呕吐在胃，泄泻在脾。呕者，胃气逆也，泄者，脾气不升也。总之源于脾胃升降失其常也。脾胃阳亏，中焦升降失常，故而当降不降，当升者不升，呕吐与泄泻作矣。

胃气上逆者，吴茱萸汤，或理中汤，或小半夏汤，重用或加生姜 30～60g，常有良效，或呕吐剧烈者，可每于服药之前，加生姜汁数滴，小量频频服用，临床疗效显著。

泄泻者，桂附理中汤为首选，常用经验方药：附子 30～60g，肉桂 10～30g，苍术 10～30g，白术 10～30g，炮姜 30～60g，党参 10～30g，炙甘草 10g，生龙骨、生牡蛎各 30g，补骨脂 30g，赤石脂 30g，丹参 30g，檀香 10g，降香 10g，三七 10g，砂仁 10g。夹热毒者，常选薏苡附子败酱散合赤石脂禹余粮汤加味而治。

笔者体会到，单纯虚寒者，用扶阳法临床效果显著，治疗时间短；凡是寒热夹杂者，往往治疗周期比较长，而且寒热比例的调整也应适宜，不然难以在较短的时间内治愈。针对这种情况，笔者常用附子理中汤、六磨汤、薏苡附子败酱散、活络效灵丹，并随症加味，每服药 1 剂，间隔 3～5 天，连服 3 剂，然后依据病情，连用 6～9 剂，一般较能取得良好的临床效果。

有些读者可能会疑惑，为何要间隔服药而非连续服药？实际上，连续服药可能适得其反。这就像给机器散热，一直持续高强度运转（连续服药）不仅不能让机器更好工作，反而会造成损伤，适当停机散热（间隔服药），对于机器的稳定运行和减少损耗是很有必要的。更何况中医尚有间断服药“以候正气来复”（山西名医李翰卿语）之说。脾肾阳虚的患者，往往都是寒湿盘根错节于肠道，祛之不易，补之难效，而上方药，大方复治，反激逆从，对于解决多重矛盾之重叠现象，具有神奇的疗效。

【评按或解说】

郑钦安认为，呕吐与反胃、咳嗽、呃逆、吐血诸证，皆是一个“逆”字，拿定阴阳实据治之，发无不中。要知各经受寒闭塞皆能致逆，逆则呕吐泄泻必作。各经受热传变，皆能致逆，逆则呕吐泄泻亦作，不可不知。如一见呕吐泄泻，多用藿香正气散、胃苓汤、柴苓、四神、肉蔻散等方，治非不善，总不若辨明阴阳之为当。

敬知非认为，吐本从阳，泻本从阴，一时吐泻并作，中宫失运，此三证也。吐从阳宜温降，泻从阴宜温升，吐泻并作，必兼头痛发热身疼，热多欲饮水者，五苓散主之，寒多不饮水者，理中丸主之。其证小便不利者多，若小便复利而大汗出脉微者，四逆汤主之。此外如内因、外因、阳虚、阴虚，钦安论法大备，学者留心参究，临证自有把握。

敬知非评曰：“定吐泻为脾病，大有妙义，再细论其理：脾与胃为夫妻，同处中州，一脏一腑，合为一家，一阴一阳，共司转运之权，日奉君火之令而行，自能燮理阴阳，分清别浊，何得灾害并至。今令肠中溏泻，以干易湿，明明脾不行水，水不归经，并入肠中，水主润下，焉能久停，故大泻作。又令人吐，亦明明是水不运行，脾阴把持君火之令，火性炎上，令不行之水，冒出食管，故大吐作……昔贤云：“吐泻病，求太阴”。允推卓见。但其中至理，不为发明，学者焉能了了，直捣中坚，抑或旁取逆取以出奇而制胜。”

郑钦安将呕吐泄泻二病均归属于脾病，大有深意。足太阴脾，属脏为阴，以阳为用。故凡呕吐与泄泻，均源于脾脏阳用为病，而紧紧抓住“扶阳助正，回阳返本”（作者心悟）关键环节之上，则呕吐与泄泻均可愈也。

【医案介绍】

范中林医案：慢性肠炎

刘某某，女，26岁。患者从幼儿起常年腹泻，已迁延20余载，北京某医院诊断为慢性肠炎。经中西医长期治疗未愈。现症见：腹时痛，喜温喜按。下利稀薄，口不渴，不思饮食。神疲体弱，面色苍黄无泽。舌质淡，苔白厚腻。触诊肢冷甚。证属太阴虚寒证泄泻，法宜祛寒除湿，实脾固肾。先以四逆汤，继以理中汤加味主之。

处方一：制附片 60g（久煎），干姜 30g，炙甘草 30g。

处方二：制附片 60g（久煎），干姜 18g，炒白术 24g，茯苓 15g，炙甘草 30g，上肉桂 6g，红枣 30g。各 5 剂

二诊：服药后，腹泻止，精神、睡眠均好转，食量增加。面色略转红润，舌淡红，白腻苔减。多年陈疾，初获显效。但久病后，脾肾阳虚，不能骤复，宜继守原法，效不改方，加减再进。

处方：制附片 60g（久煎），炒白术 24g，干姜 18g，炙甘草 15g，红枣 30g，上肉桂 6g（冲服），茯苓 15g。

三诊：近半月来，大便趋于正常。上方加减，嘱其续服一段时间，并注意忌食生冷，防止受凉，以资巩固。

随访：8 个月后随访，未再腹泻。

【按语】

“自利不渴者，属太阴，以其脏有寒故也，当温之，宜服四逆辈。”患者肢冷，口不渴，舌质淡，苔白而厚腻，皆湿寒阻滞之象，为太阴虚寒之证。太阴在脏为脾，脾主运化，脾虚邪陷，则中阳不振；寒湿不化，气机阻滞，故腹满时痛；脾气不升，寒湿下注，故下利益甚；脾失健运，后天失调，故不思饮食。但必须指出，此证不仅在中州；长期泄泻，不可单责之于脾。所谓“五脏之伤，穷必及肾”。患者神疲恶寒，面色苍黄，显系下元亏损，命门火衰，肾阳不振。王和安云：“但温其中宜理中，温其中兼温其下宜四逆。”故一诊即投之以四逆、理中相继为治。二诊以后，继续原方而治，共三诊而愈，并且远期疗效也比较理想。

第六节
肝病筋挛

【概论】

郑钦安认为，筋挛一症，有因霍乱吐泻而致者，有因误汗而致者，有因阳

虚失血而致者，有阴虚者。

因霍乱吐泻而致者，由其吐泻太甚，伤及中宫，中宫之阴阳两亡，转输失职，不能运津液而交通上下，筋骨失养，故筋挛作，法宜安中，如仲景之吴茱萸汤、理中汤，皆可与也。

因误汗而致者，由其发汗太过，血液骤伤，火动于中，筋脉失养，故筋挛，法宜扶阴，如仲景之芍药甘草汤。

因阳虚失血而致者，由阳气衰弱，不能统血，血亡于外，气衰于内，熏蒸失宜，枯槁渐臻，筋脉失养，故筋挛。

因阴虚而致者，由外邪入内，合阳经气化，成为火邪，火甚血伤，筋脉失养，故筋挛。法宜养阴清火，如仲景之鸡子黄连汤与后贤之六味地黄汤、生地四物汤，皆可与也。

亦有忿怒、抑郁生热，热盛伤血，亦致筋挛，须按病情治之。

唐步祺认为，肝主筋，肝之合在筋，肝之充在筋，肝衰则筋不能动，肝气热则筋膜干，筋急而挛，寒多则筋挛骨痛，故筋挛多属肝病，筋挛系肢体筋脉收缩抽急，不能舒转自如，多因外感寒湿，或血少津亏、筋脉失于营养所致。

敬知非认为，无论何经、何脏、何腑，有火俱要养阴，但非真阴虚。若真阴虚者，其人元气虚极，不能化生阴液，多系久病方能致此，十中罕有一生。

“阳气者，精则养神，柔则养筋。”表明阳虚是导致筋脉拘挛的主要原因。故而抓住“阳气虚弱”之根本，就可治疗肝病筋挛。

【治法】

法宜大辛大甘以扶阳——温肝肾之阳。

【方药】

1. 附子甘草汤：附子 30g，炙甘草 18g。
2. 甘草干姜汤：炙甘草 60g，炮姜 15g。

【圆通应用】

附子甘草汤一方，其义深奥，郑钦安为了帮助后人进一步理解并应用好该方，特附伏火说。他认为："世多不识伏火之义，即不达古人用药之妙也。余试为之喻焉：如今之人将火煽红，而不覆之以灰，虽焰，不久即灭；覆之以灰，火得伏，即可久存。古人通造化之微，用一药，立一方，皆有深义。若附子、甘草二物，附子即火也，甘草即土也。古人云：'热不过附子，甜不过甘草'，推其极也。古人以药性之至极，即以补人身立命之至极，二物相需并用，亦寓回阳之义，亦寓先后天并补之义，亦寓相生之义，亦寓伏火之义，不可不知。"

由于肝阳虚也可致肝病筋挛，即所谓的肝阳虚，这是火神派独到之认识，现代教科书上多数把肝体阴而用阳归属于肝阴血为病，其治多在养肝之阴血，确实忽视了肝的阳用一方面，特别是肝阳虚的治疗。吴佩衡教授之嫡孙吴荣祖老中医认为，温肝法在临床当中运用非常广泛，代表方就是吴茱萸四逆汤，也就是四逆汤加吴茱萸。由于生理上是肝肾同源、乙癸同源之关系，而病理上命门相火不足，水寒失于温煦，肝木得不到舒达温升，寒性收引，肝寒气滞；因之出现的多种疾病，临床治疗首先应该抓住（命门火）这一生命线，所以四逆汤加吴茱萸甚至加蜀椒（四川的花椒），这在《吴佩衡医案》中被多次提到。

肝病筋挛一病，除临床上常说的筋脉抽搐、拘挛之病外，由肝病之筋脉所走向发生的各种的症状，如痛经、血管性头痛，还有睾丸的病变，以及少腹疼痛，只要属于肝经经脉走行的地方，比如胸乳、少腹、巅顶所出现的病症，都可以归为肝病，都与肝病筋挛有关。与肝阳虚之密切联系，而从肝阳虚着手进行治疗，跨出肝阴血为病之怪圈。既然是肝阳虚，必定有阳虚之一派阴证之表象，辨证识别不难，难的是不能一提肝病就抓住阴血不放，而忽视了肝阳用而主筋的一面。

在临床应用上，温补肝阳应立足于命门相火之上，吴茱萸四逆汤为首选；由于肝体阴而用阳，虽说肝阳为用，而立足在阴血之中，张锡纯非常推崇一味药——山茱萸，其酸涩微温，补肾温肝，强阴助阳，禀厥阴之木气，"得木气最厚，酸收之中，大具开通之力，以木性喜条达故也"，是入肝肾而医肝病筋挛之极品。临床上凡筋脉拘挛之病症，均可用之。特别是重用山茱萸60～100g，临床疗效显著。也许有人会认为，山茱萸酸涩易敛邪。实际上，山茱萸不仅不敛邪，反而具有敛正气之强大的作用，特别是对于命门火衰者，能使附子之火稳定在下焦肾中，达到秘藏之目的。

【评按或解说】

敬知非评论说："经曰：'藏真散于肝，筋膜之气也。'识得真元之气散于筋膜者为肝气，则知凡人病筋挛者，皆失真元所养而致。钦安指出四因，逐层阐发阴阳之理，指点使用仲景之方，皆调燮真元之法，无有不效，可谓神乎技矣。学者细心体会，洞澈源流，治筋挛自有把握。"

唐步祺认为，郑氏将肝病筋挛简分为四种，即因霍乱吐泻而致者、因误汗而致者、因阳虚失血而致者、因阴虚而致者，皆分别析述其病机治则及处方，是扼要而明确的。至于他所认为的无论何经何脏何腑，有火俱要养阴，但非元气久虚不能化生阴液之真阴虚，则是比较特殊的见解。治筋挛亦须分清阴阳，不可套用木瓜、伸筋草、威灵仙等习用药以图幸中。

【医案介绍】

范中林医案：太阴少阴证嘴眼畸形

傅某，男，15 岁。1 年前，家长发现患者时常噘嘴，眼珠略向外鼓，性情急躁。随着病情进展，患者逐渐出现双唇外翻，越翘越高，两眼稍突，不愿平视。入睡嘴唇仍高努不收，并逐渐发展到睡眠减少，食欲下降，记忆力显著减退。尤其畏惧他人视其面。对医生之检查、询问异常反感，稍有触犯则拒绝就诊。其后，病情益重，神情举止异常：时伫立窗前，盲目向外凝视；甚至以嘴唇触室内墙壁，直至出血染印。低处尽染，再爬上桌椅，登高用嘴唇触之，室内满墙竟染成斑斑血印。家人见此，为之骇然，经多个医院治疗皆无结果。现症见：患者嘴唇翻翘，高高努起。双眼上胞浮肿，眼珠微突，似睁似闭。神情忧郁，沉默寡言，坐立不安。纳差，便溏，四肢清冷，面色萎黄，舌质淡，边缘有齿痕，少苔。范氏认为此病罕见，应属足太阴寒邪凝滞，脾阳受戕；并因失治误治，损及少阴心肾，试投四逆汤以温之。

处方：制附片 30g（久煎），干姜 30g，炙甘草 18g。

二诊：服药 4 剂后无不适之感，诸症无明显变化。中州沉寒已久，坎宫生气衰弱亦甚，宜四逆与理中合剂，损益续服。加肉桂、细辛，以增峻逐寒凝之力。

处方：制附片 30g（久煎），干姜 30g，炙甘草 18g，白术 18g，茯苓 15g，上肉桂 10g（冲服），细辛 3g。

三诊：又服 4 剂，食欲略增，睡眠稍好。中焦沉寒，必致气血生化乏源，阴阳俱虚。在温里逐寒，峻补命火之同时，亦须调补阴阳，培土益气。拟黄芪建中汤再服。

处方：桂枝 10g，白芍 10g，炙甘草 3g，生姜 30g，大枣 10 枚，黄芪 15g，饴糖 60g（兑服）。

四诊：服药 10 剂，食纳增加，神靡恍惚之象好转，不再用嘴触墙壁。但唇翻眼鼓，上胞浮肿，仍无改变。此为脾僵土亏，阳衰阴盛，寒湿凝聚，蕴积已深，改投大剂四逆。加桂枝、麻黄，并重用生姜，通凝聚之寒湿，开气血之痹阻，使之外达；因重用干姜、附片，则无发汗伤阳之虞。再加童便为反佐，引药下行，兼取其消瘀之效。

处方：制附片 120g（久煎），干姜 60g，炙甘草 30g，桂枝 18g，麻黄 18g，生姜 240g，童便为引。

五诊：皮现红疹，眼胞浮肿略消，神情呆滞好转，余症同前。改用自制不二丹，开窍散瘀。另加砂仁 30g、白豆蔻 30g、草果 30g 共为细末，饭后冲服少许，健脾行气，温中燥湿。

六诊：红疹消，食纳增，病情稳定。再以大剂四逆汤加味，大补命火，峻逐阴寒。

处方：制附片 120g（久煎），干姜 60g，炙甘草 60g，桂枝 30g，麻黄 12g，生姜 60g，童便为引。

七诊：服药 3 剂，便溏、肢冷好转，入睡后唇翻嘴翘之象略平。再以黄芪建中汤，调补阴阳，培土益气。

处方：桂枝 10g，白芍 10g，炙甘草 3g，生姜 30g，大枣 10 枚，黄芪 30g，饴糖 60g（兑服）。

八诊：服药 8 剂，病情无明显变化，为增强通阳行气之力，重用桂枝，再加葱白；为峻补命门，益火消阴，制附片加至 250g，另加上肉桂以助之。汤剂共服 30 余剂。间服砂仁、白豆蔻，以增温中健脾之效；再配合服自制"坎离丹"，调补阴阳，温肾逐寒，养心安神。

处方一：制附片 250g（久煎），干姜 120g，甘草 120g，桂枝 30g，上肉桂 10g，葱白 250g。

处方二：砂仁 30g，白豆蔻 30g，共研细末，饭后冲服 2g。

处方三：川附片三份半，上肉桂一份，真琥珀二份，柏子仁二份，飞朱砂一份，麝香半份。共研细末，水打丸。每日 1 次，每次 3～4 粒。

九诊：唇翻嘴翘、眼胞浮肿显著消退，神情举止日渐正常。舌质稍现红润，苔薄白，边缘略有齿印。阳气渐升，出现沉疴向愈之佳兆，虑其脾僵肾寒日久，宜四逆、理中加味续服。

处方：制附片 120g（久煎），干姜 60g，炙甘草 30g，白术 18g，茯苓 20g，黄芪 20g，红枣 30g，上肉桂 10g（冲服）。

十诊：服 4 剂，间隔数日再服，上方随证加减，服 40 余剂，诸症愈。遂停药，以自制不二丹养心安神、化瘀通窍、燥湿健脾，缓缓服之，并注意忌食生冷，以巩固疗效。

随访：3 年后，患者父亲来信反馈治愈后身体日益健壮，智力恢复良好。

【按语】

此例太阴少阴证嘴眼畸形，临床诚属罕见。“其脏有寒”，温之以四逆辈，间以建中之补而愈者，乃遵仲景之法度也。“自利不渴者，属太阴，以其脏有寒故也，当温之，宜服四逆辈。”此条固然原以不渴一症识太阴，辨寒热自利，实则已括尽太阴里寒之形成与治法。其“脏”虽主要指太阴本脏，有的注家曾指出，亦可泛指诸阴经有“寒”。故可有双重含义：一为里寒、属阴、属虚，指机能衰退，寒邪凝滞，以致运化失职，诸病丛生；一为失治误治，脾阳受戕，寒气陷入太阴。

故本例首选四逆汤，并理中合剂，或间服建中汤者，皆温之、补之之意。可见疾病纵然千奇百怪，人之形脏又厚薄虚实不一，但归根到底，仍不离三阴三阳之传经变化规律。诚然，若临床掌握这一根本，“虽未能尽愈诸病，庶可以见病知源”。常见之病如此，罕见之怪病焉能例外！

第七节 肾病腰痛

【概论】

郑钦安认为，腰痛一症，有阳虚者，有阴虚者，有外邪闭束者，有湿气闭滞者。

因阳虚而致者，或由其用心过度，亏损心阳；或由饮食伤中，损及脾阳；或由房劳过度，亏损肾阳。阳衰阴盛，百病丛生，不独腰疾，但腰之痛属在下部，总是一个阳虚，然下焦之阳虚，下焦之阴寒自盛，阳微而运转力衰，腰痛立作。其人定见身重畏寒，精神困倦。

因阴虚而致者，由肾阳素旺，旺甚即为客邪，火盛血伤，元阴日竭，则真阳无依，腰痛立作。其人小便赤而咽干，多暴躁，阳物易挺，喜清凉。

因寒而致者，由外感寒邪从太阳而入少阴（太阳与少阴为表里），少阴为阴脏，外寒亦阴，入而附之，阴主收束，闭其肾中真阳运行之气机，故腰痛作。其人发热恶寒，或兼身痛，咽干不渴，时时欲寐。

因湿滞而致者，其人素禀劳苦，久居湿地深坑，中气每多不足，易感外来之客邪，太阴与肾相连，湿邪不消，流入肾界，阻其运行之机，故腰痛。其人四肢沉重，常觉内冷，天阴雨更甚，腰重如有所系。

阳虚之辨识，除上述症状以外，定见一派阴证表现，因阳虚则阴盛、阴盛则阳虚、感寒及湿滞者，虽然有别，然重点其一也，阴证而已。

唐步祺认为，腰痛一症，一般都说肾虚腰痛。郑氏则认为腰痛有阳虚、阴虚、外邪闭束及湿气闭滞四种，各有其病因病象及相应的治疗方药，不可如一般医家一见腰痛，便谓房劳伤阴，专用滋阴补水施治。因肾为至阴之脏，寄有先天真阳，一阳藏于二阴之中，故所谓阴虚，非专指肾中之水虚，实兼指肾中之阳虚。如专滋阴，必致阴愈盛而阳愈微，湿愈增而寒愈闭，腰痛终无已时，并谓补水亦非一派甘寒之品所能奏效，均属精辟之论。

【治法】

（1）法宜峻补坎阳——补肾中之阳气。

（2）法宜温经散寒——散肾中之寒气。

（3）法宜温经除湿——祛肾中之湿气。

【方药】

（1）羌活附子汤：羌活 10～30g，附子 10～30g，干姜 10～20g，木香 10g，小茴香 10g。

（2）麻黄附子细辛汤：麻黄24g，附子18g，细辛9g。

（3）桂苓术甘汤加附子、细辛：桂枝24g，茯苓60g，白术30g，甘草15g，附子60g，细辛9g。

【圆通应用】

治疗阳虚腰痛，郑钦安除应用羌活附子汤外，还用阳旦汤、术附汤二方，其主要目的是一致的，均是法宜峻补坎阳，阳旺阴消，腰痛自已。但似乎与其治法略有不符，故此选用羌活附子汤作为主打方剂，可达到其治疗目的。

在治疗外感寒邪所致的腰痛，除选用麻黄附子细辛汤外，还有附羌汤之类。这表明，郑钦安选用方药之时，讲究的是这一类的方剂。故此，众多的火神派医家比较推崇麻黄附子细辛汤一方，而且研究应用均认为此方对于治疗腰痛确有良效。正如郑钦安所言："法宜温经散寒，寒散而腰痛自已。"

因湿邪所致腰痛者，首选方是肾着汤，该方可温经除湿，但郑钦安仍觉得是病重药轻，未必能达到目的。他在选用桂苓术甘汤通阳除湿之同时，认为本方通阳之力尚显不足，沟通表里欠佳，故而加用附子、细辛温阳通经以助药力。

虽然腰痛一病，郑钦安分为阳虚、感寒、湿着三个方面，其实病因却只有一个，即阳虚。因阳虚为病，在内不能充分蒸腾气化，湿气内存而难出；在外者则由于阳虚而极易感受寒邪。因此笔者认为，依据大道至简的原则，温阳而湿邪可去，而外寒又不易侵入；故而选用麻黄附子细辛汤合桂苓术甘汤，另加杜仲、续断等益肾之品，重用桂附则疗效更佳；效果欠佳者，可合用身痛逐瘀汤或血府逐瘀汤，其疗效可进一步提高。

正如唐步祺先生所说，对治肾虚复感寒邪而腰痛者，先治以麻黄附子细辛汤加味，继用四逆汤加杜仲、肉桂、延胡索治之而愈，屡用屡效者矣。

王正龙先生认为，腰椎间盘突出症的起因主要是患者肾气虚弱（房事过度），但患者总以为自己身体依然强健，弯腰用力时总是按照年轻强壮时的习惯，用力过猛才会造成此症。平时应养成良好的用力习惯，该弯腰时尽量弯腿蹲下去，做到"累腿而不累腰"，这样才不会复发。

坐骨神经痛主要是因肾虚而导致经脉受寒，用灸法可以祛除寒邪。应该先根据解剖学中脊神经的节段性分布，依照患者的疼痛部位确定病灶处于腰椎哪个节段，然后重灸此腰椎下陷处，并略偏于患侧0.50 cm，灸50～100壮后

（病情严重的患者可能需要灸至200～300壮），会感觉到热流逐渐通至脚趾尖，此后再灸100壮巩固，必愈勿疑。如果能够再灸关元穴三五百壮，并注意不再使之受寒，则不会复发。治疗腰椎骨刺、椎管狭窄或椎间隙狭窄，只在患处重灸即可，方法与治疗坐骨神经痛的方法相同。

【评按或解说】

关于腰痛一病，郑钦安说道：

“（病人腰痛，身重，转侧艰难，如有物击，天阴雨则更甚者）此肾中之阳不足，而肾中之阴气盛也。夫腰为肾之府，先天之元气寄焉。元气足则肾脏温和，腰痛之疾不作。元气一亏，肾脏之阴气即盛。阴主静，静则寒湿丛生，元气微而不运，气滞不行，故痛作。因房劳过度而损伤元气者，十居其八；因寒邪入腑，阻其流行之机者，十有二三。由房劳过度者，病人两尺必浮空，面色必黑暗枯槁。由感寒而成者，两尺必浮紧有根，兼发热、头痛、身痛者多。凡属身重，转侧艰难，如有物击，天雨更甚之人，多系肾阳不足所致，寒湿所致亦同，总在脉色上求之。若阴虚所致，必潮热口干、脉细微、内觉热，逢亢阳更甚。元气亏者，可与潜阳丹；湿气滞者，可与肾着汤；由感寒者，可与麻黄附子细辛汤；肾虚者，可与滋肾丸、封髓丹、潜阳丹。”

郑钦安治腰痛，擅用肾着汤与麻黄附子细辛汤两方，其在方解中说道：

“按肾着汤一方，乃温中除湿之方也。此方似非治腰痛之方，其实治寒湿腰痛之妙剂也。夫此等腰痛，由于湿成，湿乃脾所主也。因脾湿太甚，流入腰之外府，阻其流行之气机，故痛作。方中用白术为君，不但燥脾去湿，又能利腰脐之气。佐以茯苓之甘淡渗湿，又能化气行水，导水湿之气，从膀胱而出。更得干姜之辛温以暖土气，土气暖而湿立消。复得甘草之甘以缓之，而湿邪自化为乌有矣。方中全非治腰之品，专在湿上打算。腰痛之由湿而成者，故可治也。学者切不可见腰治腰，察病之因，寻病之情，此处领略方可。

按麻黄附子细辛汤一方，乃交阴阳之方，亦温经散寒之方也。夫附子辛热，能助太阳之阳，而内交于少阴。麻黄苦温，细辛辛温，能启少阴之精而外交于太阳，仲景取微发汗以散邪，实以交阴阳也。阴阳相交，邪自立解，若执发汗以论此方，浅识此方也。又曰温经散寒：温经者，温太阳之经；散寒者，散太阳之寒。若此病腰痛，乃由寒邪入太阳之外府，阻其少阴出外之气机，故腰痛作。少阴与太阳为一表一里，表病及里，邪留于阴阳交气之中，故流连不已。今得附子壮太阳之阳，阳旺则寒邪立消。更得麻、细二物，从阴出阳，而寒邪亦与之俱出。阴阳两相鼓荡，故寒邪解而腰痛亦不作矣。”

郑钦安认为，男子所亏者肾中之阳，而非肾中之阴。所谓阴虚，指肾为阴脏而说，非专指肾中之水虚，实指肾中之阳虚也。若不辨明这点机关，但称阴虚，但知滋水，势必阴愈盛而阳愈微，湿愈增而寒愈闭，腰痛终无时已，治人实以害人，救世实以害世。

敬知非评曰：“医有恒言，阴虚火旺多伤于房劳，或损及脾胃，法当滋阴泻火。夫阴者何物，火者何物，损之伤之者又何物，治之必用一派滋阴补水之药，将滋之补之者又何物，人往往不能言。知非因之喟然叹矣！不禁幸然思，穆然望曰，人得天地之至精，日以镕炼谷味，取汁变化而生气血，其灵贯于百骸，为五脏六腑之本，十二经脉之原，统制群阴不敢作祟，俾人得安舒无恙者，此一物也。爰仿佛而拟其形容观其会通曰：阴者鬼之灵也，火者神之灵也，知鬼神为水火，则知阴虚火旺滋阴补水之说为不通，其法必不效，安能疾水火之疾病？钦安此按，发明阳衰阴盛后，又指出亏者，亏肾中之阳，肾虚是肾中之阳虚，阳即火而阴即鬼，借腰痛一症以传神，补出内外两法，剖明两腰致痛之由，良以太阳寒水，厥阴风木，少阴君相二火，皆关于肾，知之真故不觉言之亲切有味。六经之法，通治百病，顾可不亟讲乎？学者其玩索而有得焉可。”

同时，敬知非总结：“能辨宗旨源头，方可谓曰知医。”

【医案介绍】

范中林医案：厥阴证骨痹

刘某某，男，60岁。患腰腿关节疼痛已10余年，痛有定处，遇寒痛增。开始右膝关节较重，左腿及腰痛稍轻；后更加冷痛沉重，下肢伸屈不利，以至不能下地活动。当地医院诊断为“风湿性关节炎”。现症见：下肢冷、骨痛、麻木、拘挛、沉重，右腿尤甚。伸屈行动困难，须靠拐杖或搀扶方能移步。面黄晦黑，舌质微乌，苔薄灰白，脉沉细。证属气血皆虚，寒湿内搏于骨节所致。法宜养血通络，温经散寒。方以当归四逆汤加味。

处方：当归10g，桂枝10g，白芍10g，细辛3g，木通10g，红枣30g，生姜10g，紫苏叶10g，甘草6g，防风10g，牛膝10g，木瓜10g。

二诊：上方连服6剂，右腿已能屈伸，开始着力缓缓而行；骨节冷痛、拘挛亦减。厥阴伤寒之外证初解，多年痼疾松动；但患者年已花甲，六脉沉细无力，舌质仍暗淡无华，久病衰弱之象益显。法宜驱阴护阳，温补脾肾。方以理中汤加味主之。

处方：党参 15g，白术 12g，炙甘草 15g，干姜 12g，肉桂 3g，制附片 30g（久煎）。

三诊：上方服 20 余剂，从此行动自如，恢复正常工作。

随访：19 年后随诊，患者尚能在室内外散步。

【按语】

痹证虽然复杂，但范氏认为究其病因，不外风寒湿热诸邪闭阻之部位不同。总其要，皆不离六经之传变规律。这正是辨认此类不同病变与循经用药之关键所在。范氏在多年临床实践中治愈不少厥阴证，常用当归四逆等厥阴诸方。治疗腰痛痹证，选方用药特色因人而异，但扶阳理念却始终如一。

第八节 头痛

【概论】

郑钦安认为，头痛一症，有从外而入者，亦有从内而出者。

从外而入者，风、寒、暑、湿、燥、火六客之邪干之也。干于三阳，俱以表称；干于三阴，俱以里论。太阳头痛，脉浮、项强，发热、恶寒、恶风。自汗恶风，主以桂枝汤；恶寒无汗，主以麻黄汤。阳明头痛，额前、眉棱、眼眶胀甚，脉长、恶热，主以葛根汤。少阳头痛，面两侧独甚，寒热往来，目眩，口苦，主以小柴胡汤，皆是顺其本经之气机。

三阳之气机顺，邪不至入于内，而三阴即不病。若三阳之外邪不解，则必传于三阴。

外邪传至太阴，太阴主湿，邪从湿化，湿气上蒸，头痛而重，四肢酸疼而觉冷，腹满呕吐不食。邪入少阴，若协火而化为热邪，热气上蒸，头痛而咽干便赤，少气懒言，肌肤干燥，法宜养阴，主以鸡子黄连汤，是润燥救阴之意。

邪若协水而化为阴邪，头痛而脉微欲绝，身重而欲寐懒言，咽干而口不渴。主以麻黄附子细辛汤，是温经散寒、扶阳抑阴之意。邪入厥阴，厥阴主风木，邪从风化为病，风主轻清，头痛而巅顶更甚（诸阴之脉至颈而还，惟厥阴脉会顶巅），厥阴又属至阴之所，邪入此从阴化者亦多，顶痛多兼干呕吐涎，爪甲、唇口青色、肢冷腹痛。

邪在三阳，法宜升解，不使入内为要。邪在三阴，法宜温固，由内而释，不使伤表为先。

若内伤日久，七情过度，阳虚阴虚，亦能作头痛，但病形无外感可征，头眩昏晕，十居其八，头痛十仅二三。

因阳虚日久，不能镇纳浊阴，阴气上腾，有头痛如裂、如劈，如泰山压顶，有欲绳索紧捆者，其人定见气喘、唇舌青黑，渴饮滚汤，此属阳脱于上，乃系危候。缓则不救，若误用发散，旦夕即亡。

因阴虚而头痛者，乃火邪上冲，其人虽无外感可征，多心烦、咽干、便赤、饮冷，有觉火从脚底而上，火从两腰而上，火从脐下而上，上即头痛，无有定时，非若外感之终日无已时也，法宜扶阴，如六味、八味之类。

【治法】

（1）法宜温中除湿——祛中焦之寒湿也。

（2）法宜温经散寒，扶阳抑阴——阳旺阴消。

（3）法宜回阳降逆祛阴——阳回阴自祛。

（4）法宜回阳收纳为要——收敛将散之阳。

【方药】

（1）理中汤：人参 12g，白术 30g，干姜 30g，甘草 9g，砂仁 12g，半夏 12g，茯苓 9g。

（2）麻黄附子细辛汤：麻黄 24g，附子 18g，细辛 9g。

（3）吴茱萸四逆汤：吴茱萸 30～60g，熟附子 60～100g，干姜 45g，炙甘草 60g。

（4）大剂四逆汤：生附子 1 枚（或熟附子 60～120g），干姜 23g，炙甘草 60g。

【圆通应用】

头痛一证临床极其常见，而其治疗并非易事。原因是外感与内伤均可诱发头痛，在没有接受扶阳理念之前，一见到病人头痛而本人也感到头痛，原因是病人要么虚实寒热不明显，要么是虚实寒热并存，治疗头痛的方剂背了一大堆，但仍然感到非常棘手。

郑钦安说："余谓凡病头痛之人，每由内之正气不足，不能充周，外之一切风邪，内之一切阳虚、阴虚，俱能上逆而为病。"可谓一语中的。中医认为头为诸阳之会，之所以头痛发作，均是因为阳气内虚而导致的。临床上紧紧抓住阳虚阴盛之病机，处处扶阳助正、回阳返本（作者心悟），就走出了头痛医头、脚痛医脚之泥潭。

临证之际，笔者常以吴茱萸四逆汤为其基础方，有外感受者加入麻黄附子细辛汤，中焦脾胃功能较差者，合入理中汤，或者干脆三方合用。为了进一步提高临床疗效，常常还合并用王清任的通窍活血汤，方中麝香药物奇缺，笔者常用石菖蒲 30g、白芷 30g、威灵仙 10～30g、冰片 1g 代替应用，临床疗效较佳。

唐步祺认为："邪在三阳，法宜升解，不使入内；邪在三阴，法宜温固，由内而释，不使伤表。至于内伤之头痛，则多由七情过度，阴虚阳虚而作，其病全无外感足征，而且多兼头眩、头晕。阳虚者法当扶阳，如遇头痛如裂、如劈、唇色青黑的危候，则急宜以大剂四逆、白通抢救，切不可误用发散以速其亡。阴虚头痛系由火邪上冲，自觉冲上即痛，非若外感之终日俱痛，如兼心烦、咽干、便赤、饮冷，则法宜扶阴；如自觉火上冲而征象与此相反，则又是阴气上腾，只宜辛甘以守之复之，若用滋阴降火，反会酿成脱证。"真是辨析入微，不惜以金针示人。

王正龙先生认为，头痛（三叉神经痛）的原因，有风、火、痰、瘀、虚，但不论何种原因，"不通则痛"是确定无疑的。既然痛，就说明正在通，是阳气正在"努力"钻通不通之处，既然长时间疼痛，就说明正气不足，始终不能钻通。所以，应以"辅通"为先为急。方用血府逐瘀汤（早晨服）与通窍活血汤加蝎子、蜈蚣各两条研末冲服（睡前服），3～5 天必愈。然后服用大剂四逆汤或白通汤 30～50 剂以祛寒振阳（或与上药同时兼服，效果更佳）。使经脉完全畅通，后期服附子理中汤和金匮肾气汤以巩固疗效。脉伏而无力者服用白通汤，脉沉弦者服用四逆汤。倘若能够每星期服用四逆汤 1 剂，可保不再复发。

常用药方：

（1）血府逐瘀汤：桃仁 12g，红花 10g，当归 10g，生地黄 10g，怀牛膝 10g，炒枳壳 5g，赤芍药 5g，生甘草 5g，桔梗 5g，川芎 5g，柴胡 3g，早晨服。

（2）通窍活血汤：桃仁 10g，红花 10g，赤芍 3g，川芎 3g，老葱白三根（切碎），大枣 7 个（去核），鲜姜末 10g，用黄酒 500g 微火煎 30 分钟，将蝎子、蜈蚣各两条焙干研末用药汤冲服，并将净麝香 0.2g 分数次在口中含化，并每次用药汤服下。

（3）附子理中汤：红参 2～3 根，炒白术 50～100g，干姜 60～120g，炮附子 25～50g，炙甘草 30～50g（没有红参可用 80～150g 党参代替）。

（4）金匮肾气汤：熟地黄 60～120～200g，山茱萸 20～50～80g，淮山药 20～50～100g，牡丹皮 10～30～50g，茯苓 15～30～50g，泽泻 5～20～30g，炮附子 5～30～50g，肉桂 3～10～20g，五味子 30g。

李可老中医认为，本病（三叉神经痛）正虚为本，病机在肾，当从肾论治。“头痛巅疾，下虚上实，过在足少阴、巨阳，甚则入肾。”盖肾为先天之本，内寄命门真火，为水火之脏。肾中水火，共处一宅。水火相抱，阴平阳秘。水足则火藏于下，温煦脏腑，统领一身之气化，是为健康无病。若因外感内伤，致水亏于下，则火失其制，古人喻为水浅不养龙，于是离位上奔；或肾水寒极，逼真火浮游于上，致成火不归原之证。且肝肾同源，肾水既亏，肝失滋荣，肝中所寄雷火，势必随肾中龙火上燔，而成燎原之势，而见种种上热见症，如头痛、头晕、牙痛、齿浮、鼻衄、齿衄、目赤如鸠、面赤如醉、心悸暴喘、耳鸣如潮、口舌生疮、咽痛如火灼等。病机既明，当用“甚者从之”之法。水亏者，以引火汤壮水敛火，导龙归海；水寒者，以引火汤加油桂 1.5g，饭丸先吞，温脏敛阳，引火归原。若误以实火正治，苦寒直折、釜底抽薪诸法，非但不能愈疾，反致变生不测。龙雷之火为脏腑内生虚火，与六淫外邪实火大不相同。有以下五点可资鉴别：①双膝独冷，上下温度如常，独膝盖部其冷如冰；②来势暴急，顷刻生变；③随阴阳盛衰之年节律、日节律演变，天人相应现象最著，如冬至阳生则病，春令阳升转重，夏至阴生渐缓，日出病作，日中病甚，日落病缓，入夜自愈；④热势轰轰，或由脚底，或由脐下，上攻头面；⑤不渴尿多，渴喜热饮。三叉神经痛必挟雷火，因巅顶之上惟厥阴可到。肝火暴虐，在大滋真阴引火归原之中，必佐柔肝宁络之品为妥。全方组成如下：

熟地黄 90g，盐巴戟肉 30g，天冬 30g，麦冬 30g，茯苓 15g，五味子 6g，白芍 100g，炙甘草 30g，细辛 15g，水煎服。另全蝎 12 只，蜈蚣 3 条，研末冲服。

脾胃虚弱者，易致滑泄，加姜炭 10g，砂仁 10g（与熟地拌捣）。

龙雷之火上奔无制者，加油桂粉 1.5g（刮去粗皮研粉，蒸烂小米为丸，药前先吞），引无根之火降而归肾，见效尤速。

【评按或解说】

郑钦安说："内外两法，各有攸归，前贤虽称头为诸阳之首，清气所居，高巅惟风可到，治之专以祛风为主，此语近是。余谓凡病头痛之人，每由内之正气不足，不能充周，外之一切风邪，内之一切阳虚、阴虚，俱能上逆而为病。外邪则按定六经提纲病情为准，内伤则按定喜、怒、悲、哀、忧、思、恐惧、阳虚、阴虚为要。

他如诸书所载，有名雷头风者、头响者、头摇者、头重者、偏左偏右者、大头毒者，宿食头痛者，种种名目，亦不可不知。雷头与响者，气挟肝火而聚于上也，雷头主以清震汤，头响者主以小柴胡，加丹、栀；头摇者，风淫于内也，主以养血汤；头重者，湿气蒸于上也，主以消风散湿汤。偏于左者，血虚风动也，主以四物加风药；偏于右者，气虚而风袭之也，主以四君加风药。大头毒者，外感时行疠气，壅于三阳也，主以普济消毒饮；宿食痛者，饥则安而饱则甚，由胃中浊气上蒸也，主以平胃散加消导药。以上等法，皆前贤所制，亦可择取，姑存之，以便参考。"

头痛一症，笔者临床喜用吴茱萸四逆汤一方，此方在郑钦安多有肝肾同治之意图，即具有补肝肾之阳之功能，后世多重视肝阴而多忽略肝阳。由于头是诸阳之会，头痛发作多是阴盛阳衰，阴气上僭，既阴气上腾占据阳位所致。特别是巅顶一处唯肝经到达，因此吴茱萸四逆汤针对头痛，可谓是对症有效之良方。但后世对此方理解多有偏颇。如果我们来看一下火神派医家的解释，则对应用好该方大有益处。

火神派大家吴佩衡教授之嫡孙——吴荣祖老中医曾说，由于命门相火不足，水寒失于温煦，肝木得不到舒达温升，寒性收引，木失条达，肝寒气滞，因之出现的多种疾病，临床治疗首先应该抓住相火（命门火）这条主线。所以其医案中多有四逆汤加吴茱萸，甚至加蜀椒。

吴茱萸四逆汤中吴茱萸一味，是张仲景吴茱萸汤中之主药，并且吴茱萸汤一方，张仲景是用治“头痛，干呕，吐涎沫者”。而吴茱萸四逆汤一方，实际上吴茱萸汤与四逆汤之合方而用之，对于阴气上腾、邪居阳位者，可谓是首选之良方。

【医案介绍】

1. 吴佩衡医案：少阴头痛

邓某某，男，成年。初因受寒而起病，误服辛凉之剂，未效。现症见：病经 10 余日，头痛如斧劈，势不可忍，午后则恶寒体痛，舌苔白滑而不渴饮，脉沉弱无力。此乃寒客少阴，阻碍清阳不升，复以辛凉耗其真阳，正虚阳弱，阴寒遏滞经脉。头为诸阳之会，今为阴邪上僭攻于头，阳不足以运行，邪正相争，遂成是状。治以扶正除邪之法，方用麻黄细辛附子汤加味。

处方：附片 100g（久煎），干姜 36g，甘草 6g，麻黄 10g，细辛 5g，羌活 10g。

服药 1 剂，痛减其半，再剂霍然而愈。

【按语】

少阴头痛，依本法治之其效如响。方内寓一四逆汤，能温扶阳气上交于头，麻黄、羌活、细辛祛客寒达于太阳，由膀胱而化，此乃温经散寒，扶正除邪之实效矣。六经病皆有头痛，遵仲景六经辨证方法施治，均能获效，出方有绳，庶不至误。

2. 范中林医案：厥阴证头痛眩晕

黄某某，女，34 岁。

患者 2 年前开始经常患头痛、眩晕、干呕，甚则晕倒，经数家医院皆诊断为“梅尼埃病”。现症见：头顶痛甚，干呕，吐涎沫；眩晕时，天旋地转，如坐舟中；四肢无力，手足清凉；面色萎白无华，舌淡润少苔，脉微细。此为肝胃虚寒，浊阴上逆，病属厥阴寒逆头痛眩晕。法宜暖肝温胃、通阳降浊，以吴茱萸汤主之。

处方：吴茱萸 10g，党参 20g，生姜 30g，红枣 30g。

二诊：上方服 4 剂，呕吐止。头痛，眩晕，明显减轻，但仍眩晕，其所以眩晕者，因其病在肝，而其根在肾。宜继进温补脾肾之剂，以理中汤加味缓缓服之。

处方：制附片 30g（久煎），党参 20g。白术 18g，炙甘草 15g，干姜 30g，茯苓 15g，上肉桂 10g（研末冲服）。

三诊：服 20 余剂，诸恙悉安。

随访：7 年后随访，再未重犯，始终坚持全勤工作。

【按语】

本例厥阴头痛眩晕之证与梅尼埃病相似。其病因至今尚未完全清楚。中医虽无此病名，但根据辨证，多属肝肾亏虚之证。“髓海不足，则脑转耳鸣，胫酸眩冒，目无所见”，亦即此理。邪入厥阴，从阴化者居多，常见干呕，吐涎。其标在胃寒，其病在肝寒，其根在肾寒，故先后投以煖土、暖肝、温肾之剂，病祛根除而晕痛皆止。

第九节 目 病

【概论】

郑钦安认为，目病一条，统以外感内伤两法判之，易于明白了然。

从外感者，多由染天行时气（六气）而作。干于肺者，白睛受病；干于心者，两眦受病；干于肝者，黑珠受病；干于肾者，瞳子受病；干于脾者，上下眼皮受病。无论何邪由外入内，初起定见恶风、畏寒、恶热、头痛、红肿胀痛，羞明流泪，赤脉缕缕。或失于宣散，过于寒凉，久久不愈，便生翳障赤白等雾，皆是从外而生者。治之之法，按定时令部位，不外祛风清热升散等方。

从内伤而得者，则有七情之别。七情之扰，总属伤神。神者，火也、阳也、气也。

过于喜者损心阳，则心中之阴邪自盛，即为客邪，上乘而生赤翳障雾。

过于怒者损肝阳，肝中之阴自盛，即为客邪，上乘而生青翳障雾。

过于忧思者损脾阳，脾中之阴自盛，即为客邪，上乘而生黄翳障雾。

过于恐惧者损肾阳，肾中之阴自盛，即为客邪，上乘而生黑翳障雾。

过于悲哀者损肺阳，肺中之阴自盛，即为客邪，上乘而为白翳障雾。

上述目疾，定无羞明红肿痛，甚恶热喜冷，其人少气懒言，身重嗜卧，面色青白，脉或虚细浮大中空，种种情形，皆是内伤虚损而生。

亦有一发而即痛胀欲裂、目赤如榴者，由先天真气附肝而上，欲从目脱也，定见唇口黧黑，或气喘促，喜极热汤水，六脉或暴出如绳，或脉劲如石，或浮大而空，或釜沸者是也，法宜回阳收纳为要。

【治法】

（1）伤于心者——法宜补肾阳益心火，燮理阴阳。

（2）伤于肝者——法宜益肝肾、调阴阳。

（3）伤于脾者——法宜温中健脾。

（4）伤于肾者——法宜益肾潜阳。

（5）伤于肺者——法宜宣肺通阳。

（6）先天真气暴出者——法宜回阳收纳。

【方药】

（1）补坎益离丹：附子 24g，肉桂 24g，蛤粉 15g，炙甘草 12g，生姜 10g。

（2）桂枝龙牡汤：桂枝 27g，芍药 18g，炙甘草 18g，生姜 27g，大枣 12 枚，龙骨 15～30g，牡蛎 15～30g。

（3）乌梅丸：乌梅 100g，细辛 18g，干姜 30g，黄连 48g，附子 18g，当归 12g，黄柏 18g，桂枝 18g，人参 18g，花椒 12g。

（4）大建中汤：花椒 30～60g，干姜 60g，人参 30g，饴糖 180g。

（5）理中汤（郑钦安方）：人参 12g，白术 30g，干姜 30g，甘草 9g，砂仁 12g，半夏 12g，茯苓 9g。

（6）潜阳丹：砂仁 30g，附子 24g，龟甲 6g，甘草 15g。

（7）真武汤：茯苓 45g，芍药 45g，生姜 45g，白术 30g，炮附子 30～60g。

（8）滋肾丸：炒黄柏 30g，知母 24g，安桂 9g。

（9）封髓丹：黄柏 30g，砂仁 21g，炙甘草 9g。

（10）姜桂汤：生姜 45g，桂枝 30g。

（11）桂苓姜半汤：桂枝 30g，茯苓 30g，干姜 30g，半夏 30g。

（12）回阳饮：生附子 1 枚（或熟附子 60～100g），干姜 45g，炙甘草 60g，人参 30g。

（13）白通汤：生附子1枚（或熟附子60～100g），干姜60g，葱白4茎。

【圆通应用】

眼病虽说是局部病症，但人之精气神却汇聚在此，并且是人的神气外显之窗口。依据郑钦安阴阳辨证法，阳虚者，无非是阳虚而阴火上腾，故此郑钦安之潜阳封髓丹可作为首选。

在具体的应用上，若按照郑钦安之方法，药味少而量也不太重，其效果可能会慢一些。故此，我们可借用吴佩衡之嫡孙吴荣祖教授之加味潜阳封髓丹进一步提升疗效。方药如下：

制附片100g，炙龟甲15g，砂仁10g，炒黄柏4～10g，肉桂15g，骨碎补15g，白术15g，生龙骨、生牡蛎各20g，紫石英20g，炙甘草10g。

中医认为，肝开窍于目，与目疾的形成也密切相关。特别是肝阳虚，其目疾顽固而难愈，这是因为肝能够发挥升发条达之性，其关键在于肾阳之温煦。故此，对于肝阳虚而引起的目疾者，可借用吴荣祖教授之温肝舒郁健脾汤（笔者为之命名），也就是郑钦安常提到的吴茱萸四逆汤加味方，方药如下：

制附片60～100g，吴茱萸10～30g，干姜30～60g，炙甘草10g，茵陈30～60g，半夏15g，鸡内金30g，茯苓15g，香附12g，佛手12g。

为了进一步提高临床治疗效果，可合用王清任的通窍活血汤，特别是麝香一味，对于起效非常关键，如果暂缺的话，可用白芷30g、石菖蒲30g、威灵仙30g，或再加冰片1g（后下），有一定的效果。

【评按或解说】

郑钦安认为，目病皆由内科引起。至于另列一科，郑钦安解释道：

“医门一十三科，皆内科之恒事，不独眼科为然也。目病一切，皆从五脏六腑发出，岂有能治内症，而不能治眼症者。然目之为病，亦千变万化，有工于此者，取其专于此，而辨症清，用药有据，无奈今之眼科，主有眼科之名，无眼科之实者多矣。

目症有云七十二症，有云三百六十种，名目愈多，旨归即晦。今为之总其大纲，括以阴、阳两字为主，余不足录。

阳证两目红肿，羞明，眵翳障雾，赤脉贯睛，目泪、痛甚，小便短，大便结，喜冷饮者是也。

阴证两目微红，而不羞明，即红丝缕缕，翳雾障生，而不觉痛甚，二便如常，喜饮热汤者是也。务看先从何部发起，即在此处求之便了。部位亦不可不知，上眼皮属胃，下眼皮属脾，白睛属肺，黑睛属肝，瞳子属肾，两眦属心。再审系外感时气传染者，照外感发散、升解、清凉法治之，亦必有发热、头疼、身痛可凭。审是内伤，以致清气不升，浊阴不降而作者，看何部之病情独现，即在此求之，或宜甘温，或宜辛温，或宜收纳，或宜降逆，如法施之，便可尽目之事矣。”

关于两目忽然肿胀如桃，头痛如裂，气喘促，面、唇青黑，郑钦安解释道：

“此先天真火缘肝木而上，暴发欲从目脱也。夫先天之火，原寄于肾，病人阴盛已极，一线之元阳，即随阴气而上升。水为木母，母病及子，故缘肝木而上，厥阴脉会顶巅，真气附脉络而上行，阳气暴发，故头痛如裂。肝开窍于目，故肿如桃。气喘促者，阴邪上干清道，上下有不相接之势也。面、唇青黑，皆系一团阴气。元阳上脱，已在几希之间。此际若视为阳症，而以清凉发解投之，旦夕即死也。法宜四逆汤以回阳祛阴，可愈。”

关于两眼中常见五彩光华，气喘促，郑钦安解释道：

“此五脏之精气发于外也。夫目窠乃五脏精华所聚之地，今病人常见五彩光华，则五气之外越可知，而兼气喘，明系阴邪上干清道，元阳将欲从目而脱，诚危候也。法宜收纳阳光，仍返其宅，方用三才封髓丹（郑钦安所说三才封髓丹，并未用三才天冬、地黄、人参这三味，而是意指黄柏一味具有三才之功用）。”

关于病人平素多病，两目忽然陷下，昏迷不醒，起则欲绝，脉细微而空，郑钦安解释道：

“此五脏之真气欲绝，不能上充而下陷，欲从下脱也。夫人身全赖一团真气，真气足则能充满，真气衰则下陷，此气机自然之理。今见昏迷，起则欲绝，脉微，明是真气之衰，不能支持也。法宜峻补其阳，方宜四逆汤以回其阳，阳气复回，而精气自然上充也。”

范中林、范火神先生认为“口内少实火”，东北火神派名家张存悌教授认为“头面、五官的各种病证大多是阴火”，阴火就是阳虚所生之火，也就是阳虚阴盛而格阳于上的一种表现。笔者多年临床观察发现，头面疾患无实火，也就是说，头面五官之疾病绝大多数都是由阳虚阴盛、虚阳上越造成的，阴虚实热者很少。

那种一见肝病就清肝火、滋阴血之方法能否达到治疗目的，是很值得思考的。因为肝为刚脏，一切功能活动都是在“升动”上作文章，假设单一给肝滋阴养血，则会导致阴盛而阳衰，反而影响肝的升发条达。这是因为，肝的一切机能活动都来源于肾中之阳气。我们常说肝肾同源、精血同源，那么肝肾的阳气也一样也是同源的，阳虚则肝郁不升，故此肝阳升发之性必然来源于肾中之阳气。故而目疾补肝阳之法，对于目疾的治疗可望走出疗效平平的泥潭。

【医案介绍】

1. 吴佩衡医案：小儿目赤肿痛

患儿，诞生10余日，忽目赤而肿，乳后即吐，大便色绿，夜啼不休。舌白，指纹含青。辨证分析：因儿母素体虚寒，小儿先天禀赋不足，脾阳虚弱，健运失司，无以制水，里寒夹肝气横逆而侮脾，元阳不潜，附肝而上，冲及于目，此乃虚阳浮越所致。治宜回阳收纳，方用附子甘草汤加生姜治之。

处方：附片10g，甘草3g，生姜2小片。

服1剂，啼声止，2剂则目肿渐消，大便转黄，如此4剂痊愈。

【按语】

不论外感内伤，若见目赤肿痛，雾障羞明，其证各有虚实寒热之不同，必须按六经、八纲之理明辨施治，不可固守一法以邀幸中。余非专于目疾者，然其治法要领，经旨互通矣。

2. 范中林医案：太阴证视歧（复视、双目动脉硬化性视网膜病变）

刘某某，男，54岁。患者诉视家中之单门变成两扇，行人、车辆都是成双成对，房屋成了白色，当即到市某医院诊治，经眼科检查后，确诊为“双目动脉硬化性视网膜病变”。遵医嘱服鱼肝油并注射维生素B_{12}，又服了一些中药，诸如珍珠母、石决明之类，仍无效。2个月以后，来范氏处求诊。范氏认为其突然发病，视一为二，有时视物变白色，除此，全身无明显不适和既往病史。现症见：舌淡红，苔白黄微腻、稍紧密，白睛微现淡红血丝。此为寒湿之邪入侵手太阴肺经，形成视歧。治宜散寒湿，利肺气，通经脉，方用麻黄汤加减主之。

处方：麻黄10g，杏仁12g，半夏12g，甘草10g。

三诊：上方连服6剂，复视消失，视觉恢复正常。

随访：6 年后至患者家中追访。患者诉眼睛完全恢复，写字、画画、生活如常。

【按语】

此证无明显之既往病史，患病之始，仅自觉劳累如感冒后之不适，主症即现。《内经》云："五脏六腑之精气，皆上注于目而为之精……精散则视歧，视歧见两物。"通常认为，精散多由肝肾虚损。但此例患者，从病情及全身情况辨析，并无肝肾两虚之证。再者，前医曾用补肝血、益肾气之中西药品，亦未奏效。范氏擅长观察舌象而一锤定音：舌质淡红而润，苔白滑而腻，兼淡黄色，标志寒湿较重，邪渐入里。再望舌苔紧密，更说明寒湿凝聚较深。寒湿之邪入侵人体，太阳经首当其冲。同时足太阳膀胱之脉起自目内眦，上额，交巅，下脑后；外邪循经上目逐渐凝聚，终于截散瞳神之精膏，以致视物分歧。

总之，此证之病因病机，为外伤寒湿之邪，循太阳之经入侵，内伤手太阴之精膏，凝结而成。故用太阳伤寒之主方，方用麻黄汤加味，以散肺金之寒湿，通经脉之凝滞，从根本入手施治，故而疗效显著。

第十节
耳病肿痛（附：眩晕）

【概论】

1. 耳病肿痛

郑钦安认为，耳病肿痛一症，有因肝胆风火而致者，有忿怒抑郁而致者，有肾阳虚而阴气上攻者，有肾水衰而火邪上攻者。

因肝胆风火而致者，由肝胆挟外受之风热，聚而不散，其人两耳红肿痛甚，时见寒热往来，口苦咽干者。

因忿怒抑郁而致者，由忿怒伤肝，抑郁之气结而不散，其人两耳红肿，必见两胁胀痛，时多太息。

因肾阳虚而致者，由肾阳日衰，不能镇纳僭上之阴气，其人两耳虽肿，皮色如常，即痛亦微，唇舌必淡，人必少神。

因肾水虚而邪火上攻者，其人两耳肿痛，腰必胀，口多渴，心多烦，阳物易挺。

更有内伤日久，元阳久虚，而五脏六腑之元气已将耗尽，满身纯阴，先天一点真火种子暴浮于上，欲从两耳脱出，有现红肿痛极欲死者，有耳心痒极欲死者，有兼身痒欲死者，其人定见两尺洪大而空，或六脉大如绳而弦劲，唇舌或青或黑或黄或白，或芒刺满口，或舌苔燥极，总不思茶水，口必不渴，即渴喜极滚热饮，二便如常，甚者爪甲青黑，气喘促，或兼腹痛。

唐步祺先生认为，耳部又属少阳地面，故耳病多与肾、肝、胆有关。郑钦安所举耳病肿痛四证，或由肝胆风火上攻，或由忿怒抑郁伤肝，或由肾阳虚、肾阴虚，俱合经义。更提出一种内伤日久，元阳久虚，欲从两耳脱出之证，出现种种危候，只宜大剂回阳，急用白通、四逆、回阳等方进服，或可挽救一二。

2. 眩晕

因肾阳虚而致者，由肾阳日衰，不能镇纳僭上之阴气，阴气挟水湿痰浊上犯清窍，动则天旋地转，头晕目眩，不能扭动颈项，动则眩晕更甚，呕吐痰涎，手足厥逆，舌淡水滑，脉弱细无力。

耳病肿痛现临证不多见，而内耳性眩晕，即梅尼埃病，临床颇为多见。此证归属中医眩晕一病，其病机中医认为是痰饮上犯，即不论其外在证候多么复杂多变，内在的病理病机基础就是水湿痰饮，上犯冲脑犯耳所致。痰饮水湿上犯清窍，即是浊阴不降，阳气不升，即阴邪盛而阳气衰。而张仲景《金匮要略》更进一步指明了该病阴邪为盛而阳气衰弱的病机特点。

【治法】

（1）肾阳亏虚证——法宜扶阳祛阴。

（2）虚阳上越者——法宜大剂回阳，不可迟缓，缓则不救。

（3）脾肾阳衰证——法宜扶阳抑阴，降逆止呕。

【方药】

（1）封髓丹倍砂仁加安桂、吴茱萸：黄柏 30g，砂仁 50g，炙甘草 9g，肉桂 10～15g，吴茱萸 10～30g。

（2）潜阳丹加吴茱萸：西砂仁 30g，附子 24g，龟甲 6g，甘草 15g，吴茱萸 10～30g。

（3）阳旦汤加香附、麦芽：桂枝 30g，白芍 10g，大枣 6 枚，生姜 30g，炙甘草 10g，黄芩 10g，香附 10g，麦芽 10g。

（4）白通汤：生附子 1 枚（或熟附子 60～100g），干姜 60g，葱白 4 茎。

（5）四逆汤：生附子 1 枚（或熟附子 60～120g），干姜 23g，炙甘草 60g。

（6）回阳饮：生附子 1 枚（或熟附子 60～100g），干姜 45g，炙甘草 60g，人参 30g。

（7）吴茱萸四逆汤加陈皮、半夏、茯苓、泽泻、白术：吴茱萸 30～60g，熟附子 60～100g，干姜 45g，炙甘草 60g，陈皮 15～30g，半夏 30g，茯苓 30～60g，泽泻 30～60g，白术 30～60g。

【圆通应用】

耳为少阳之地，肾气通于耳。现代治疗耳病，多从肝肾入手，滋补肝肾一事，见效难矣。为何？此类病人多是年高体弱，或久病绵绵之人，常人多是下实上虚，乃七窍清空而灵敏；患病之时，多是上实下虚，下虚肾根不固，七窍闭滞。故此，笔者多用郑钦安潜阳封髓丹加味，常用方药：附子 60～90g，龟甲 10～15g，砂仁 10～30g，肉桂 10g，黄柏 10～20g，炙甘草 10g，生龙骨、生牡蛎各 30g，紫石英 30g，磁石 30g，牛膝 10g，骨碎补 15～30g，石菖蒲 10～30g，天麻 10g，远志 10g，丹参 10～30g，三七 10～30g。或加肾四味（菟丝子、枸杞子、淫羊藿、补骨脂）10～30g。

治耳从肝而着手者，吴荣祖教授倡导的温水燥土达木法，笔者将其命名为“温肝舒郁健脾汤”，其方药组成是：吴茱萸 10～30g，附子 30～60g，干姜 10～30g，炙甘草 10g，茵陈 15～30g，鸡内金 30g，香附 10g，佛手 10g，茯苓 15g，半夏 10g。笔者常加生麦芽 30g，以助其肝阳之升发之性。麦芽一味，近代名医张锡纯先生颇认其妙义，其生发之性处于萌芽状态，此乃阴中之阳，也是阳从阴中生也。

尽管是方药可能头头是道，但是临床取效也并非易事。唐步祺老中医认为，治老年人耳鸣耳聋，常用附子理中汤加补肾药物，如熟地黄、枸杞子、补骨脂、肉苁蓉等，再加石菖蒲以开窍，但非三四十剂不易见功。

笔者在临床上常合用王清任的通窍活血汤一方，可大大提高其治疗效果。

但麝香一味实属难得，故常用石菖蒲、白芷、威灵仙各30g，或加苏合香丸，或加冰片1g，也有类似麝香的功效，临床不妨一试。

梅尼埃病的治疗，李可老中医常用张仲景的《金匮要略》三方：一是吴茱萸汤，二是小半夏加茯苓汤，三是泽泻汤。处方药用：泽泻90g，白术36g，党参30g，吴茱萸30g，炙甘草15g，生半夏30g，茯苓30g，紫石英30g，生龙骨30g，生牡蛎30g，生姜30g，姜汁20ml，大枣20枚。用法：浓煎，缓缓呷饮，呕止后每次200ml，3小时1次，日夜连服2剂。

王正龙先生认为，梅尼埃病实证极为少见，虚证则极为多见。其病因多源于"上虚"及"髓海不足"，但其是"病于上而根于下"，临床上常用吴茱萸汤加半夏、炮附子、肉苁蓉、巴戟天，效果极佳。

如果大虚救急，可用鹿茸10g，用500g黄酒煎去渣，入麝香少许（0.2g）服之，"缘鹿茸生于头，盖以类相从也"。

对于肾阳虚弱、水气内停所造成的眩晕，服用真武汤（茯苓30g，炒白术20g，生姜30g，白芍30g，炮附子20g）效果极佳。症见头晕心悸，小便不利，四肢沉重，浮肿，内寒腹痛，口不渴，苔白滑，脉沉细等。

【评按或解说】

关于两耳前后忽然肿起，皮色微红，中含青色，微微疼，身大热，两颧鲜红，口不渴，舌上青白苔，两尺浮大而空的原因，郑钦安解释道：

"此先天元阳外越，气机附少阳而上也。夫两耳前后，俱属少阳地界，今忽肿微痛，红色中含青色，兼之两颧色赤，口不渴，而唇、舌青白，知非少阳之风火明矣。如系少阳之风火，则必口苦、咽干，寒热往来，红肿痛甚，唇舌定不青白。今见青白苔，而阳虚阴盛无疑。身虽大热，无头疼、身痛之外感可据，元阳外越之候的矣。况两尺浮大而空，尺为水脏，水性以下流为顺，故脉以沉细而濡为平。今浮大而空，则知阴气太盛，一线之阳光，附阴气而上腾，有欲竭之势也。此际当以回阳祛阴，收纳真气为要。若不细心斟究，直以清凉解散投之，旦夕即亡。方宜白通汤主之，或潜阳丹亦可。"

关于两耳心忽然痒极的原因，郑钦安解释道：

"此肾中之阳暴浮也。夫两耳开窍于肾，肾中之火暴发于上，故痒极欲死……

法宜收纳真气为要。方用封髓丹。"

敬知非认为："耳之部左右皆属少阳，一见耳病肿痛，用少阳方小柴胡汤治之，似无不效。钦安复指出多般耳证，治法各不相同，辨认均有凭据。如按中或言肝胆风火，或言忿怒抑郁，或言阳虚阴上，或言水虚火上，岂出六经之外而别具手眼乎？非也。耳本少阳之部，一定不移，而少阳之气机升降，则随所感而变见于耳部，其病情绝不相类，良以少阳之气根于至阴，识得至阴之气，发为少阳之气，随所感而变见，又必有阴阳变证之凭据可察。故治法虽多，或进而从阳，外因外治也，或退而从阴，外因内治也，总是治少阳耳病之一法。盖得仲景之根柢，从仲景不言之奥，充类至尽，神明变化而出，可谓善读古书者矣。学者读其书，通其意，临证审察，就其所已言而更穷其变，将必愈有通于其所未言者而生出治法以活人病，快何如之！故钦安小注补出不独耳病当如是治云云，是又在学者之善读钦安书耳。"

耳病多从肝胆论治，或从其肾亏调养。这也难怪，胆经之经脉绕耳而行，肾窍开于耳部。但其临床上所看，外耳病少而内耳病甚多，内耳之病以眩晕最为常见。

李可老中医认为，眩晕一病，古人有"无虚不作痰，无痰不作眩"，且根本就在于一个"虚"字，由虚而生痰，为本病之主因。痰既成则随气升降，无处不到；犯胃则呕，冲于脑部则为眩晕。而吴茱萸一药，擅解一切痉挛，迷路之痉挛解，积水去，耳窍清虚之常，其症自愈。

笔者认为，眩晕一病，实证者少，虚证者多。原因为何？头脑为清静之地，诸阳之会，人之所以头脑清爽者，七窍清空也。清空之地，阳气独居，阳主事而耳聪目明；现清空之地阴邪上犯，清空七窍之处阴霾弥漫，清空闭塞，阳衰而阴盛，阴邪主事，则眩晕发作，耳目皆失其职也。犹如天阴下雨，云雾遮蔽日光，一片阴雨之地。日出则云雾尽散，阴邪退去，日光满天，则天气祥和。由此可以悟出：眩晕一病，扶阳抑阴为其大法，除此之外，都是小道。因此，笔者认为"头面疾病无实火"。虽说此语有点过极，但阴居阳位，究其根本乃由真火弱引起。故此，吴茱萸四逆汤为首选，而"观其脉证，随证治之"（张仲景语），更能左右逢源，疗效大增。

【医案介绍】

李可医案：梅尼埃病

曹某某，男，62岁。患者一生嗜酒如命，近来郁怒伤肝。现症见：患者前一晚1时许，睡梦中突然剧烈心跳惊醒，随觉脐下有气上攻，呕吐痰涎不止，头痛，眩晕不能自持，觉得整个房屋如走马灯一般，旋转不停，心中恐惧，舌胖苔腻，脉沉滑。证属肾亏于下，冲脉不守，冲气夹痰饮上攻，阴盛阳衰。治宜降逆止呕，温肾镇冲，协调上下。方用吴茱萸汤、小半夏加茯苓汤及泽泻汤。

处方：泽泻90g，白术36g，党参30g，吴茱萸30g，炙甘草15g，生半夏30g，茯苓30g，紫石英30g，生龙牡各30g，鲜生姜30g，姜汁20ml，大枣20枚。

用法：浓煎，缓缓呷饮，呕止后每次200ml，3小时1次，日夜连服2剂。

二诊：已能下床活动，腻苔退净，唯腰困如折，原方去吴茱萸，加肾四味（菟丝子、枸杞子、补骨脂、淫羊藿），又服3剂而愈。

随访：追访2年未复发。

【按语】

本病关键在于一个“虚”字，由虚而生痰，痰即成后，随气升降，无处不到；犯胃则呕，冲于上则为眩晕。《金匮要略》关于痰饮的病因、病机、症状描述，与现代梅尼埃病（前庭性眩晕）可以说十分契合。而篇中之三方，实为本病之特效疗法。泽泻汤泽泻利水排饮，使水饮从小便而去，白术补中燥湿，以杜生痰之源，使痰饮不再复聚；小半夏加茯苓汤降逆止呕，利水化饮；吴茱萸汤暖肝和胃，降逆补虚，温化寒饮。三方合用，使浊阴下泄，清阳上升。李氏治疗此病200余例，用此方者约占2/3。

第十一节
鼻流清涕

【概论】

郑钦安认为，鼻流清涕一症，有从外感而致者，有从内伤而致者。

从外感而致者，感受外来之客邪，客于肺经，闭其清道，肺气不得下降，清涕是出。其人定发热、恶风、恶寒、头疼、身痛，法宜宣散，如桂枝汤、麻黄汤、葛根汤之类。

从内伤而得者，由心肺之阳不足，不能统摄津液，而清涕出。肾络通于肺，肾阳衰而阴寒内生，不能收束津液，而清涕亦出，其人定无外感表证，多困倦无神，或喷嚏不休，或畏寒，或两脚冷。

若久病之人，忽然清涕不止，又见壮热汗出，气喘唇青，脉劲浮空，乃亡阳欲脱之候。

鼻流清涕非一病也，而是一个典型的症状。引起鼻流清涕的病因除外感之外，最多见的就是鼻炎之类的疾病，而且这类疾病不仅经年累月难愈，而且高年体弱者也为之常见。

【治法】

(1) 法宜扶阳——即扶阳抑阴。

(2) 急宜回阳——即回阳救逆。

(3) 法宜大剂回阳——即破阴回阳，引阳归舍。

【方药】

(1) 麻黄附子细辛汤：麻黄 24g，附子 18g，细辛 9g。

(2) 姜桂汤：生姜 45g，桂枝 30g。

(3) 阳旦汤：桂枝 30g，白芍 10g，大枣 6 枚，生姜 30g，炙甘草 10g，黄芩 10g。

(4) 大剂四逆汤：生附子 1 枚（或熟附子 60～120g），干姜 23g，炙甘草 60g。

(5) 封髓丹：黄柏 30g，砂仁 50g，炙甘草 9g。

【圆通应用】

郑钦安认为，鼻流清涕其中尚有鼻渊、鼻浊二证，虽有渊（渊者，流清涕，经年累月不止）、浊（浊者，其色如米泔，或如黄豆汁，经年累月不止）之分，皆由素禀阳虚（心肺之阳衰，而不收束津液故也），不能统摄津液。治之如一味宣散，则正气愈耗而涕愈不休。清者肺寒之征（肺阳不足也），浊者肺热之验（但肺热者，必有热形可征，如无肺热可征，则是上焦化变之机失职，中宫之土气上升于肺，肺气大衰，而化变失权，故黄涕作），治之须有分别。以西砂仁一两、黄柏五钱、炙甘草四钱，肉桂、吴茱萸各三钱治之，一二剂即止。甚者，加姜、附二三钱，屡屡获效。即甘草干姜汤，加桂尖、茯苓亦可。

唐步祺认为，内因系由于上焦之真阳不足，致津液外越而为病，用大剂四逆汤以大补其真阳，诚为对症之方。封髓丹能纳气归肾，能治一切虚火上冲之症；姜桂汤扶上焦之阳，化水寒，摄津液，故均能治此病。

笔者治疗各种鼻炎引起鼻流清涕，常用麻黄附子细辛汤加味。之所以选用麻黄附子细辛汤，是因为这类疾病除鼻流清涕之外，常常是由外邪引动内伤，内外合邪而发病。麻黄解表达邪，附子扶阳助正，细辛沟通表里，三者可谓是治疗鼻炎的三重防线，故此，麻黄附子细辛汤是郑钦安治疗鼻流清涕最为推崇之方，也是后世效法常用之方药。但临证之时，则要“观其脉证，知犯可逆，随证治之”，左右逢源，特别是益肾之品的加入，对于防止反复则更为重要。

火神派医家网名“医者佛”认为：鼻炎是外邪内伏为因，而正气不足为本。所以其治疗思路非常简单，就用六经辨证。扶三阴之阳气，祛内伏之邪气。

大凡久患鼻炎，必是三阴体质。阳气素虚，无力祛邪。所以，治本之道在于要先扶三阴之阳气。在扶阳的基础上，配合开表、通窍、温通诸药。

太阴体质者，中焦阳气不运，清阳不升，其表现为面色青白，腹胖易泻，消化不良，体质比较弱。其舌质多淡胖而大，边见齿印，其脉右关无力。当温补脾土以养肺，“医者佛”习用理中汤、附子理中汤、苓姜术甘汤（肾着汤）、补中益气汤等等。这种体质的人往往吃寒凉的食物即容易发作鼻炎，这时可以用麻黄理中汤，开太阳扶太阴，标本皆治。“形寒饮冷则伤肺”，说的就是太阴之证。这时可以用小青龙汤来开太阳，去形之寒；用附子理中汤以扶太阴，解饮之冷，则数剂必效。

少阴体质者，肾阳不足，其表现为面暗色萎，畏寒肢冷，精神不振，困倦无神。其舌质淡而润，其脉右尺沉软无力。当温补少阴以扶肾阳，“医者佛”经常以真武汤、附子汤，或者四逆汤加味治之。这种体质的人每每一遇冷空气，或者一受寒即易诱发鼻炎，可用麻黄附子细辛汤，扶少阴之阳，开太阳之表。

厥阴体质者，其阴阳之气不能平衡，或易阳亢，表现为性急易怒，情绪自我控制力差，头晕目眩，头胀头痛，热汗出，失眠健忘，腰膝酸软，或胃脘灼热疼痛、自觉气上撞心等症。或者易转寒证，表现为身冷而畏寒，体质虚弱，体力严重不足。或者易于忽寒忽热，忽躁忽静。此证“医者佛”常用乌梅丸、当归四逆汤、当归四逆加吴茱萸生姜汤等加减进退。此类体质的人每每于寒热交作时节发作鼻炎，或者情绪激动亦能引起鼻炎发作，在上方基础上加通窍解表开太阳之麻黄。

再者，手太阴肺经和手阳明大肠经都通鼻，所以用药亦当重视肺经与大肠经。或在其方中加白芷以通鼻窍，兼以为入阳明的使药。临床试用，效果不错。同时，鼻炎亦不能只是扶正，虽然正足邪自退，但仍要在扶正的基础上开表祛邪。风寒邪气自太阳而入，亦必自太阳而出。所以，开表之法，首在开太阳。而开太阳之药，首用麻黄。

【评按或解说】

对于病后忽鼻流清涕不止，喷嚏不休，服外感解散药反而加重者，郑钦安道：“此非外感之寒邪，乃先天真阳之气不足于上，而不能统摄在上之津液故也。此等病近似寒邪伤肺之症，世医不能分辨，故投解散药不愈而反甚。不知外感之清涕喷嚏，与真气不足之清涕喷嚏不同。外感之清涕喷嚏，则必现发烧、头疼、身痛、畏寒、鼻塞之情形。真气不足之清涕喷嚏，绝无丝毫外感之情状。况又服解散药不愈，更为明甚。法宜大补先天之阳，先天之阳足，则心肺之阳自足。心肺之阳足，则上焦之津液，必不致外越也。人身虽云三焦，其实一焦而已。”

关于姜桂汤治疗鼻流清涕，郑钦安说：“要知扶心阳，即是补真火也（二火原本一气）。嚏本水寒所作（肾络通于肺，肾寒故喷嚏不休），方中桂枝，不独扶心阳，又能化水中之寒气，寒气亦解，而嚏亦无由生。此方功用似专在上，其实亦在下也。”

郑钦安将其单列为一病，这是以症带病的治疗思路与方法。

火神派医家“医者佛”认为，治慢性鼻炎要祛伏邪外透太阳，其最有效的药物就是麻黄。不少中医不敢用此药，担心开表太过，汗出亡阳。其实，可以诊病人之脉，有一分浮紧即用一分麻黄。邪气深伏时往往脉象并非伏紧之象，亦需辨清证候，当用即用。临床经常用麻黄数十克，颇有透邪之功，而不虑其能伤阳。如果病人属三阴体质，阳气素虚，医者如担心麻黄过量，可以加白术以扶脾阴，加熟地以滋肾阴，加山茱萸以补肝阴，然后用等量麻黄开太阳，则麻黄开表之力即深入三阴之中，而根本不会过汗。

人体处于阴阳气血脏腑经络的动态平衡中，凡病需要整体辨证，以求其根本。且多数慢性病往往不拘泥于一个脏腑的问题，而是整体影响，所以，治疗鼻炎当然也不能拘泥于肺脏。因此，治疗鼻炎先需治本，重点是温补肺气、健脾益气、温补肾阳。正气是祛邪的基础，扶正即所以祛邪。鼻炎是外邪客于肺脏，因肺气不足，无力祛邪，导致邪气久客。邪客愈久，其病越是缠绵。正愈虚而邪愈盛，且变症百出，渐而成难治痼疾。其本全在正虚，而标不过是鼻炎所出现的各种相关症状。

【医案介绍】

李可医案：过敏性鼻炎案

郭某某，男，54 岁。患者 32 年前患过敏性鼻炎，每年夏初必犯，至秋凉渐渐减轻而愈。服中西药物不计其数，疗效差。现症见：感冒不断，鼻流清涕不止，鼻中痒如虫行，频频喷嚏，声音较 32 年前已微弱许多。虽年近不惑，弯腰驼背，俨然一老人矣。近 2 年小便余沥，咳则遗尿，阳事已废。舌淡欠华，脉沉细微弱。证属肺肾两虚，治宜益肾温阳，芳香开窍，方用麻黄附子细辛汤加味。

处方：附子 30g（久煎），麻黄 10g，细辛 10g，红参 10g，炙甘草 10g，鲜生姜 10 片，大枣 10 枚，葱白 3 节，麝香 0.3g（冲服），肾四味（枸杞子、菟丝子、补骨脂、淫羊藿）各 30g。

二诊：久年痼疾，3 剂而愈，大出意料之外，为强身健体，防止反复。给予散剂巩固疗效，处方：紫河车、鹿茸、红参、三七、琥珀、蛤蚧、冬虫夏草，其制成细末，每次 3g，热黄酒送下。

随访：2 年后随访，其病未犯，体质强健，且阳事已复正常。

【按语】

李氏认为，此证之关键，多属肾中元气不固。肾为先天之本，生长发育、强壮衰老之所系。所谓种种“过敏性”疾病，皆责其先天不足，亦即自身免疫力低下。从肾论治，可谓治本之道。

第十二节
唇口红肿
（附：舌肿、舌痛、重舌、舌强、舌麻、舌木、舌缩）

【概论】

1. 唇口红肿

郑钦安认为，唇口红肿一症，有胃火旺极者，有元阳上浮者。

因胃火旺而致者，其人烦渴饮冷，恶热，或二便不利；或由积滞太重，抑郁生热；或过食醇醴辛辣，不尽属外邪而成。若兼外感，必有外感可征。挟外感者，可与麻杏石甘汤、升麻葛根汤；无外感者，可与人参白虎、凉膈散、大小承气之类；积滞者，可与平胃加莪术、牵牛子（丑牛）、大黄之类。

若久病之人，元阳外越，气机上浮，其人定见满身纯阴实据。其中唇色有红而含青、含黑、惨红、老红、嫩红等情形。亦有兼见面如桃花，面色光泽夺目，人困无神，皆是脱绝危候，法在不治之例。

2. 舌肿、舌痛、重舌、舌强、舌麻、舌木、舌缩

郑钦安认为：舌肿、舌痛、重舌、舌强、舌麻、舌木、舌缩，按舌证虽有数端，不外阴阳两法。如肿、痛与重者，气之有余也，气有余便是火，必有火形可征；如缩与强、麻、木者，气之不足也，气不足便是寒，定有阴寒情形可验。

【治法】

（1）急宜收纳为主——回阳、潜阳、通阳。

（2）法宜扶阳祛阴——扶阳益肾。

（3）法宜化痰降逆——温中、健脾、益肾、通阳。

【方药】

（1）潜阳丹：砂仁 30g，附子 24g，龟甲 6g，甘草 15g。

（2）回阳饮：生附子 1 枚（熟附子 60～100g），干姜 45g，炙甘草 60g，人参 30g。

（3）白通汤：生附子 1 枚（或熟附子 60～100g），干姜 60g，葱白 4 茎。

（4）金匮肾气丸：熟附子 60g，肉桂 12g，熟地黄 30g，山药 15g，山茱萸 9g，泽泻 9g，茯苓 15g，牡丹皮 9g。

（5）姜桂饮（汤）：生姜 30～60g，桂枝 15～60g。

（6）黄芪建中汤：桂枝 27g，白芍 18g，炙甘草 18g，生姜 27g，大枣 12 枚，饴糖 15g，黄芪 30g。

（7）麻黄附子细辛汤：麻黄 24g，附子 18g，细辛 9g。

（8）半夏生姜汤：半夏 60g，生姜 150g。

【圆通应用】

唐步祺认为，郑氏所谓若由于久病元阳外越而致者，定见满身阴象，其中唇色有红而含青、含黑、惨红、老红、嫩红，或面如桃花、光彩夺目等情形，只宜回阳收纳，服药一二剂好转，始能有救，尤属经验之谈。

唐氏在临证中，对于口唇红肿，若见小儿面色嫩白，出气冷，流口水不止，多以小半夏汤加茯苓、白术治之而愈。

唇口红肿与舌病（舌肿、舌痛、重舌、舌强、舌麻、舌木、舌缩），就笔者所见，实热者少见，虚火上炎者比比皆是。范中林先生认为“口内少实火”，笔者认为头面病证少实火，也就是头面包括口与唇病症，虚火所致者众多。临床多以郑钦安所推崇的潜阳封髓丹加味，药用：附片 30～60g，龟甲 10～15g，砂仁 10～30g，炙甘草 10g，黄柏 10～30g，肉桂 10g，干姜 30g，生龙骨、生牡蛎各 30g，紫石英 30g，磁石 30g。并随证加味，临床多有良效。

【评按或解说】

对于病人两唇肿厚，色紫红，身大热，口渴喜热饮，午后畏寒，小便清长，大便溏泄，日二三次，脉无力的情况，郑钦安说：

“此脾胃之阳竭于上也。夫两唇属脾胃，肿而色紫红，近似胃中实火，其实非实火也。实火之形，舌黄而必干燥，口渴必喜饮冷，小便必短，大便必坚，身大热，必不午后畏寒。此则身虽大热，却无外感可据。午后畏寒，明明阴盛阳衰，口渴而喜热饮，中寒之情形悉具。兼之二便自利，又日泄三五次，已知土气不实，况脉复无力，此际应当唇白之候，今不白而反紫红肿厚，绝无阳证可凭，非阴盛逼出中宫之阳而何？法宜扶中宫之阳，以收纳阳气为主，方宜附子理中汤。”

敬知非认为：“唇字从辰从口，其气机从寸地而发至于辰，辰为春三月，于卦为泱，阳气上胜之象，唇口即其部位也，知其即属阳，其气喜泱升，不受阴寒凝滞，故见红肿之疾，甚则糜烂而痛，决非实症，钦安示人审兼症，通其变也。知非从而切其源，谓其独也。通其变，识其独，知其生，决其死，医之法亦基之矣。

舌之所以能言者，气机之贯注也。何必执定舌乃心之苗一语以治舌证？钦安不言之隐，知非饶舌点出，学者当亦豁然矣。化痰何以不用橘皮、南星、礞石，须知仲景六经方中无此品类，或者汉时尚未出此药耶？”

为什么说口唇及舌上病证无实火呢？“头为诸阳之会”，也就是头面部是阳气聚汇的地方，但是人的阳气之根源却在肾中封藏，源源不断地由下向上输送。人体就像是一个热水瓶，瓶子里面装满了热水，如果瓶塞子没有塞好，就会有热气从瓶口处不断地向外散发，虽然局部的热气向外跑，但瓶子里面的热水温度却不断地下降，最后成了一瓶凉水。这也就是为什么很多口唇及舌上病症多虚火的道理。

【医案介绍】

李可医案：口舌唇部生疮案

武某，男，57 岁。患者忽然患口、舌、唇部生疮，其病颇急、颇奇。10 时发病，11 时即满口满舌痛如火灼，仓促之间，求治一医，未及诊脉，开方导赤散与凉膈散合方，患者 11 时 30 分服药头煎，药毕，立觉火从脐下直冲头面，双唇肿大如桃，舌亦肿痛更甚，且心烦懊憹，莫可名状。约 12 时半，患者面赤如醉，舌肿塞口，诉症不清，视其舌则边缘齿痕累累，有白色溃疡布满边尖，唇肿外翻，迸裂出血，大便干结，脉洪大无伦，重按则反如游丝，脉搏120次/分。证属真寒假热，至虚有盛候，时此正恰值当日冬至阳生，而患者下元久亏，阴不抱阳，龙火上奔无制，治宜引火归原，方用桂附地黄丸加味。

处方：附子30g（久煎），熟地黄30g，山茱萸30g，茯苓12g，泽泻12g，五味子10g，油肉桂1.5g（冲服）。

用法：急煎，冷服。

患者服药1次，1刻钟后安然入睡。2小时许醒来，肿痛皆消，已无丝毫痕迹。次日复诊之时，患者口中仍觉麻辣，舌红无苔，足见其阴分受损见证。

【按语】

患者因准备年终总结，连续熬夜三晚后得病，可知其劳伤过度，年近花甲，下元已久亏，恰在此时冬至之日，一阳生长，从阴而出，阴亏而虚阳上越，即阴不抱阳，火不归原，形成龙火上奔之势，故而突然发病。真寒假热，前医不得其治，又形成险症丛生。李氏用大剂量桂附地黄汤，引火归原，两服而愈。

第十三节 齿牙肿痛

【概论】

郑钦安认为，齿牙肿痛一症，诸书有十二经之分，其实在可从不可从之例，总之以有余不足为主。有因风火抑郁而致者，有因胃中积热而致者，有真阳虚而阴气上攻者，有元阴虚而元阳为害者。

因风火抑郁而致者，先有发热、身痛可征，法宜宣散，如升阳散火汤、消风散、清胃散、麻杏石甘汤之类。

因积热上攻而致者，多饱闷吞酸，口渴饮冷，面赤唇红，气粗蒸手，法宜去其积滞，如平胃散加大黄、石膏、牵牛子、槟榔之类。

因真阳虚而阴气上攻者，其人齿牙虽痛，面色必青白无神，舌多青滑、黑润、黄润、白黄而润，津液满口，不思茶水，口中上下肉色多带青色而不红活，或白惨黄而无红色。

因阴虚而火邪为病者，其人多心烦饮冷，便赤，法宜养阴，如六味地黄汤、鸡子黄连汤、导赤散之类。

牙痛一病，病小而多急，俗话说："牙痛不算病，痛起来真要命。"足见其病急而痛甚。世多认为"火"多，但火有虚实，证有寒热，急痛之下，不可不细辨也。

【治法】

法宜扶阳抑阴——通阳、助阳、潜阳。

【方药】

（1）白通汤：生附子 1 枚（或熟附子 60～100g），干姜 60g，葱白 4 茎。

（2）姜桂饮（汤）：生姜 30～60g，桂枝 15～60g。

（3）阳八味（肾气丸）：熟附子 60g，肉桂 12g，熟地黄 30g，山药 15g，山茱萸 9g，泽泻 9g，茯苓 15g，牡丹皮 9g。

（4）潜阳丹：砂仁 30g，附子 24g，龟甲 6g，甘草 15g。

【圆通应用】

唐步祺认为，如齿痛而牙龈松动，多为肾阳虚。曾治陈某某，牙齿痛，牙龈松动，人困无神，每月遗精七八次，先治以白通汤，最后治以封髓丹、潜阳丹，遗精及齿牙痛皆愈。另一患者牙齿肿痛月余，诸医俱按火治服清凉药无效，唐氏诊断为肾阳虚而虚火上浮，仅服潜阳丹二剂而痊愈。

云南昆明谢存柱医师擅用麻黄附子细辛汤加味治疗风寒牙痛。常用方药：麻黄 10g，细辛 5g，制附片 10g，骨碎补 30g，甘草 10g。兼头痛者加川芎 20g，白芷 18g，苍耳子 15g；兼口干不欲饮者，加地骨皮 15～30g，赤芍 15g；兼便秘者，加番泻叶 3g；兼发热者，加生石膏 60g，重楼 15g。经观察 20 例，服 1～3 剂痛止者 13 例，4～6 剂痛止者 5 例，7 剂以上痛止者 2 例。

谢氏认为，吴佩衡先生常用此方加味治疗风寒牙痛而收效，且该方具有温经散寒、扶正逐邪外解、通络止痛之功，针对风寒牙痛，方证相贴，临证效如桴鼓。

笔者临床虽经治不多，但在学习火神派医家医案之时，发现大多数医家比较推崇潜阳封髓丹加味，或是用麻黄附子细辛汤加味而治，疗效确切，收效迅速。

【评按或解说】

对于满口齿缝流血不止，上下牙齿肿痛，口流清涎不止，下身畏寒，烤火亦不觉热者，郑钦安解释道：

“此肾中之真阳欲绝，不能统肾经之血液也。夫齿乃骨之余，骨属肾，肾中含一阳，立阴之极，以统乎肾经之血液。肾阳苟足，齿缝何得流血不止？齿牙肿痛，明系阴气上攻，况口流涎不止，畏寒烤火亦不觉热，而真阳之火种，其欲绝也明甚。此症急宜大剂四逆汤，以救欲绝之真火，方可。若谓阴虚火旺，而以滋阴降火之品投之，是速其危也。”

对于病人牙齿肿痛二三日，忽皮肤大热而内却冷，甚欲厚被覆体，有时外热一退即不畏寒者，郑钦安说：

“此元气外越而不潜藏故也。夫病人牙齿肿痛二三日，并无阳症可凭，已知其阴盛而元气浮也。以后皮肤大热，而内冷甚，明明元气尽越于外，较牙痛更加十倍。有时外热一退，即不畏寒者，是阳又潜于内故也。病人若恶寒不甚，发热身疼，即是太阳寒伤营卫之的症。畏寒太甚，而至厚被覆体，外热又甚，即不得以伤寒目之，当以元气外浮为主，用药切不可错误。此症又与上热下寒同，但上、下、内、外稍异耳。病形虽异，总归一元。法宜回阳，交通上下为主。方用白通汤、四逆汤。若兼头、项、腰、背痛，恶寒，于四逆汤内稍加麻、桂、细辛亦可。医于此地，不可猛浪，务要察透，方可主方，切切留意。”

又有病人前两月，上牙两边时时作疼，肝脉劲如石，脾脉亦有劲象，但不甚于肝部，后忽左边手足软弱，不能步履，麻木冷汗出，右边伸缩尚利，言语饮食如常者，郑钦安说：

“此先天真气已衰，将脱而未脱之候也。近似中风，其实非中风也。夫病人上牙时时作疼，原系真气不藏，上冲所致，肝脾脉劲如石，先天之阳，欲附肝脾而出，暴脱之机关已具。后忽左边软弱，不能步履，麻木冷汗出者，是先天真气已衰于左，不复充盈。右边伸缩尚利者，后天脾胃之阳尚充，故也。昧者若作风治，更发散以耗其中气，中气立衰，命即不永。此际急宜保护后天，后天健旺，先天尚可复充。法宜先后并补为主，方用附子甘草汤，或加姜、桂、砂、半，缓缓调服，月余可瘳。”

敬知非评说道：“齿牙肿痛，本属小证，然有经年累月而不愈者。平时若不究明阴阳虚实，治之不能就痊，未免贻笑大方，学者勿因其小而失之。”

牙痛一病，病小而痛甚，甚则痛起来难以忍受。细观火神派医家之验案，多有桴鼓之应，一般学者多认为不可思议。细想起来，齿牙肿痛一症，齿牙属骨归肾，肾虚而骨不荣，不荣则痛；另外，肾阳亏虚则易于风寒入侵，故而突然牙痛多为风寒入里，急性发作而病。故而潜阳丹、封髓丹加味治疗牙痛，自然之理也；而麻黄附子细辛汤一方，外有寒可驱，里虚肾阳可温，沟通表里者，非细辛而莫属，药虽少而表里兼顾，透达内外，故此取效迅速者，实属意料之中。

【医案介绍】

吴佩衡医案：虚火牙痛

孙某某，男，38 岁。始因受寒感冒，服银翘散剂，夜晚旋即牙痛发作，痛引头额，持续不休，终夜目不交睫，其势难忍。次日症见：牙龈亦肿痛，齿根浮动，龈满齿长，不能咬合。冷、热水饮入口，浸及齿冠，其痛尤剧。近日水米不进，时时呻吟。右下牙龈赤肿，未见龋洞。舌尖色红，舌苔薄白而润，根部稍黄，察其脉虚数无力。此系表寒而误服清凉之剂，寒邪不散，凝滞经络，里阳受伤，相火不潜，虚火上浮所致。治宜宣散经络凝寒，引火归原，纳阳归肾。方用潜阳封髓丹加味。

处方：附片 45g（久煎），炙龟甲 9g，肉桂 9g，砂仁 9g，细辛 5g，黄柏 9g，白芷 9g，露蜂房 6g，生姜 12g，甘草 9g。

复诊：上方煎服 1 次，牙痛减轻，夜已能寐。继服 2 次则疼痛渐止。2 剂尽，牙龈肿胀及疼痛全然消散而愈。

【按语】

吴氏分析：患者服清热解表之剂病重而牙痛生，可以得知患者素体阳虚，苦寒过用而下伤肾阳，阴盛格阳，虚阳上浮，从齿牙而出，即肾主骨之意可见。重在助阳、潜阳、引阳归舍，潜阳丹与封髓丹合用，加细辛以助表里，白芷、生姜解表止痛，以蜂房一味功擅解毒祛风，温助肾阳，可谓是量虽小而功效甚大。

第十四节

口臭（附：口苦、口酸、口辛、口甘、口淡、口糜）

【概论】

郑钦安认为，口臭一症（并口苦、口酸、口辛、口甘、口淡、口糜）有胃火旺极而致者，有阴盛而真精之气发泄者。

因胃火旺而致者，其人必烦躁恶热，饮冷不休，或舌苔芒刺，干黄、干黑、干白等色，气粗汗出，声音响亮，二便不利，法宜专清胃火，如人参白虎，大、小承气，三黄石膏汤之类。

因精气发泄而致者，由其人五脏六腑元阳已耗将尽，满身纯阴，逼出先天一点精气，势已离根欲脱。口虽极臭，无一毫火象，舌色虽黄，定多滑润，间有干黄、干黑，无一分津液于上，而人并不思茶水，困倦无神，二便自利，其人安静，间有渴者，只是喜饮极热沸汤，以上等形，俱属纯阴。

其中尚有口苦者，心、胆有热，心热者可与导赤散、黄连汤；胆有热者可与小柴胡汤倍黄芩，或泻肝汤；口酸者肝有热也，可与当归芦荟散、龙胆泻肝汤；口辛者肺有热也，可与泻白散、清肺饮；口甘者脾气发泄也，可与理中汤、六君子汤；口淡者脾气不足也，可与归脾汤、参苓白术散；口糜者，满口生白疮，系胃火旺也，可与甘露饮、凉膈散。

口臭一般多认为是火旺，常治以生地、知母、二冬一派凉寒之品，固属合适，但有一种满身纯阴，全无火象可凭之证，多被忽略，临证之时不可以偏概全。

【治法】

法宜扶阳抑阴——温阳、助阳、潜阳。

【方药】

（1）白通汤：生附子 1 枚（或熟附子 60～100g），干姜 60g，葱白 4 茎。

（2）四逆汤：生附子1枚（或熟附子60～120g），干姜23g，炙甘草60g。

（3）回阳饮：生附子1枚（或熟附子60～100g），干姜45g，炙甘草60g，人参30g。

【圆通应用】

郑钦安曾治过数人，虽见口臭，而却纯阴毕露，即以大剂白通、四逆、回阳等方治之。一二剂后，口臭全无，精神渐增，便可许其可愈。若二三剂后并不见减，十中仅救得一二，仍宜此法重用多服，此是病重药轻，不胜其任。

又曾治阳虚阴盛之人，投以辛甘化阳二三剂即现口苦、口酸、口淡、口辛、口甘等，又服二三剂上述症状消失。皆缘真阳失职，运转力乖，兼之服药停积未去，今得辛甘化阳之品，运转复行，积滞即去，故口中一切气味出矣。

唐步祺曾治口糜，细察病人面容，苍白无神，易疲乏，特别怕冷，虽满口溃疡，却纯阴毕露，先治以炮姜甘草汤加桔梗，连服2剂，无不良反应；继以附子理中汤治之，又服4剂；最后服潜阳丹4剂而痊愈。虽吃煎炒辛辣食物，亦未复发。以后即用此方，治愈这类患者数十人。

王正龙先生认为，只需服用附子理中汤加川黄连3g，将脾胃功能恢复即可。黄连的主要作用就是调节升降功能，所以有反酸现象的加黄连，效果极佳，而黄连的作用并非是平常所说的“祛火”。如果反酸口苦的现象消除了，就可以把黄连去掉，继续服用附子理中汤即可。

口臭一症，笔者发现往往是虚中夹实证，即阳虚寒湿郁滞，郁而化热，形成寒热错杂的局面较为多见。对于此症，临床若患者偏于中焦症状者，多以五泻心汤（张仲景5个泻心汤，分别是半夏泻心汤、生姜泻心汤、甘草泻心汤、大黄黄连泻心汤、附子泻心汤）为主方，并随证而加味，临床疗效显著；若患者偏单纯上焦症状者，多选用郑钦安潜阳封髓丹加味，疗效良好；纯阳虚而口臭者，多选用强中汤（附子、人参、干姜、炙甘草、白术、丁香、青皮、陈皮、厚朴）合丹参饮而治，温中行气化瘀，临床效果显著。

【评按或解说】

对于忽然口臭，舌微黄而润滑，不思水饮，身重欲寐者，郑钦安解释道：

“此先天真火之精气发泄也。夫臭乃火之气，极臭乃火之极甚也。火甚宜乎津枯，舌宜乎干燥而黄，应思水饮，身必不重，人必不欲寐。今则不然，口虽极臭，无胃火可凭，舌虽微黄，津液不竭，无实火可据。不思水饮，身重欲寐，明系阴盛逼出真火之精气，有脱之之意也……

此等症乃绝症也，十有九死，法宜收纳真阳，苟能使口臭不作，方有生机。方用潜阳丹治之。”

唐步祺认为，此症口极臭而纯现阴象，故断为阳欲上脱的危候。并谓服潜阳丹而真阳渐复，口臭渐减，始有生机，诚属经验有得之言。亦有阴盛逼阳于外而口臭者，用大剂量附子理中汤加味治之。

敬知非评说道：“气之香薰者，清阳之气也，气之臭恶者，浊阴之气也。口臭缘浊阴之极盛，阳气之用不宣，多有涎垢浊腻，譬如暑天阴雨过甚，天阳被郁，凡物发霉起涎，其气臭恶，若得数日炎热，臭气顿失。人身遍体纯阴，所以真阳欲脱之候，往往现此症象，医识此理，便能治此证。”

王正龙先生认为，口臭并不是长期没有刷牙的缘故，主要是爱吃冷饮，胃的功能被寒邪所困、阳明燥火亢盛的结果。一个处于正常状态下的胃突然被灌进冰水，胃的腐熟和通降功能就会被困住，使胃中运行的气血瞬时凝滞，因为“阳明经主燥”，所以，胃就会用生发燥火的形式来疏通并驱赶寒邪，于是就会出现心烦、口渴、咽干、喜饮冷等症状。由于一部分胃气下降的功能被抑制，就会形成不同程度的胃气上逆，胃酸和胆汁逆向流入口腔，出现口臭、口苦的现象。

第十五节
乳　蛾

【概论】

郑钦安认为，乳蛾一病，有少阴君火为病者，有肾气为病者，有胃中积热上攻而致者，有怒动肝火上攻而致者。

因少阴君火为病者，或由外挟风热，与君火协化；或本经素有火邪，发泄不畅，上刑于肺，少阴之脉挟咽喉，咽喉窄狭，火气太甚，欲发泄而不能，熏蒸于上，而生乳蛾。其人定多心烦，小便短赤，口渴饮冷。若挟风热，多现发热、身疼、头痛。法当祛风清热，如导赤散加荆、防、银花之类。无风热而独君火旺为病者，轻则甘桔汤，重者黄连解毒汤之类。

因肾气不藏，上攻于喉而致者（实由君火太弱，不能镇纳群阴，非阴之虚，实阴之盛），原由君火弱而不能制阴，阴气上僭，逆于咽喉而生乳蛾。其人口内肉色必含青黑色或惨黄淡白色，即或唇红甚，而口气温，痛亦不甚，人困无神，脉必浮空。

因积热上攻而致者，其人必过食厚味，或胃中素有伏热，上攻于肺，亦生乳蛾。多烦渴饮冷，二便不利，口臭气粗，红肿痛甚。法宜祛积热，如大、小承气汤，或平胃散加牵牛子、槟榔、大黄、三棱、莪术之类。

因怒动肝火，上攻于肺而生乳蛾，其人两胁必痛，动辄躁烦，面青口苦，脉必弦洪，法宜清肝，如丹栀逍遥散、大青饮、小柴胡汤加丹、栀之类。

【治法】

法宜扶阳——通阳、潜阳、封髓。

【方药】

（1）封髓丹：黄柏 30g，砂仁 21g，炙甘草 9g。

（2）姜桂饮：生姜 45g，桂枝 30g。

（3）白通汤：生附子 1 枚（或熟附子 60～100g），干姜 60g，葱白 4 茎。

（4）潜阳丹：砂仁 30g，附子 24g，龟甲 6g，甘草 15g。

【圆通应用】

唐步祺认为，近来所谓咽炎、喉炎，与此颇相类似，亦有用消炎药久治不愈者，用温热药施治，往往能见速效，可见郑氏所说是有见地的。唐氏在临证中，对西医诊断为咽炎、喉炎久治不愈者，先以炮姜甘草汤加桔梗治之。若不加重，则以附子理中汤加桔梗治之，屡治屡效；有时亦用潜阳丹治之而愈。

慢性扁桃体炎患者，长期存在扁桃体肿大，此时的治疗多应以外感与内伤共存同治为目标，或者按三阴证论，临床最为常见者多因虚阳上越而引起。方选麻黄附子细辛汤为主方，且可外感与内伤同治。

以内伤为主者，潜阳封髓丹加味而治，临床常用方药：附子 60g，龟甲 10g，砂仁 30g，炙甘草 10g，黄柏 10～30g，肉桂 10g，龙骨 30g，牡蛎 30g，桔梗 10g，猫爪草 30g，蜂房 10～30g，白芷 10g，木蝴蝶 10g。

乳蛾一症，有时往往合并声音嘶哑或发不出声音。急性发作者，若属纯寒阳虚，选用麻黄附子细辛汤加味而治；若合并有热证，可麻黄附子细辛汤合并麻杏石甘汤加味，临床疗效显著。

【评按或解说】

敬知非评说："喉至生蛾，其咽必肿痛而甚，有碍食饮，病家多惊恐其证。又因初起误治者多，在明医虽能剖析阴阳虚实，按经用药，而缓不济急，病家恐惴，如外科所配八宝红灵丹，亦不妨暂用吹喉，以解燃眉，略宽其心。病人得此，心神稍定，然后按法投方，易于奏效。此知非所经试，亦济世之婆心也。学者留意。至于理法，喉属少阴，钦安究及所因，实为详明，何多求焉！"

乳蛾一症，现代医学多指上呼吸道感染并发扁桃体炎，急性期者，外感症状明显者，多疏风散邪、清热养阴为治，或以温病卫气营血辨证为准绳。但慢性扁桃体炎者，不仅反复发作，而且成为诸多病症的导火索，并非以外感温病论治，多要以内伤脏腑三阴证为治，万万不可用外感温病思路而治喉蛾，如之则失之远矣。

【医案介绍】

范中林医案：少阴证喉痹（慢性咽炎）

李某某，男，36 岁。患者咽部有异物感，吞咽不利，并伴有项强、胸满、肩酸、背痛等证。某医院诊为"慢性咽炎"，服用炎得平、六神丸、四环素类药物，并外用冰硼散治疗，病势不减。后续服清咽利膈、泄热解毒中药约半年，咽喉疾患益重，并出现恶寒身痛，胸憋气短，胃腹胀痛，完谷不化等证，自疑“癌”变，思想包袱沉重。现症见：咽痛、吞咽如有阻塞、胸满、纳呆、便溏、头痛、咳痰、四肢清冷。舌质偏淡，苔微黄滑，脉弱无力。此病乃过服凉药，以致阳气虚微，复因旅途劳累，受风寒侵袭。本少阴喉痹，今又兼太阳外邪。治宜扶阳解表，通达内外。方以麻黄附子甘草汤加细辛、生姜。

处方：麻黄 10g，制附片 60g（久煎），甘草 20g，细辛 3g，生姜 30。4 剂。

二诊：服药后，头痛，胸满，咳痰俱减，余证无明显变化，原方再服 4 剂。

三诊：服药后，身疼减，饮食增，便溏止，咽痛痹阻稍有好转。因肾阳虚衰，阴气上腾，痰湿上干清道，日久凝聚较深，致喉痹难愈。以大剂四逆汤，壮阳驱阴，加上肉桂温营血，助气化，益火消阴，散寒止痛。方用四逆汤加味。

处方：制附片 120g（久煎），干姜 60g，炙甘草 30g，上肉桂 12g（冲服）。

四诊：服药 3 剂，咽痛痹阻之证基本消失，精神大振。久病气血皆亏，应培补脾肾，以理中丸加阴阳平补之品，嘱其缓服。

处方：党参 30g，白术 30g，干姜 30g，制附片 60g，肉桂 15g，紫河车 30g，冬虫夏草 30g，菟丝子 30g，炙甘草 20g。上药共研细末，水打丸。日服 3 次，每次 10g。

随访：月余后，其友来告，患者已病愈上班。

【按语】

本例喉痹，患者曾服大量清凉退热之品，病势不减而反增；参之舌、脉诸证，显然与风热、燥热等邪实上犯之喉痛，有原则区别。喉痹之证，须分阴阳。由于少阴经脉循于咽喉，故咽喉疼痛与痹阻，属少阴病者屡见不鲜。《伤寒论》中，少阴咽痛证大致有虚热咽痛、客热咽痛、痰热闭阻咽痛及客寒咽痛几种。考此例属客寒咽痛，因喉痹日久，邪聚益甚，且少阴寒化之证突出；而初诊时，太阳伤寒之兼证又比较明显。故首以太阳、少阴两经同治，寓解表于壮阳。再峻投四逆汤加味，以补命门，散寒滞。最后，培补脾肾以收功。

第十六节
两手膀臂痛

【概论】

郑钦安认为，膀臂痛一症，或因外感风寒、闭塞经络而作，或因中气不足、内寒阻滞而作。

因外感风寒而致者，其人多畏寒、恶风，或发热而兼头痛。法宜宣散，如桂枝汤、羌活附子汤、麻黄附子细辛汤之类。

因中气不足而致者，由中宫素虚，真气不能充周四体，寒邪痰湿阻滞经络而痛立作。其人面白少神，饮食减少，或逢晦明阴雨而更甚，丽照当空而觉轻。

【治法】

法宜温中行气。

【方药】

(1) 小建中汤倍桂、附：桂枝 60g，白芍 18g，炙甘草 18g，生姜 27g，大枣 12 枚，饴糖 15g，附片 30～60g。

(2) 补中益气汤加羌、附：黄芪 30～60g，炙甘草 6g，人参 10g（或党参 30g），白术 10g，橘皮 6g，升麻 6g，柴胡 6g，当归 10g，羌活 10～30g，附片 30～60g。

(3) 理中汤加桂枝、香附：桂枝 60g，炙甘草 60g，白术 45g，人参 45g，干姜 45g，香附 10g。

【圆通应用】

肩周炎一病临床上极为常见，笔者常用仙灵脾散：淫羊藿 30～60g，威灵仙 30g，川芎 30g，苍耳子 10g，桂枝 30～90g。为提高疗效，常加附片 30～60g，姜黄 10g，丹参 10g，三七 10g，羌活 10g，白芷 30g；痛甚者，或加川乌 10～30g，草乌 10～30g。

临床上，经方是众多医家治疗肩周炎所选用之方药，如麻黄附子细辛汤、葛根汤、桂枝加附子汤、桂枝芍药知母汤等方，均可治疗该病，且临床疗效显著。服药的同时还可配合艾灸，以强化局部温阳通经之疗效。

为了提高临床治疗效果，在扶阳方药的基础之上，若合上王清任的身痛逐瘀汤（秦艽、牛膝、地龙、没药、五灵脂、炙甘草、羌活、香附、当归、川芎）或是通经逐瘀汤（穿山甲、皂角刺、麝香、地龙、赤芍、桃仁、红花、连翘、柴胡、大黄），可进一步提高临床效果，或可大大缩短治疗的时间。

【评按或解说】

郑钦安认为，手指麻木一症，属脾气不能实四肢者多，外感者少，兼痰湿亦多。应以温中行气为主，如归脾汤加天麻、半夏，六君、四君加附、桂、香、砂，建中汤倍桂、附加香附、当归之类。

敬知非评说："夫人少年作苦，恃勇力作，迨至中晚之岁，稍能逸豫，劳伤之疾徐发于内，痛苦立作，见于手膀脚腿者多，粗工不识，任治罔效，往往病人自能体会。何者？今之痛处，皆昔之劳力处也。钦安此按，识见绝高，深合《内经》比类从容之法，非功力精到者，未易臻此，又医之一大法也，学者不可不知。"

本病现代称之为肩周炎，是肩关节周围炎的简称，这是一种肩关节周围软组织与关节囊发生慢性非特异性炎症，多发生于 40 岁以上的中老年人，故俗称"五十肩""冻结肩"等，是影响中老年人健康的常见病和多发病。

肩周炎患者女性多于男性，左侧多于右侧，亦可两侧先后发病，逐渐出现肩部某一处痛，与动作、姿势有明显关系。随病程延长，疼痛范围扩大，并牵涉到上臂中段，同时伴肩关节活动受限。如欲增大活动范围，则有剧烈锐痛发生。严重时患肢不能梳头、洗面和扣腰带。夜间因翻身移动肩部而痛醒。病人初期尚能指出疼痛点，后期范围扩大，感觉疼痛来于肱骨。临床特点是局部疼痛与怕冷，疼与冷均是寒邪所导致的后果，故此治疗本病，郑钦安虽分多种治法，但均是突出体现了补气通阳之法则，其重视从脾胃而治，说明郑钦安重视后天功能，使阳气上升而走四肢，肩痛诸症可随之缓解。

【医案介绍】

李可医案：肩凝重症

马某某，男，54 岁。因肩痛求治，百治不效。现症见：右肩臂剧痛，手不能抬举，后展年半，境遇不顺，近年发胖，近来受凉加重，抬肩痛如撕裂，自己不能穿衣，苦不堪言，证属肝郁脾虚，痰湿阻络，治宜开表闭，逐寒凝，方用傅青主经验方加味。

处方：当归 90g，白芍 90g，陈皮 15g，柴胡 15g，羌活 9g，秦艽 9g，白芥子 9g，半夏 9g，附子 30g（久煎），生黄芪 120g，全蝎 3g，蜈蚣 4 条，桃仁 9g，红花 9g，地龙 9g。

用法：水与黄酒各半煎服之，热服取汗。3 剂。

二诊：服第 1 剂后，得微汗，当夜安然入睡，次日顿觉大为松动，数月来开始穿衣服不需人助。第 2 剂服后，竟然泻下黏稠便 10 次，而臂痛亦减轻十之八九。因畏泻，剩 1 剂未服。

三诊：剩下 1 剂药服下后又腹痛腹泻 5～6 次，从此右肩上举、后展已如常人。

【按语】

李氏认为《傅青主男女科》载一方有捷效。傅山先生论曰："肩臂痛，手经病，肝气郁。平肝散风，去痰通络为治。"在其后面的用法十分特别：水 6 碗，煎 3 沸，取汁 1 碗，入黄酒服之，一醉而愈。李氏认为：煎服法未遵先生法度，药量大，经沸难以充分溶解有效成分，故改为冷水浸泡 1 小时，急火煮沸半小时，对入黄酒，两次热服。

第十七节
心　痛

【概论】

郑钦安认为，心痛一症，有寒、热之别。所云痛者，实心包也。心、肝、脾、肺、肾并六腑、周身经络、骨节、皮肤，有形之躯壳，皆后天体质，全赖先天无形之真气以养之（真气二字，指真阴真阳。真阴指母之精气，真阳指父之真气，二气浑为一气，周流上下四旁，主宰神明，即寓于中）。真气不足，无论在于何部，便生疾病。

心居膈膜之上，下一寸即胃口，胃口离心不远，胃痛而云心痛亦多，不可不察。

细思痛证一条，痛字总是一个“逆”字（气顺则气血流通，必无痛证；气逆则气血壅滞，不通故痛），无论逆在何处，皆能作痛，皆能伤心。非伤有形质之心，实伤无形中所具之真宰。若执定有形质之心，是知其末也。包络为心之外垣，邪犯心包，即是犯心章本，所谓“人活一口气”，气盛则有余，为热邪（不独能致心痛），气衰则为不足，为阴邪（亦不独能致心痛之疾）。热与阴上逆，皆能致心痛，当以寒热两字判之。

若邪热上干而痛者，其人面赤，心烦热，小便短赤，口渴饮冷。法宜养阴清火，如黄连木香汤、导赤散、当归散之类。

心中气痛，面赤、舌黄、欲饮冷者，热邪犯于心包也。如心痛面赤，饮冷稍安一刻者，此是邪热犯于心，急宜清火。

若阴寒上干而痛者，其人多面青唇白，或舌青黑，喜热饮揉按，二便自利。亦有阴寒已极，上攻于心，鼻如煤烟，唇口黧黑，爪甲青黑，满身纯阴，法在不救，急以回阳诸方，大剂投之，十中可救一二。

心痛或心中气痛，面青、肢冷、舌滑、不渴者，寒邪直犯于心君，由君火衰极也。

凡忽然心痛欲死之人，或面赤，或唇青，察定阴阳，不可苟且。若面赤而饮滚，兼见唇舌青光，此是寒邪犯于心也。

【治法】

（1）轻者法宜扶阳祛阴。

（2）重者急宜回阳。

【方药】

（1）甘草干姜汤加姜、桂、吴茱萸：炙甘草 15～60g，炮干姜 15～60g，生姜 30～60g，桂 30～60g，吴茱萸 10～30g。

（2）四逆汤：生附子 1 枚（或熟附子 60～120g），干姜 23g，炙甘草 60g。

（3）回阳饮：生附子 1 枚（或熟附子 60～120g），干姜 23g，炙甘草 60g，人参 30g。

【圆通应用】

王正龙先生认为，若是寒邪过盛所导致的心脏病，脉沉弦细微无力的，用大剂通脉四逆汤、白通汤、参附汤等汤剂回阳救逆，疗效如神。

若是慢性心脏病，心跳出现间歇并兼有早搏，用大剂量附子理中汤（红参 2～3 根，没有红参可用党参 80～150g 代替，炒白术 50～100g，干姜 60～120g，炮附子 25～50g，炙甘草 30～50g）加阿胶 30g（以发挥敛藏的功能，因为“心主血脉”），屡用屡效。在治疗过程中，有些患者的腋下会出现肿块，属于脏腑疾病转化为经脉疾病的情况，也就是心脏病减轻的表现，继续服用大剂量附子理中汤，肿块即可消除。

若属于末梢血管堵塞不通、脉微细欲绝的情况，应首先服用 20 剂当归四逆汤（当归 30g，桂枝 25g，白芍 20g，炙甘草 10g，细辛 5g，通草 10g，大枣 15 枚）以疏通血脉。

若是由于气郁所引起的冠心病，必然胸闷气短，脉象短涩，疼痛彻背，暗耗肾精，必须先用瓜蒌薤白白酒汤（瓜蒌 20g，薤白 15g，糯米酒 500ml）以疏通气脉（瓜蒌疏通经络，薤白兴阳通窜，白酒疏通血脉），或针刺内关、蠡沟、膻中等穴，可用于急救，然后再服用四逆汤、白通汤（炮附子 50g，干姜 60g，老葱白 4 茎）、参附汤（红参 20～60～90g，炮附子 15～50～80g）或附子理中汤（加阿胶）等汤剂，以恢复心脾肺之经气。

若心跳出现间歇而无早搏（间歇无规律），服用炙甘草汤（炙甘草 40g，桂枝 30g，红参 10g，生地黄 90g，麦冬 20g，阿胶 30g，火麻仁 10g，生姜 30g，大枣 12 枚，糯米酒 500ml）可在短期内得到缓解，疗效如神。

若忽然心痛，诸药不效，必是瘀血堵塞心脏或心包的血脉，服血府逐瘀汤（桃仁 12g，红花 10g，当归 10g，生地黄 10g，怀牛膝 10g，炒枳壳 5g，赤芍 5g，生甘草 5g，桔梗 5g，川芎 5g，柴胡 3g），1 剂即愈。

笔者在临床上常用《金匮要略》中张仲景所治胸痹心痛四方：即瓜蒌薤白半夏汤、瓜蒌薤白白酒汤、枳实薤白桂枝汤和人参汤（即理中汤）为基础方，加四逆汤重用附子 60g，合上丹参饮，加三七。该方熔温通行气、助阳活血、健脾和胃于一炉，临床疗效显著。

【评按或解说】

敬知非评说："此段至理，乃造化根柢，性命之旨圭。奈何泄之于医，世人不识，反多訾议。余观一部《内经》，轩岐君臣，皆是借天验人，以人合天，天人各道。仲景太守《伤寒》一书，太阳、太阴、少阳、少阴、阳明、厥阴，六经亦不过借天道之流行，暗合人身之度数，借病谈机而已。钦安直笔于兹，毋乃太过乎？虽然，医道埋没久矣，如此发挥，守先圣之道，以待后之学者心存利济，亦不为罪。倘有能从此深造，治病动合机宜，立言彰阐至理，将不失为轩岐功臣，斯世和、缓，幸甚全甚。"

王正龙先生认为，凡心脏病都是阳虚，阳气不足则阴血不生。在生理上，阳气是化生之本；在病理上，较之阴精，阳气更易受损；在治疗上，阳易骤生而阴难速长。所以，治疗心脏病，必用兴阳之法，方可得心应手。清朝陈士铎说："人有真心痛者，（虽现死脉）法不在救，然用药得当，亦未尝不可生也"。

张仲景在《金匮要略·胸痹心痛短气病脉证治》中将心痛一病称为胸痹心痛短气，指出心痛一病的病机为"阳微阴弦"，且"阳虚知在上焦"，点出了心痛之病机为上焦阳虚，治疗的关键在于扶上焦之阳气，而且给出了九张方子，分别是瓜蒌薤白白酒汤（瓜蒌、薤白、白酒）、瓜蒌薤白半夏汤（瓜蒌、薤白、半夏）、枳实薤白桂枝汤（枳实、薤白、桂枝、厚朴、瓜蒌）、人参汤（人参、干姜、白术、炙甘草）、茯苓杏仁甘草汤（茯苓、杏仁、甘草）、橘枳姜汤（陈皮、枳实、生姜）、薏苡附子散（薏苡仁、附子）、桂枝生姜枳实汤（桂枝、枳实、生姜）、乌头赤石脂丸（乌头、花椒、赤石脂、附子、干姜）。这九张方子，方方都是扶阳行气之法，说明当时张仲景非常重视扶阳助正，以助上焦之阳气；但由于上焦阳虚，阳虚阴盛，阴邪上犯，以凌心肺，故而在扶阳助上同时，还要行气、降逆、化痰三法分别选用，即视证选方。而且扶阳之药，据不同的病情，分别选用薤白、桂枝、干姜、生姜、附子、乌头；据病情之轻重，分别选用汤剂与丸剂，可见古人在心痛的治疗上积累了非常行之有效的思路与方药，我们绝不能因血脉瘀滞而一叶障目。

如当代一说到心脏病，不管虚实寒热，一律活血化瘀，却不知血活瘀去而阳气伤之理，结果疾病不但不能治好，反而越治越频繁住院，最后不了了之。无怪乎郑钦安说："近来市习，心胃莫分，一味行气破滞，并不察究阴阳，往往误事，一概委之天命，而人事之当尽，又不可废乎!”

【医案介绍】

吴佩衡医案：胸痹心痛

杨某，男，54岁。患者某年2月患胸痹心痛证，曾服桂附理中汤，重用党参、白术并加当归，服后病未见减。每于发作之时，心胸撮痛，有如气结在胸，甚则痛彻肩背，水米不进。现症见：痛急则面唇发青，冷汗淋漓，脉息迟弱，昏绝欲毙，危在旦夕。证属阴盛阳衰，阴寒水湿，上凌心肺，治法当振奋心阳，使心气旺盛，则阴寒水邪自散矣。方用四逆汤合瓜蒌薤白汤加味。

处方：天雄片100g（久煎），干姜30g，薤白10g，瓜蒌实10g，公丁香10g，上肉桂1 0g（泡水对入），甘草5g。

复诊：服药之后，1剂痛减其半，2剂加茯苓30g，以化气行水，则痛减七八分，3剂后胸痛若失。

【按语】

吴氏认为，此证乃属土虚无以制水，阳衰不能镇阴，致下焦肝肾阴邪挟寒水，上凌心肺之阳而成是状。然寒水已犯中宫，骤以参、术、当归之峻补，有如高筑堤堰堵截水道，水邪无由所出之路，岸高浪急，阴气上游，势必凌心作痛。吴氏治用单刀直入之法，重用天雄片与干姜、炙甘草、肉桂组成经验方大回阳饮，重在扶阳抑阴；同时配用全瓜蒌及丁香二味，宽胸理气降逆之用，病重药重，扶阳抑阴，阳旺当阴邪自消，胸痹心痛自然可止。

第十八节 脐痛（附：疝证）

【概论】

1. 脐痛

郑钦安认为，脐痛一症，有阴阳之别。脐居阴阳交界之区，脐上属脾胃，脐下属肝肾。痛在脐上，着重脾胃。痛在脐下，着重肝肾。脐上下俱痛者，脾胃与肝肾病也（此处又以分别何经受病为要）。

若脐上独痛，是脾胃之气滞（因寒、因热、因食、因抑郁又宜知）。审是饱闷吞酸，便知饮食停而气滞也，急以消食行滞之品施之，如平胃散加香附、麦芽、枳壳之类治之。

不喜热饮、摩按，得热而反剧，是脾胃有郁热而气滞也。即以开郁行滞之法治之，如厚朴七物汤加麦芽、炒栀、香附之类。

喜热饮揉按而痛即减者，是脾胃之阳不足，不能化其阴寒之邪也。若脐下独痛，是厥阴之气不宣也；烦满囊缩、脐下病痛者，厥阴之阴寒太甚也。

亦有太阳之邪未解，误下而邪陷于脾，以致脐上痛者，其人必先有发热、恶寒、头项强痛之候，因下后方见此痛者，便以桂枝大黄汤治之。

审是厥阴热邪伏而不宣，又或上攻为喉痹，下攻便脓血，热深厥深，口臭气粗之类，法宜扶阴，如鸡子黄连汤之类。

2. 疝证

郑钦安认为，疝证一条，痛时睾丸上行入腹，或右丸上行而左丸不上行，或左丸上行而右丸不上行，或两丸并上行。虽形象病情不同，而睾丸与阴囊，其理断无可移者。睾丸与阴囊红肿，必是热增。治肿者，法宜破阳以扶阴，鸡子黄连汤与泻肝汤可施。睾丸与阴囊上缩，必是阴盛。须知肿缩二字，即盈虚之宗旨，肝气有余便是火，即囊丸肿的实据。肝气不足便是寒，即囊丸缩的实据。

【治法】

（1）治脐痛——法宜温中行气。

（2）治疝证——法宜回阳祛阴。

（3）治疝证睾丸与阴囊上缩——重在破阴以大剂回阳。

【方药】

（1）理中汤加香附、肉桂、丁香：人参 12g，白术 30g，干姜 30g，甘草 9g，砂仁 12g，半夏 12g，茯苓 9g，肉桂 9～15g，香附 10g，丁香 10g。

（2）香砂六君子汤加香附、安桂、丁香：人参 12g，茯苓 9g，白术 30g，炙甘草10g，半夏12g，陈皮12g，木香10g，砂仁12g，香附10g，肉桂9～15g，丁香10g。

（3）甘草干姜汤加香附、肉桂、丁香：炙甘草60g，炮姜15g，香附10g，肉桂9～15g，丁香10g。

（4）吴茱萸四逆汤：吴茱萸30～60g，熟附子60～100g，干姜45g，炙甘草60g。

（5）白通汤：生附子1枚（或熟附子60～100g），干姜60g，葱白4茎。

（6）吴茱萸四逆汤加肉桂、砂仁、小茴香：吴茱萸30～60g，熟附子60～100g，干姜45g，炙甘草60g，肉桂10g，砂仁30g，小茴香15g。

（7）乌梅丸（改为汤剂）倍阳药：乌梅60g，细辛30g，干姜60g，黄连18g，附子60g，当归12g，黄柏18g，桂枝30g，人参18g，花椒30g。

【圆通应用】

古人腹痛分部位，把上腹部疼痛称之为胃脘痛，把脐周疼痛称之为脐痛，把少腹及睾丸部位疼痛称之为疝痛，这种分法现代人多不采用，但脐周痛多被称为腹痛，疝痛多归属于睾丸病变。

治疗腹痛，对于成人多虚多寒者，笔者常采用桂附理中汤（附片30～60g，肉桂10～30g，炮姜30g，苍术30g，白术30g，党参30g，炙甘草10g）或强中汤（附片30～60g，肉桂10～30g，炮姜30g，苍术30g，白术30g，党参30g，炙甘草10g，丁香10g，草果10g，青皮10g，陈皮10g，厚朴15～30g）合焦树德老中医的四合汤，即丹参饮（丹参、檀香、砂仁）、失笑散（五灵脂、蒲黄）、良附丸（高良姜、香附）、百合乌药汤（百合、乌药），再加上降香、三七，特别是重用三七一味，10～30g，临床治疗腹痛多有良效。

小儿脐周疼痛，除多虚多寒之外还有虫积疼痛，为其特点，故此选用乌梅丸一方，既治腹痛又驱虫，可谓是一举两得。

治疗睾丸疼痛者，用少腹逐瘀汤（当归10g，川芎10g，赤芍10g，小茴香10g，干姜10g，延胡索10g，五灵脂10g，没药10g，肉桂10g，蒲黄10g）合上张锡纯的温通汤（花椒、小茴香、威灵仙），加上四逆汤，如附片30～60g，炙甘草10g，炮姜30g，或再加三七10～30g，丹参10～30g。若中气下陷者，可用补中益气汤合四逆汤，也多有良效。

余国俊老中医治疗脐痛，确系肾阳虚衰、寒凝神阙者，用真武汤加胡芦巴治之：熟附片 30g，白术 15g，茯苓 15g，白芍 12g，生姜 15g，胡芦巴 30g。方中胡芦巴一味，在方药中至关重要。余国俊称这是江尔逊老师陈鼎三先生的经验，同时有文献记载。如《本草纲目》谓胡芦巴性味“苦，大温，无毒”，主治“元脏虚冷气”。“元脏”就是肾脏，陈老及江老治疗阳虚寒凝的当脐痛，都用真武汤原方重加胡芦巴一味，多能应手取效。

【评按或解说】

关于定时发热与腹痛，病人每日交午初即寒战，腹痛欲死，不可名状，至半夜即愈者，郑钦安说道：

“此阳虚而阴盛，阻其气机也。夫人身一点元阳，从子时起，渐渐而盛，至午则渐渐而衰，如日之运行不息。今病人每日交午初而即寒战腹痛者，午时一阴初生，正阳气初衰之候，又阴气复旺之时。病者之阳不足，复遇阴盛，阴气盛而阻其阳气运行之机，阴阳相攻，而腹痛大作，实阳衰太盛，不能敌其群阴，有以致之也。法宜扶阳抑阴，方用附子理中汤加砂、半。”

敬知非评曰：“三阴之病，本从肚脐而分。然痛在脐上，有太阴、阳明之不同，一腑一脏之悬绝，故钦安以饱闷吞酸定阳明腑病，而用行消之法。若稍上又是太阳地面，有风寒之判，皆有痛证，且有气血之区别。学者平时若不详细讲究，临证必多疑似，处方不无模棱，断难万举万当。熟玩此按，悉心讨论，自得真诠。”

关于男女外肾之异同，郑钦安解释说：“天一生水，其卦为坎，二阴夹一阳，腰间两肾与背脊督脉似之，男女皆具，理实可从。若此二丸，男有女无，非无一定之理，惜后贤窥之未及也。后天既以坎离立极，坎离即是乾坤，坎离已得一二之数，故复申之曰：天三生木，木有阴木、阳木之别，阳木曰三，为长男，二阴一阳，今之呼外肾者，即此也，故男子独具；阴木曰三，为长女，二阳一阴，其缺在下，今之呼阴户者，此也。夫乾坤交媾，首生长男长女，后天以坎离代乾坤，而天三生木之旨，即在此处便见，而玉茎、阴户，亦于此攸分。故仲景配此处属厥阴，取其至阴阴极也。玉茎之举，必须心火下照，又可见天三生木之机，此就其形体而言，其中之精义实微，未可尽泄。堪笑今人以外肾呼之，真是说梦话也。”

郑钦安所说的理中汤，实际上是他自己的理中汤加味方。他说：“理中汤一方，乃温中之剂也。以白术为君，大补中宫之土；干姜辛热，能暖中宫之气；半、茯淡燥，有行痰逐水之能；西砂辛温，有纳气归肾之妙。但辛燥太过，恐伤脾中之血，复得人参微寒，足以养液，刚柔相济，阴阳庶几不偏。然甘草与辛药同用，便可化周身之阳气。阳气化行，而阴邪即灭，中州大振而浮肿立消，自然体健而身安矣。”

余国俊老中医认为，肚脐是神阙穴所居之地。神阙穴中痛，方书有称为“当脐痛”者，属于少阴腹痛范畴。因为按部位来划分，从胃脘至脐为大腹，属太阴脾；腹痛在脐中，不在大腹部，因而不涉及或主要不涉及太阴脾脏。而附子理中汤温补脾肾，是以温补脾阳为主，兼温肾阳。所以当附子理中汤疗效不佳时，可选用真武汤，以从肾论治。

认为真武汤可以治疗阳虚水肿是对的，但如把真武汤的主治范围仅仅局限于阳虚水肿，就有“画地为牢”之嫌了。严格来说，真武汤是治疗肾阳虚衰、水气为病之方。水气为病，外溢则为水肿，上冲则为头眩或喘咳，内停则为肠鸣便溏。当然，本方治脐痛，不是水气为病，而是肾阳虚衰，寒凝神阙。为什么要选用真武汤呢？因为真武汤中附子配芍药，不仅能温肾阳、祛寒凝，更能入阴破结，敛阴和阳，完全契合少阴腹痛的基本病机。真武汤曾被称为“治少阴伤寒腹痛”之方，它不仅可以治疗肾阳虚衰，水气为病，还可以扩大运用于肾阳虚衰，寒凝内痛之证。据江尔逊老中医的临床体验，治疗阳虚寒凝脐痛，用真武汤重加胡芦巴，见效快且不易复发，其疗效优于单用真武汤。

关于脐腹寒疝疼痛，张仲景在《金匮要略·腹满寒疝宿食病脉证治》中，涉及虚寒性腹痛的有：附子粳米汤（附子、半夏、甘草、大枣、粳米）证，“腹中寒痛，雷鸣切痛”；大建中汤（蜀椒、干姜、人参）证，“上下痛而不可近”；乌头煎（乌头）证，“寒疝绕脐痛”；当归生姜羊肉汤（当归、生姜、羊肉）证，“寒疝腹中痛”；乌头桂枝汤（乌头、桂枝、白芍、炙甘草、生姜、大枣）证，“寒疝绕脐痛”。此外，小建中汤及黄芪建中汤也是治疗脐腹疼痛的效方。

【医案介绍】

1. 吴佩衡医案：脘腹痛

张某某，女，32岁。患病后请西医治疗，病情日剧，就诊于吴氏。现症见：10余日来饮食不进，微喜滚饮，虽恶寒但不见发热，心痛彻背。时时感觉腹中有气上冲心胸，心中慌跳，复见呕吐，触之腹内有癥坚痞块，痛不可当。缘由前医曾予腹部注射某药一针，其后针处硬结突起，继而扩展大如碗口。舌苔白滑兼灰黑色，脉细迟欲绝。此证属肝肾阴邪为患，复因针处被寒，阴寒挟水邪上逆，凌心犯胃。治宜回阳救逆，温中理气，方用四逆苓桂丁椒汤治之。

处方：附片130g（久煎），干姜60g，茯苓26g，公丁香13g，上肉桂13g，白胡椒6g，甘草6g。

二诊：服药1剂，则痛减其半，再进1剂，则诸症渐退，痛止七八分，稍进饮食。唯呕吐未止，此乃肝肾阴寒之邪未净，方用乌梅丸方治之。

处方：附片130g（久煎），干姜60g，当归26g，上肉桂13g，黄连13g，黄柏13g，细辛6g，党参16g，花椒6g，乌梅3枚。

三诊：服药1剂后，呕吐止。服药2剂后，腹痛全瘳，腹内痞块渐散。继以回阳饮（即四逆汤加肉桂），兼吞服乌梅丸10余剂，始奏全功。

【按语】

吴氏治疗寒证最常用大回阳饮，即四逆汤加肉桂，针对所谓三阴寒证，不管是什么病证，均以此为基础方，随证加味而治，可获良效。笔者认为：以三阴之方，治三阴之病，虽失不远。但若寒热夹杂证者，吴氏选用乌梅汤一方，寒热并治，立足少阴厥阴，可谓是抓住寒证之根本环节。特别是后期的调治，吴氏仍然是重在回阳，兼顾寒热，汤丸并用，轻重缓急可谓一目了然。

2. 吴佩衡医案：蛔厥腹痛（胆道蛔虫证）

郑某某，女，36岁。患者某日夜间，突然脘胁疼痛，宛如刀绞，彻于右侧肩背，四肢冰冷，汗出如珠，兼发恶心呕吐，吐出黄绿苦水，并吐蛔虫一条，胃中灼热嘈杂，脘腹痞胀，烦躁不宁，呻吟不止，终夜不能入眠。天明，其痛稍有减轻，方才交睫，又复作痛如前，遂由家人护送至中医学院附属医院急诊。经检查，诊断为“胆道蛔虫症”，住院治疗。吴氏会诊之时症见：患者不渴饮，舌苔白腻，舌质青暗，脉沉弦而紧。此证属厥阴脏寒，肝胆气机郁结，腹中蛔虫上扰作痛，属蛔厥之证。照仲景法，辛开苦降，寒热并用，方用乌梅丸主之。

处方：附片30g（久煎），干姜15g，肉桂9g，当归15g，党参15g，黄连

6g，黄柏 9g，花椒 5g，细辛 5g，乌梅 3 枚。

二诊：煎药服后，疼痛稍减，3 剂尽，则疼痛呕吐均止，手足已回温，夜间已能安静入睡。惟胃中仍嘈杂，脘腹尚感痞闷。口苦，不思饮食。腻苔稍退，舌质仍含青色，脉沉弦，已不似昨日兼有紧象。蛔虫虽安，但肝胆寒凝之气尚未祛尽。照原方加川楝子 9g，槟榔片 9g。

三诊：连服 2 剂后，便下蛔虫 20 余条，腹中感到舒缓，饮食渐有恢复。脉缓，苔退。再以香砂理中汤加荜茇、高良姜调理 2 剂，气机恢复，痊愈出院。

【按语】

吴氏治疗蛔虫性腹痛，首选为乌梅丸一方，可谓是方药对证。服药一剂，而腹痛立止，虽该方药止腹痛效果显著，但驱虫之力明显不足，故此二诊之后加用驱虫二药，则驱出蛔虫众多，足见辨证与辨病相结合的重要性。

第十九节 遗　精

【概论】

郑钦安认为，遗精一病，有有梦而遗、无梦而遗、用心过度而遗、见色而遗、闻女声而遗、无故自遗种种分别，统以心肾不交，神魂不藏为主。夫人之立身，原以心肾为主，肾气上腾（指坎气），载水气以交于心，而心脏凉；心气下降，使君火以入肾而肾脏温。神居二气之中，昼则从离，夜则从坎，神宰乎气，气统乎精，神施发泄之令，气动而精自不藏，若云神令未施，而精自泄，必无此理。魂者，神之使也，人之遗精以五更近天明时者居多，此刻神已居在寅卯界内，寅卯属木，系藏魂之所，魂喜动而木喜发泄，木中有火，浊火易乱其神明，邪妄之念偶萌，精神自不能守住（白昼不梦，但心邪思淫，阳物即举，精即离位，况在梦乎），故一发即泄，迅速难留（因其目瞑心未清，肝火最烈，故发速，非若白昼神在离）。

同时，郑钦安还认为，梦遗之病，务审究在上半夜或下半夜，以定神之所在。病于上半夜者，主阴盛阳衰，阳虚不能统摄精窍，而又兼邪念之心火动之，故作。病在下半夜者，主阳盛阴衰，阴虚不能配阳，阳气既旺，而又有邪念之心火助之，神昏无主，而不能镇静，故作，法宜扶阴以抑阳。

其中受病之根，由于素多淫念，或目之所见而心思，耳之所闻而慕切，念头辗转不断，一经熟睡，元神游于梦幻之乡，或有见，或有闻，或有交，邪念一动，心火下流，兼以相火助之，直冲精窍，窍开而精自泄。遗泄在五更后，正阳长阴消之时，故知其血虚也，法宜补阴以配阳。

【治法】

（1）法宜扶阳——扶阳抑阴。

（2）法宜封固——潜阳封髓，协调阴阳。

【方药】

（1）潜阳丹：砂仁 30g，附子 24g，龟甲 6g，甘草 15g。

（2）白通汤：生附子 1 枚（或熟附子 60～100g），干姜 60g，葱白 4 茎。

（3）桂枝龙骨牡蛎汤：桂枝 30g，白芍 18g，龙骨 12g，牡蛎 12g，甘草 6g，生姜 15g，大枣 6 枚，附子 12g。

（4）三才封髓丹：天冬 12g，熟地黄 15g，人参 10g，黄柏 15g，砂仁 12g，炙甘草 6g。

【圆通应用】

梦遗之病，必须审究在上半夜还是下半夜。上半夜遗精者，主阴盛阳衰，阳虚不能统摄精窍，且必定兼有邪念造成的心火妄动。治疗方法应该以扶阳为主，如潜阳丹（或参附汤）、白通汤、桂枝龙骨牡蛎汤等。

笔者临床常用桂枝汤加龙骨、牡蛎，或合用封髓丹、潜阳丹等方药，但此类方药服用，非一日之功。如郑钦安所说：“此三方者（指潜阳丹、白通汤、桂枝龙骨牡蛎汤），皆是交济阴阳之功，但非一二剂可见大功，总要信心得专，多服十余剂，无不灵应。”

此外，张仲景《金匮要略》中的桂枝加龙骨牡蛎汤，可以说是治疗“男子失精，女子梦交”的专方良药，而附于此方之后的天雄散（炮天雄三两，白术八两，桂枝六两，龙骨三两），具有补阳摄阴、收涩固精之用，善治男子失精，腰膝冷痛。可谓是良方妙药，也可效法。

对于肾虚者，唐步祺多遵郑氏之旨意，对遗精由于肾虚而致者，即用补肾法来治疗。由于肾阳虚而致者，常用附子理中汤加补骨脂、仙茅、益智等。亦有由精关不固，且滑泄难止者，即用固精的方剂，用秘精丸及金锁固精丸加减治之。

【评按或解说】

郑钦安对于梦中遗精解释道：

“此元阳虚而神不为主也。夫遗精一症，与遗尿有些微之别。尿窍易开，精窍不易启。然二窍之开阖，总属心气下降，轻重、浅深不同耳。然而梦遗之症，诸书所论纷纷，未有实据，以余细揆其理，人身以神为主，神居二气之中，昼则寄于心，夜则寄于肾。

遗精之症，戌亥以前者，病在于肾，子时以后者，病在于心，此人神从阴、从阳之道也。人身上下关窍，总在一神字统之。神即火也，气也，坎中之真阳也。真阳配真阴，神始有主；真阴配真阳，神始有依。”

敬知非评曰：“此按心肾不交，是客，从俗情也；神魂不藏，是主，谈至理也。凡遇遗精之人，以心肾不交，或由于湿热极不通之语，告之无不首肯。肯语以欲炽所致，即弗贴然，又必从而多方文致。故钦安姑存其说，以作陪衬，留病人地步，学者不可不知。”

唐步祺认为，梦遗一症，谓在上半夜者为阴盛阳衰，下半夜为阳盛阴衰，系就时间医学的观点立言，是一般原则，但仍须参验个别患者的体质，究属阴虚阳虚而施治，始为适当。阳虚者宜扶阳以配阴，阴虚者宜补阴以配阳。

淫念一动，虽然没有精液流出，但是肾精必然都汇聚于精窍，几天之内会因遗精或手淫而流于体外。假如长期如此，肾气就会凝滞于下焦，必会暗耗肾精而患虚劳病。长期独身男性多患此症。妇女长期患白浊及赤白带下的病理与男子相同，治法也是相同的。

【医案介绍】

姚伟医案：遗精案

张某某，男，22岁。患者为中医学院学生，1年前开始梦遗，曾自服知柏地黄丸、四逆汤等方，效果不显。现症见：严重时1周梦遗5～6次，神疲乏力，面色夹青，畏寒肢冷，易上火，舌淡红苔薄白，脉细弦，双尺无力。证阳虚并相火上浮，治宜潜阳封髓，佐以益肾，方用潜阳封髓丹合补肾汤。

处方：附片100g（先煎），龟甲15g，砂仁10g，炙甘草10g，焦黄柏9g，细辛6g，肉桂15g，骨碎补15g，白术15g，生龙牡各20g，紫石英20g，续断30g，杜仲20g，菟丝子20g，益智15g。5付。

随访：重遇患者，言自服此方数周后，诸症消失。

【按语】

朱丹溪曰："主封藏者肾，主疏泄者肝，两脏皆有相火，而其系上属心，心君火也，为物所感而动，动则精自走，虽不交合，亦暗流而疏泄也。"可见遗精一症，涉及肾之封藏、肝之疏泄、心之守神等，而其间之主导，可分属心失所主和相火妄动两大病机。潜阳封髓丹除了主方抓住阳虚之命火不潜为治疗根本以外，方中肉桂有壮心所主之能，龟甲、龙牡等均有重镇安神、交通心肾之功，故投之后使阳气振作而得潜藏，不致躁扰不安，肾水得温，肝木得达，心火得主，故对此遗精能取得较好的效果。

第二十节
大便不利

【概论】

郑钦安认为，大便不利一症，有阳虚、阴虚、阳明胃实、肺移燥热之别。

因阳虚者，由下焦火衰，不能化下焦之阴，阴主静而不动，真气不能施其运行之力，故大便不利。其人无神，面目唇口青黑，满口津液，不思茶水，虽十余日不便，而并无腹胀、烦躁不安等情，即有渴者，定喜热汤，冷物全然不受，他书称为阴结寒闭者，即此也。

因阴虚者，由火旺伤血，血液枯槁，肠中之糟粕干涩不行，如船舟之无水而停滞不动也。其人多烦躁，声音响亮，渴欲饮冷，吐痰干黄，脉或洪大细数，他书称为热结阳秘者，即此也。法宜养血清热，如润燥汤、麻仁丸、养血汤加麦芽、香附、蜂蜜之类。

因阳明胃实者，由外邪入胃，从胃热而化为热邪，热甚则胃中津液立亡，故不利。其人恶热，口臭，身轻，气粗饮冷，与狂妄谵语，痞、满、实、燥、坚等情，法宜急下以存阴，如大小承气汤之类。

因肺移燥者，由燥邪乘肺，肺与大肠为表里，表分受邪，渐及里分，其势自然。其人多烦渴，皮肤不泽，大便胀甚，欲下不下。法宜清燥为主，如甘桔二冬汤、益元散之类。

郑钦安所说大便不利，既现代所说的便秘，俗称大便干结，排便时间长、排便费力。

【治法】

法宜扶阳——扶阳抑阴，通下寒闭。

【方药】

（1）回阳饮加安桂、砂仁：生附子1枚（或熟附子60～100g），干姜45g，炙甘草60g，人参30g，肉桂10g，砂仁30g。

（2）白通汤：生附子1枚（或熟附子60～100g），干姜60g，葱白4茎。

（3）附子甘草汤：附子30g，炙甘草18g。

【圆通应用】

便秘一症，老弱病残者尤其多见，长期服用泻药的患者，有时即使转服中药，恐怕也是难以短期奏效，因为长期存在于肠道中的宿便，坚硬如石，开始的时候甚难排出。

故此，笔者临床对于症状比较轻的患者，采用强中汤（附子30～60g，干姜 30g，炙甘草 10g，党参 30g，白术 30～60g，丁香 10g，草果 10g，青皮 10g，陈皮 10g，厚朴 30g）加火麻仁 30～60g，或首次加用芒硝 10～20g，大便排出之后，减停芒硝。如果不加用芒硝，一般上述方药用 3～7 日方能见效。

对于阳虚而积滞化热者，常用《千金》温脾汤（附子 30～60g，干姜 30g，人参 10g，炙甘草 10g，大黄 10～30g，当归 10～30g，芒硝 10～30g），首次服下之后，一般 3 天之后肠道中积滞的宿便才能慢慢清除干净，然后再减硝、黄的用量，特别是宿便排出之后，患者的积热气滞状态可迅速改善。

对于积滞宿便、坚硬难排者，即便采用肥皂水清洁灌肠的方法，有时也难以奏效。笔者用芒硝水代替肥皂水灌肠，效果甚好，一灌而坚实硬便软化之后就顺利排出，为后来用扶阳之品扫清了障碍，达标本同治之效。

服药肠道通畅以后，为了巩固效果而防止反复，笔者常嘱咐患者常吃核桃仁，既温阳又通便，可谓是药食同源，一举两得，很受便秘患者的欢迎。

【评按或解说】

关于大便不利，并伴有鼻尖红肿、上牙龈肿痛、烦躁谵语、口渴饮冷等一派阳证者，郑钦安说道：

“此元阴不足于胃，胃火旺盛，阴血又反伤也。夫元阴之气，若无一脏不足，必无红肿火证之虞，人只知为风邪、火邪所作，而不知元阴之早亏于内也。阴虚则火旺，故火证丛生。今病人所现病形，已具阳明之里证，此刻胃火旺极，阴血衰甚也。须知凡血之内寓元阴，凡气之内寓元阳，病人元阴先不足而火生，火生太烈，更足以伤其凡血。故曰：‘壮火食气’，食气者，食尽元阴之气也。世医以桂、附为壮火，不知桂、附补元阳之衰，阳虚人之要药，非阳旺阴虚之所宜也。此病法宜泻火救阴为主，方用大承气汤主之。”

关于二便不利，三五日亦不觉胀，腹痛，舌青滑，不思饮食者，郑钦安说道：

“此下焦之阳虚，而不能化下焦之阴也。夫一阳居于二阴之中，为阴之主。二便开阖，全赖这点真阳之气机运转，方能不失其职。今因真气太微，而阴寒遂甚，寒甚则凝，二便所以不利也。况舌青、腹痛、不食，阴寒之实据已具。法宜温补下焦之阳，阳气运行，阴寒之气即消，而病自愈也。方用四逆汤加安桂。若热结而二便不利者，其人烦躁异常，定见黄白舌苔，喜饮冷水，口臭气粗可凭。学者若知此理，用药自不错误也。”

敬知非评曰："细推大肠主糟粕，原自胃中传入，其势颇顺。胃实则肠虚，肠实则胃虚。指糟粕出入而言。其所以运化糟粕，则在元气，元气出入升降，运化精微。今病人大便不利，仍是气机不利，总贵在病机病情上求之。学者须要先明理法，然后临证审察的确，或回阳，或清热，或急下，方有胆量把握。不然误下误清，虽不遭谤，倘用回阳，岂不惑己惑人？钦安指点亲切，当细心讲究，亦不可恃有此按，不揣病源，致临机而仍蹈徒法不能以自行之弊也。"

当世之人，把番泻叶做泻药专用，殊不知此乃苦寒之品，不可长期使用，特别是老弱之体，长年服用苦寒泻下之品，只看眼前，舍本求末。郑钦安先生之评说一针见血："以上治法，不拘男妇老幼，皆宜如此。故曰有是病宜是药，切勿因老、幼之别而惑于附子、大黄之说。近来市习，一见大便不利，多用大黄与滋阴润肠之香油、蜂蜜、麻仁、郁李、归、芎之类，并不问及阴阳，受害实多，而人不察，良可悲也。"

【医案介绍】

吴佩衡医案：气虚便秘

张某某，男，32 岁。患者有便秘已 1 年余。初起大便难解，凡 2、3 日一行，干结不爽。平素头昏食少，脘腹痞闷不适，时常嗳气上逆，冲口而出。医者以为阴虚肠燥，胃腑有热，连续治以清热苦寒、滋润通下之剂。每服 1 剂，大便通泻 1 次，其后又复秘结如故，脘腹痞闷终不见减。如此往复施治数月之久，愈见便秘。现症见：便秘甚者 6、7 日始一行。口苦咽干，纳呆食减，体瘦面黄，精神倦怠。舌苔厚腻，色黄少津，口气微臭，思饮不多。脉沉迟而弱。如此并非肠胃燥热之证，乃是气虚之便秘。因长期服用苦寒通下之品，脾肾之阳受戕，脾气虚弱，无力运化，肾气不足，难以化气生津，气机壅滞，胃肠传化失司，遂成便秘。当以温下之法，务使枢机运转，腑气自能通达。方用温脾汤加味。

处方：附片 45g（久煎），大黄 9g，党参 15g，厚朴 9g，杏仁 9g，干姜 12g，甘草 6g。

二诊：煎服 1 次后，则腹中肠鸣，气窜胸胁，自觉欲转矢气而不得。再服 2 次，则矢气频作，便意迫肛，旋即解出大便许多，干黑硬结如栗，奇臭无比。顿觉腹中舒缓，如释重负，呕哕已不再作。连服 2 剂后，大便隔日可解，口苦咽干已愈，食思转佳，腹中痞胀消去，厚腻黄苔已退，呈现薄白润苔，脉仍沉缓。遂照原方加肉桂 9g，增其温化运转之力，连服 4 剂后，大便通调如常，精神、饮食明显好转，面色呈润泽。

三诊：为巩固疗效，继以吴茱萸汤加肉桂、甘松温中健胃，调理 20 余日，并嘱其常服桂附理中丸。

随访：3 年后相遇，询及便秘之证已痊愈，迄今未复发。

【按语】

吴氏辨证为气虚便秘，其后分析指出，气虚阳微之证，其根本在于脾肾阳衰。但宿便日久，常郁而化热，故此，吴氏虽辨认为气虚便秘，但其治重在温阳通下，方选温脾汤加味，温阳通下，宣肺润肠。一服之后，肠鸣腹痛而便结难下，再服才得以泻下积滞，可见温阳通下为首选，单纯温阳，势在必行，可不助泻下之品，求功甚难。

第二十一节 小便不利（附：淋证、赤白浊）

【概论】

1. 小便不利

郑钦安认为，小便不利一症，有阳虚、阴虚、心移热于小肠及太阳腑证中之蓄尿、蓄热、蓄血、癃闭诸证。

因阳虚而致者，由下焦阳微，阴寒阻截膀胱之路，阳微无力，不能化之，故小便不利。其人定无力无神，两尺浮空或极劲，口并不渴，即有渴者，必喜热汤。

因阴虚而致者，由下焦血液不足，邪热遂生（须知焦思则生心火，忿怒生肝火，思淫动相火，火动于中，不独此疾，皆是由一念而生，其旨甚微，切不可概谓由外而生）。热结于尿隧，闭其水道流行之机，故不利。其人多烦躁，口渴饮冷，小便或能滴几点，或短赤而热痛。法宜扶下焦之阴，如四苓滑石阿胶汤、益元散之类。

因心移热而致者，由心火太旺，或焦思太过而生心火，心与小肠为表里，心热甚而小肠受之，热伏小肠，伤及血液，流行失职，而小便遂不利也。其人病情多与阴虚证同。法宜清心，如黄连解毒汤加滑石、木通，或导赤散倍生地之类。

2. 淋证

郑钦安认为，淋证一条，统以阳不化阴，抑郁生热为主。

大凡病淋之人，少年居多，由其世欲已开，专思淫邪，或目之所见，耳之所听，心之所思，皆能摇动阴精，邪念一萌，精即离位，遂不复还，停滞精道，不能发泄，久久抑郁生热，熬干阴精，结成砂石，种种病形，当小便便时，气机下降，败精之结于经隧者，皆欲下趋，然尿窍与精窍，相隔一纸，精窍与尿窍异位同源（同从玉茎而出），尿窍易开，精窍不易启。

好色之人，元阳日耗，封锁不固，当君火下照，尿窍已开，精窍亦启，尿欲速出，而精窍又开，两窍相启，彼此牵强，欲行不行，而痛故愈甚也。此二窍原不并开，此证全是并开之故，两相欲下，停精之结与未结，化与未化者，皆欲下趋也。

精停而结者，有砂、石之形，郁热熬而成之也；好色过度，精未化者，血淋之源也。治砂石贵以清热为先，而化气之品，亦不可少。方每以八正散、五淋散，功专清热，亦多获效。此证当于清热利水中，兼以化精化气之品，鼓其元阳，俾二窍不同时并开为主。

3. 赤白浊

郑钦安认为，赤白浊一症不必拘分，总缘二气不调，中宫运化机关失职。所以然者，先天赖后天以生，水谷之精气生血，水谷之悍气生精，血入于营，精行于卫，皆从中宫转输，转输失权，或精或血，流注阑门，阑门乃泌清别浊之所，从此渗入膀胱，渗入者赤，溺便赤，渗入者白，溺便白，非膀胱之自能为赤白也。

中宫不调，有寒热之别。寒主胃阳之不足，阻滞中宫，转输失职，其人定见面白无神，饮食短少，困倦嗜卧，不问赤白，但以温暖中宫，俾寒邪去，而转输复常。热主胃气之过旺，盘踞中宫，转输亦能失职。其人多烦躁好动，精神不衰，言语脉息，一切有神。不问赤白，便以清胃为主，俾热去而转输复常，如导赤散加茯苓、车前子，清胃散、凉膈散之类。

【治法】

（1）治小便不利：法宜扶下焦之阳——通阳化气。

（2）治血淋证：法宜扶阳为重——交通心肾，温下焦阳，固元开阖。

（3）治赤白浊：法宜温暖中宫——温中散寒。

【方药】

（1）桂苓术甘汤倍桂加白豆蔻、砂仁：桂枝 30～60g，茯苓 30～60g，白术 30～60g，甘草 15g，白豆蔻 10g，砂仁 10g。

（2）桂枣丸加胡椒、丁香：肉桂 10～30g，山茱萸 30g，胡椒 10g，丁香 10g。

（3）滋肾丸倍桂：炒黄柏 30g，知母 24g，肉桂 20～30g。

（4）白通汤：生附子 1 枚（或熟附子 60～100g），干姜 60g，葱白 4 茎。

（5）大剂回阳饮加细辛、吴茱萸、肉桂：生附子 1 枚（或熟附子 60～100g），干姜 45g，炙甘草 60g，人参 30g，细辛 10g，吴茱萸 10～30g，肉桂 10g。

（6）香砂六君子汤：人参 12g，茯苓 9g，白术 30g，炙甘草 10g，半夏 12g，陈皮 12g，木香 10g，砂仁 12g。

（7）附子理中汤：附子 1 枚（或熟附子 60～100g），白术 15g，干姜 15g，人参 6g，炙甘草 9g。

【圆通应用】

唐步祺认为，譬如滴水之器，上窍闭则下窍不通，必上窍开而下窍之水出焉。与此相反之尿频数症，膀胱与肾有寒，老年人居多，有一夜尿达七八次者，治以大剂量附子理中汤加小茴香、肉桂、益智，曾以此方治愈老年患者多人。

小儿遗溺或尿床者，乃膀胱虚冷，不能禁约，故尿自出也。夫肾主水，下通于阴，小便者津液之余也。膀胱为津液之腑，因虚弱内寒不能约制，其尿出而不禁，故云遗溺也。夜间不禁，小便睡中自出谓之尿床。宜六味回阳饮加小茴香、益智治之，唐氏用此方治愈小儿遗尿者数十人，无不应手辄效。凡此皆本钦安下焦阳微之意而施也。

唐步祺曾治某石淋患者，用五苓散加上桂以化膀胱之气，连服两剂而小便稍通畅，胀痛如常。继用大剂量回阳饮加肉桂、细辛、吴茱萸，附子剂量达50g，尽二剂后，自觉稍有减轻。仍用原方加大剂量，附片增至100g，服后小便痛更加甚，嘱患者多饮茶水、小便时用力，将结石冲出，解出如绿豆大之结石1枚，痛始减轻，尿来觉畅。以后继续服此方，每次排小便时尿液浑浊，有细小砂粒。直至尿清无渣滓，小便畅通而痊愈，始停服药。

小便不利、淋证与赤白浊三病，其实都归属于下焦病证，并且都是小便出现了异常，故此笔者把郑钦安三病合为一病论治。

《内经》关于此三个病证的治疗核心论述“膀胱者，州都之官，津液藏焉，气化则能出矣”，一语道破了天机。且“下焦如渎”，要想使下焦“渎”的功能正常，要想使膀胱开阖有节，必然是肾中阳气为其根本。故此，笔者治疗下焦经常选用有三方，春泽汤（即五苓散加人参）、补中益气汤、真武汤或桂附地黄汤。症状在下，而合并有上焦表现者，首选春泽汤；中气下陷、阳气虚弱者，选用补中益气汤加四逆汤，疗效显著；下焦症状突出者，选用真武汤或桂附地黄汤。临床之时，多病证结合，或随证加味，如合并有湿热瘀血者，可加用封髓丹、桃仁承气汤、滋肾丸等小方；或加封固之品如乌药、益智、补骨脂、山茱萸肉、生龙骨、生牡蛎等，临床上多有良效。

小便不利一病为老年男性之共病，治疗起来甚有难度。此病发生与年龄密切相关，即随着年龄的增长而发病率逐年增多。因此，在通阳化气、助肾温阳的同时，也要考虑到局部前列腺压迫尿道所形成的阻滞，即瘀滞不通的问题，故此用真武汤合五苓散，除重用附片30～90g之外，常加用活血化瘀、消痰散结之品，如穿山甲、皂角刺、三七、王不留行、猫爪草等，多能提高疗效。但本病非一日之病，也非朝夕之功。故此，守方用药，循序渐进，3～6个月方能见功。短期是难以取效的，临证要有足够的耐心。

血淋一病，虚证者多为中气下陷、阳虚不固，致使血络不能归经者占多数。临证之时多以李东垣的补中益气汤合四逆汤，加上张锡纯的补络补管汤（生龙骨、生牡蛎、山茱萸、三七），再加重用血余炭，一般都能取得良好的临床效果。

赤白浊一病，现代认为有两种病症可引起这种症状，一是前列腺病变，二是乳糜尿。这两种病症的治疗，参照上述方法与方药，结合局部病症的特点，一般多有良好的临床效果。

【评按或解说】

关于小便后，有精如丝不断，甚则时滴不止者，郑钦安说道：

“此先天之阳衰，不能束精窍也。夫精窍与尿窍有别，尿窍易启，只要心气下降，即开而溺出。精窍封锁严密，藏于至阴之地，非阳极不开。今平人小便后有精不断者，其人必素禀阳虚，过于房劳，损伤真气，真气日衰，封锁不固，当心火下降，溺窍开而精窍亦与之俱开也。法宜大补元阳，交济心肾为主。方用白通汤。”

关于小便下血，郑钦安说道：

“小便下血，其要有二，有痛不痛之分，痛则为血淋，照上治淋法治之，不痛则为尿血，多由脾中之阳不能摄脾中之阴血，流注阑门，泌清别浊之处，与水谷之湿气，同渗入膀胱，而与尿俱出，故曰尿血。饮食定然减少，人困无神，法宜理中汤加桂圆，或甘草干姜汤加五味，以复脾中阴阳，自然尿血不作。若渴喜饮冷，善消食者，则为胃中风火妄动，逼血下行，法宜清胃，如人参白虎汤之类。亦有心移热于小肠，而致血下行者，法宜清心，如导赤散之类。亦有冲、任有伏热，逼血而致者，法宜清热，如赤小豆当归散，小柴胡加芩、连之类是也。学者即在上下四旁搜求病情，便可识也。”

关于小便不利，敬知非评郑钦安前文曰：“前证言胃传糟粕于二肠，得元气运化而出。膀胱主溺，与二肠无涉。知非细推其原，在胃阳明为海，生精生血，化气行水之宗。且脾为胃行津液，脾能行水，由水道达于膀胱，膀胱有下口而无上口，须气化渗泌而出。今病人小便不利，明是二土失职，中宫少运。阳明主阖，脾胃同处中州，又可见脾不为胃行津液，故水道不利，如此溯本究源，阳虚、阴虚，一切移热、蓄热、蓄尿、蓄血、癃闭诸证，有由来矣。再观仲景五苓散方中，用桂枝、白术通阳和脾，义极精微，大具神通手眼。钦安按中执定阴阳实据，加以温中行气，治之必无不效也。”

关于淋证，敬知非评郑钦安前文曰：“淋之一证，责在精道。余尝询之少年之人，其精中往往有子，早已廉得其情，百不失一。委是纵欲所致，譬如月缺难圆，金针暗失，人生不免，殊为恨事。迨至病成痛作，尤征过纵，谓曰自取果报大失也，其何说之辞，治法扶阳抑阴。如其人神不大衰，加清上焦之邪火，佐以行气，并嘱其清心节欲，自无不愈也。钦安抉破其情，论辨精详，自是方家举止，且为脑后痛下针砭，唤醒梦梦，以规诫为治法，的是妙人，却与知非同为快人也。虚心人语，又是婆心人语。”

关于赤白浊，敬知非评郑钦安前文曰：“阳虚不能运化精微一语，可补钦安之注脚。”

服用姜、桂、附之药，最易出现正气与病邪相争斗的过程，在争斗的过程中可产生诸多的症状，在服药之前预测可能出现的临床表现与症状，并事先告知患者心里有所准备，对于一个火神派的学习者来说，可以说是一门独到的功夫，故此，郑钦安才说：

“但服回阳等方，初次小便虽痛甚，而尿来觉快者，气机将畅，而病当解也。此道最微，理实无穷，学者须当细心求之，勿执法为一定，恐未必尽善。而辨认总阴阳两字，有神无神，两尺浮大，有力无力为准。”

小便不利，也包括血淋与赤白浊，这三种病症不管其病因多么复杂多变，但有一条是病机却是其共性——气化不利。而调节小便之气化者，首推具有双向调节作用的五苓散。

五苓散见于《伤寒论》，是治疗太阳蓄水证、小便不利的主方。蓄水证的病机为膀胱气化不利，水不下输，津不上布，表现为小便不利、烦渴、舌苔薄白而滑润。《伤寒论》中对小便病变的论述，多以小便利与不利言之。小便不利，就其病性来说，有虚实寒热之分，从其症状而论，有小便次数的多寡、尿量的多少及排尿困难与否之别。凡是小便排出异常，或频数，或尿少，或排尿困难等，皆可以小便不利名之。虽然症状各异，总由膀胱气化不利所致。

五苓散由猪苓、泽泻、白术、茯苓、桂枝组成。方中茯苓、猪苓甘淡，淡渗利尿，是利水除湿之要药；泽泻甘寒，渗湿泄热，为利水第一佳品；白术甘温，补脾燥湿，助津四布；桂枝辛温，通阳化气，宣导疏利，使表里之邪得解。诸药为散，可迅速发散。多饮暖水，乃取桂枝汤啜粥之义，助脾转输，布达水津，宣散表里之邪。然而临床应用，不必拘于表证之有无。五苓散具综合调节之功能，用本方治小便不利虽有良效，但还需“观其脉证，随证治之”，则可收其全功。

【医案介绍】

1. 吴佩衡医案：石淋（肾结石虚寒证型）

黄某某，男，44 岁。患者以腰痛数年而住入昆明某医院治疗，经 X 线摄片检查，发现右肾肾盂有10粒结石，小如花椒，大至蚕豆，诊断为肾结石，因身体虚弱不能耐受外科手术，遂求治于吴氏。现症见：腰痛已久，时有所发，痛如绞作，延及腰腹，下引宗筋，痛甚则神怯而畏寒肢冷。小腹胀痛，小便短涩。饮食欠佳，精神萎靡。舌苔白滑而厚腻，脉沉迟无力。此证因肾脏寒极，寒湿不化，内结成石，治以温肾扶阳温化，方用四逆汤加味。

处方：附片60g（久煎），杜仲10g，桂枝30g，干姜40g，茯苓30g，肉桂10g（研末，泡水对入），细辛6g，甘草6g，

二诊：服药11剂后，相继经尿道排出结石4粒，其中曾有一粒较大者，排出时嵌于尿道口，尿线中断，其痛非常，经该厂医生用镊子夹出，宛如细玉米粒大小，致使尿道口略有出血。经X线复查，尚余下6粒结石，但均较前为小，原大如蚕豆者已不复见。此乃温化之剂所致也。唯因肾寒日久，腰尚冷痛，结石未全化解排尽，其法不变，继以扶阳温化主之。方用四逆汤加味。

处方：附片100g（久煎），干姜50g，狗脊10g，细辛6g，薏苡仁30g，桂枝30g，肉桂10g，甘草10g。

三诊：因服药有效，信心不移，连服不断则病情大减，食增神健，体质大为好转，恢复工作，前后相继数10余剂，腰痛已不复作。

四诊：半年后复诊，复查X线显示10粒结石已消去9粒，仅剩下1粒，亦较前缩小。再以上方加减，不离强心温肾、调补气血之原则。数月后，最后1粒结石亦随尿排出，自此恢复健康，照常工作。

【按语】

治疗肾结石，目前处方都是以通淋排石之品，如海金沙、金钱草、鸡内金、滑石等组成之方。但吴氏却是治疗只分阴阳，见石而不治石，只管是温肾阳、复气化，“阳化气，阴成形”，凡是阴寒凝聚之物，皆是阳气所不到之处。故此，吴氏在经验方大回阳饮的基础之上加温利之品，而足见全功。

2. 范中林医案：少阴证淋病（前列腺炎）

张某，男，57岁。患者因冬天睡新修湿炕而致病。初起，一侧睾丸肿大，坐立行走均疼痛难忍。因未能及时就医而日益加重。某医大附院确诊为“前列腺炎”。经某中医研究所治疗1年而愈。后复发，迁延约3年，自觉症状有增无减。现症见：恶寒踡卧，肢体萎软，神靡，头晕，失寐，食欲大减

（每餐只进一两）。睾丸坠胀及腹，常感凉麻疼痛，小便浑浊频数，阳痿。面色萎黄暗黑，舌质淡白，全舌白苔密布，根部苔淡黄厚腻，脉象沉微细。此证为少阴阳衰，阴寒内盛，治宜补阳温肾，散寒止痛。方以四逆汤加上肉桂主之。

处方：川附片 120g（久煎），干姜 120g，炙甘草 60g，上肉桂 15g（研末冲服）。

二诊：连服 3 剂，少腹和睾丸坠胀疼痛减轻，小便色转清，尿频也好转，阳气渐复，原方附子、干姜减至 60g；再加茯苓、炒白术，以健脾除湿，继服 30 剂。头晕、失眠、恶寒乏力、少腹及睾丸坠胀均进一步减轻，生殖器凉麻之感亦较前轻微。恶寒神靡、生殖器凉麻痛等症进一步好转。舌质稍现红润，黄白厚腻之苔已减。惟少阴心肾两脏，心主血主火；肾为水火同宫之脏，藏真阴真阳之气。患者全身性虚寒证，不仅伤及肾阳，同时累及肾阴。法宜继续温补肾阳，兼顾其阴，再佐以温中健脾为治。方用四逆汤合理中汤加味。

处方：川附片 60g（久煎），干姜 60g，炙甘草 60g，党参 30g，上肉桂 10g（研末冲服），冬虫夏草 15g，枸杞子 30g，菟丝子 30g，茯苓 20g。

三诊：服药 10 余剂，诸证继续好转。其后，根据病情加减，姜附减至 30g，又服 10 余剂。经检查，前列腺炎基本痊愈；同时，多年来之低血压、头昏、失眠等症亦均消失；饮食骤增，精神大振。后以壮阳益肾，养心安神之剂，配成丸药，缓缓调养，以巩固疗效。

处方：川附片 120g，上肉桂 30g，朱砂 15g，冬虫夏草 30g，琥珀 20g，麝香 0.3g，枸杞子 30g，肉苁蓉 30g，柏子仁 30g，菟丝子 30g。

用法：每日服 2 次，每次 1g。

随访：3 个月后随访，患者病愈而恢复工作。

【按语】

本例并非四逆证，为什么要用四逆汤？《伤寒论》中的四逆汤为回阳救逆的主方，但根据范氏多年的临床经验，其作用不局限于此。除阳虚欲脱、脉微欲绝等典型四逆证以外，还可广泛用于一切阳虚阴盛之病人。从伤寒六经辨证来看，大凡三阳病中某些变证、坏证，三阴病中之虚寒证，皆可酌情用之。本例即是典型的三阴证方选四逆汤案例。少阴病其病在肾，阳亏气弱，气化蒸腾不能。故而大剂四逆汤助肾中阳气，膀胱气化开阖有度，故而下焦病证得以解除。

第二十二节
膝肿痛（附：脚气）

【概论】

1. 膝肿痛

郑钦安认为，膝肿痛一症，有由外感寒湿之邪闭塞关节者，有阳虚者，有阴虚者。

因外感寒湿而致者，或贪凉而足履冷水，或偶受寒邪而经络闭塞，渐至两膝肿痛（诸书有历节风、鹤膝风之说）。由其寒湿之邪，从外而入，闭其运行之机。膝处多空虚之地，最易藏邪，气道壅滞，水湿渐增，抑郁生热，而成膝肿痛之疾。法宜发汗行水为主，如小青龙汤，或麻黄汤加茯苓、泽泻之类。

因阳虚者，由其素禀不足，阴邪寒湿丛生，流入下焦关节屈伸之处；或胃阳不足，过于饮酒，酒湿之邪，流入关节，阻滞不行，而膝肿痛，但其证多皮色如常，慢肿微痛，实属阳微不能化阴。

因阴虚者，由其素禀阳旺，过食醇酒厚味，湿热毒邪，流入下焦关节处，运行不畅，遏郁而红肿便生。法宜养阴清热，兼理气除湿为主，如黄连阿胶汤加苓、术，补血汤加秦艽、羌活、桑白皮、香附、麦芽之类。

2. 脚气

郑钦安认为，脚气一症，有由下而上冲作痛者，有只在下作痛者，有大病后，至午后脚底即发热作肿作痛，皮色如常，至天明即愈者，有天阴甚而痛反剧者。以上数证，悉属阳虚不能镇纳阴邪，阴气上腾，乃为大逆，犯心能令人死。脚气更有红肿痛极欲死，气喘唇青，小便清长者，乃是元气发外，从脚而脱也。若只在下而作肿痛，挟湿亦多，加除湿必效。如或红肿痛甚，心烦口渴，小便短赤，乃湿热结聚下焦。法宜除湿，湿去而热自消，如五苓散、鸡鸣散之类。

【治法】

（1）膝肿痛：法宜温固脾肾之阳。

（2）脚气：法宜回阳收纳。

【方药】

（1）回阳饮加桂、苓、益智、补骨脂、茴香、砂仁：生附子 1 枚（或熟附子 60～100g），干姜 45g，炙甘草 60g，人参 30g，肉桂 10～30g，茯苓 30g，益智 15g，补骨脂 15g，小茴香 10g，砂仁 10g。

（2）回阳饮加砂仁、补骨脂、益智、骨碎补：生附子 1 枚（或熟附子 60～100g），干姜 45g，炙甘草 60g，人参 30g，砂仁 30g，补骨脂 15g，益智 30g，骨碎补 15g。

（3）白通汤：生附子 1 枚（或熟附子 60～100g），干姜 60g，葱白 4 茎。

【圆通应用】

对于膝肿痛一病，郑钦安认为治疗该病需要循序渐进，方能收功。

李可老中医认为，治疗膝肿痛常重用生黄芪 45g 补中上之气，气旺则周流全身，气行则水行，水湿自去；脾虚者合五苓、红参、四妙，去黄柏，益气健脾运湿；瘀阻气血者，加川芎、桃仁、红花，活血化水；卫气闭塞者，少加麻黄宣肺，以通水道；整体虚衰者，阳和汤合五苓，加生黄芪 45g、防己 12g，和阳消阴；阳虚甚者，济生肾气汤加生黄芪，益命火以消阴翳；方药对症而收效甚微，必是局部凝结不化，加肉桂开冰解冻；久延不愈而见腰困、膝软、头眩，加肾四味鼓舞肾气而治本。热毒结于局部，暂用清热解毒利湿，中病即止，勿伤中上之阳，反使水湿凝结难化。

外用白酒点燃白芷为糊，热敷局部，活血化瘀通窍祛湿，急性期收效甚速。

治疗膝关节肿痛，笔者常用散膝汤（黄芪 30～90g，防风 10g，肉桂 10～30g，茯苓 30～60g）合用四逆汤（附片 30～60g），加活血化瘀之品，如丹参、三七、石菖蒲、白芷、王不留行等，疼痛剧烈者，再加制川乌 10～30g（与附子一起先煎），一般都有比较好的临床效果。

中气下陷明显者，可用补中益气汤原方，加四逆汤及活血化瘀之品也多有良效。火神派名家祝味菊及卢崇汉均认为补中益气汤加附子后其效大增，笔者临床多有体验。

初步显效后，要想持久有功，后期的巩固治疗也是非常需要的。

【评按或解说】

关于两脚浮肿，郑钦安说道：

“（病后两脚浮肿至膝，冷如冰者）此下焦之元阳未藏，而阴气未敛也。夫人身上、中、下三部，全是一团真气布护。今上、中俱平，而下部独病。下部属肾，肾通于两脚心涌泉穴，先天之真阳寄焉，故曰阳者，阴之根也。阳气充足，则阴气全消，百病不作；阳气散漫，则阴邪立起，浮肿如冰之症即生。古人以阳气喻龙，阴血喻水，水之汜滥，与水之归壑，其权操之龙也。龙升则水升，龙降则水降，此二气互根之妙，亦盈虚消长之机关也。学者苟能识得元阳飞潜之道，何患治肿之无方哉？法宜峻补元阳，交通上下，上下相交，水火互根，而浮肿自退矣。方用白通汤主之。”

敬知非评膝肿痛曰：“细玩易象，震仰盂，二阴上，一阳下，孔子取为足能走，夫阳动阴静，动而在下者足也，震动也，气之动于下者也。今膝肿痛，或脚气注痛，必不便于行，而阳先病矣。所以然者，不外内外二因，医先识此，知寒邪中于下，则动于下之气机不利，而有肿痛流注之症，乃于逐邪之中，审其阳气之衰盛而多方照顾，预培其生机，毋使邪气克正，致势滔天，不可向迩，矧可扑灭。滔天者，犯心之谓也，阳微不能化阴之谓也。钦安谆谆于温固回阳，兼补发汗行水除湿散结诸法者，通其源，正市习之论者。节其流，学者洞悉源流，治膝脚之证无余蕴，寿世活人，大为快情。”

郑钦安治疗膝肿痛及脚气二病，其主要方剂为回阳饮加味，而且后面所加之品几乎均为其益肾纳气归精之品，表明补阳益肾之品必不可少。

【医案介绍】

李可医案：膝关节积液

乔某某，女，60 岁。患者矮胖体型，风湿性关节炎久延，双膝肿大如斗，多次抽水，激素穴注，反复发作，3 年不愈。近月余，因血沉高，考虑关节结核，抗痨药亦乏效。现症见：股胫变细，状如鹤膝，脚不能着地，局部皮肤绷急紫暗，摸之如冰，精神疲惫，气怯畏寒，脉迟细，脉搏 58 次/分。证属高年久病，气阳虚衰，不能运湿，湿流关节。治宜下病上治，益气温阳化湿，方用阳和汤加黄芪五苓散。

处方：生黄芪 45g，熟地黄 30g，麻黄 3g，白芥子 10g，鹿角霜 30g，油肉桂 5g，桂枝 10g，白术 30g，茯苓 30g，猪苓 10g，泽泻 10g，薏苡仁 30g，苍术 15g，川牛膝 30g，炙甘草 10g。

复诊：上方服用 5 剂，病愈。

随访：追访 1 年未复发。

【按语】

李氏认为，一切水湿停聚为患诸症，皆因“气不化水”。气、阳为生命之动力。气统血，亦统水，阳统阴，阳化气。肾阳（命门真火）为化气之根。下部水湿停聚，上气必虚——肺主一身之大气，又主通调水道；脾胃为中气，主运化水湿，又是三焦气化的枢纽，故下病上治。常用阳和汤加黄芪五苓，临床多效果显著。

第二十三节 喘 证

【概论】

郑钦安认为，按喘促一症，有外感风寒而致者，有太阳证误下而致者，有胃火上攻而致者，有湿痰水饮闭塞而致者，有元气欲脱而致者。

因风寒而致者，由风寒之邪，闭塞肺气，肺气发泄不畅，上壅而喘，必有发热、头痛、身痛为据（如发热而无头痛身疼，或见口唇青，脉劲之喘，必是元气外越，不得即以外感风寒闭塞目之，辨认留意切不可少），法宜宣散，如麻黄汤、定喘汤、小青龙汤之类。

因太阳误下而致，由太阳之邪未解，继以壅塞，发泄不畅，仍宜大启其膝理，俾邪早出。如以为火旺而妄行攻下，客邪下陷，愈不得出，壅于胸膈，呼吸错乱，则喘症立生。法宜仍举其所陷之邪，如桂枝汤去芍药倍桂，或重加干葛升举之类，俾欲出者，仍从外出，以解透为妙。

因胃火上攻而致者，由胃中素有伏热或与外来之热邪相协，或胃中有停滞生热，热甚则邪火上攻，热逼于肺，气无所主，呼吸错乱，而喘证立生，必有大渴饮冷、口臭气粗、二便不利等情，法宜攻下，如大、小承气汤、白虎汤之类。

因痰湿水饮而致者，由太阳之气化偶乖，中宫之转输失职，水湿停滞不行，久久中气日衰，痰水日盛，渐渐上干清道，壅塞太甚，呼吸错乱，而喘证立生，其人食少痰多，清水上涌，喉中不利。

因元阳将脱而喘者，由其人阳衰阴盛已极，逼阳于外，阳气不得下趋潜藏，阴阳两不相接，呼吸错乱，而喘促立生，必现面白唇青，口舌黧黑，人无生气，全是一团纯阴，此刻有大烧汗出之可畏。

【治法】

（1）法宜温中除湿——化痰平喘。

（2）法宜回阳收纳——温肝降逆，助阳平喘。

【方药】

（1）桂苓术甘汤：桂枝 30～60g，茯苓 30～60g，白术 30～60g，甘草 15g。

（2）理中汤加砂、半、茯苓：人参 9～30g，干姜 15～30g，白术 15～30g，甘草 9～15g，砂仁 30g，半夏 15g，茯苓 30g。

（3）吴茱萸四逆汤加丁香、胡椒、砂仁：吴茱萸 30～60g，熟附子 60～100g，干姜 45g，炙甘草 60g，丁香 10g，胡椒 10g，砂仁 30g。

【圆通应用】

王正龙先生认为，喘证如果与咳嗽相伴加重并伴有啰音者，必须停服含有人参的药物（因为湿者、咳者必须去人参，否则会敛湿邪），应单独服用大剂白通汤（炮附子 50g，淡干姜 60g，老葱白 4 茎）即可。如果在重灸时出现咳嗽，也可灸肺俞缓急。假如属于肾不纳气，其咳嗽必牵动小腹，此时必须先服10～20剂附子汤填坎中真阳，日后再灸不迟。

倘若出现“吸气长而呼气短”的现象，属于水邪上泛，应该服苓桂术甘汤（上焦邪盛正虚）、真武汤（下焦邪盛正虚）以泄水邪（包括胸腔积液）；苓桂术甘汤药方：茯苓30g，桂枝20g，炒白术15g，炙甘草10g。真武汤药方：茯苓30g，炒白术20g，生姜30g，白芍30g，炮附子20g。

倘若出现“吸气短而呼气长”的现象，属于肾不纳气，应该服金匮肾气汤（熟地黄60～120～200g，山茱萸20～50～80g，山药20～50～100g，牡丹皮10～30～50g，茯苓15～30～50g，泽泻5～20～30g，炮附子5～30～50g，肉桂3～10～20g）以固肾防脱。

治疗咳喘，笔者一般都用李可老中医的破格救心汤化裁：附片30～90g，干姜30～60g，生姜30～60g，炙甘草10g，红参10～30g，三七10～30g，山茱萸30～90g，生龙骨、生牡蛎各30g，紫石英30g，磁石30g，石菖蒲30g，半夏10～30g，肉桂10g，茯苓30～60g。随症加味，大便秘结者，加火麻仁30～60g；下肢浮肿者，加桂枝30～60g，苍术、白术各30g；气滞者，加陈皮10g，沉香6～10g；肾亏显著者，加李可老中医常用的肾四味（淫羊藿、菟丝子、补骨脂、枸杞子）各10～30g。临床上多有良效，特别是久病咳喘多药不效者，一服即可取得良效。

【评按或解说】

郑钦安认为，凡治喘证切不可猛浪，先将阴阳情形审明，然后施治，切不可一味治喘，妄以苏子降气汤、麻黄定喘汤投之，风寒可施，内伤则殆。

敬知非评曰：“孟子云，今夫蹶者趋者，是气也。又曰：‘夫志，气之帅也。’又曰持其志，勿暴其气，此理可通乎治喘。彼趋与蹶，皆令人气喘，以其升降纡徐之机，为作劳所迫促，然一经静镇而即平。今气之喘不由作劳，而亦迫促不舒，且非静而能镇，是孰使之然哉？诚有如钦安所论五因，各因皆有辨认阴阳虚实之凭据，可谓详矣。惟元阳将脱之喘，用回阳收纳之法，未免骇人，殊不知志为气帅，持其志勿暴其气，正合用姜附之机宜。神机化灭，升降将息，火用不宣，水体不动，惟有用姜、附以养帅，帅如能振，气即随之，而号令庶几中兴可冀，此炼石补天之技，出人头地之医，学者视姜附为热药，斯得之矣。迨至病人烧退身安，姜、附又能退热，夫热属火，姜、附退热而泻火，学者视姜、附为凉药，则更妙矣。”

王正龙先生认为，现代中医将哮喘分为虚证和实证两种，但事实上不论是虚是实，患者每遇七情、房劳、饮食、劳作、外感就会发作，这就充分说明哮喘一定是虚证，只是有外感与内伤之别。风寒外感可用苏子降气汤、麻黄定喘汤。而内伤哮喘则绝对不可用，否则虽能暂时定喘，却将寒邪闭于脏腑之内，不能治愈不说，将来必定转化为暴脱之证。

凡内伤哮喘患者，在年少时，必定有频繁发烧服药的病史，这就是医生误用寒凉退烧药物将患者的正气削弱，并将寒邪引入脏腑的明证，而后每当患者肺病发作时，医生必定为患者服用定喘汤之类的寒凉发散药物，使患者的病情不断加重，其病情的发展规律往往是：感冒→鼻窦炎→咽炎→气管炎→哮喘。为了不使病情如此发展，在治疗方面只能使用辛温祛寒的方法和药物。

所以，用重灸关元穴和中脘穴的方法，可以使经脉疏通，消除寒邪，正气得以恢复，脏腑功能得以发挥，该升的就会升，该降的就会降，该散的就会散，该收的就会收，该开的就会开，该合的就会合（以意和之），根本用不着“清热化痰止咳”。若辅以四逆汤、白通汤、附子理中汤，最后用金匮肾气丸巩固疗效，鲜有不愈者。

在服药或重灸期间会有几天出现咳嗽、哮喘加重，胸闷以及周身无力的现象，这是真阳驱赶寒邪至于肺部，痰饮湿气上壅于肺，暂时困住肺的功能，使肺气不能宣发的表现。切不可认为治法不当，必须坚持服药或施灸，待挺过这一关，就是“艳阳天”。

俗话讲：“内不治喘。”表明喘证一病自古至今难治已成定论，当代治疗本病所谓辨证论治，无非是宣肺平喘、化痰止咳之法，短期内可能会有小效，或暂可解除表证而取得缓解。但真正喘证一病，多是久病缠绵，多药不效，特别是从肺而治乏效之时，多无计可施。我们一定要走出治喘单纯从肺而治的情况，虽然肺主气，司呼吸，但我们绝对不能忘掉肾为之气根，且肾主纳气，特别是肾中之阳气，乃为主气、纳气、气根之总司。故此，求治于肾中之阳气，才能从根本上缓解喘证。

【医案介绍】

1. 吴佩衡医案：哮喘

郑某某，女，25 岁。患慢性哮喘病已 14 年之久，现身孕 4 月余。询其病史，始因年幼体弱，感风寒而起病，药、食调理不当，风寒内伏，夹湿痰上逆于肺，经常喘咳，值天寒时令尤甚，迄今病已多年，转成慢性哮喘。现症见：咳嗽短气而喘，痰多色白，咽喉不利，时发喘息哮鸣。面色淡而少华，目眶、口唇含青乌色。胸中闷胀，少气懒言，咳声低弱，咳时则由胸部牵引小腹作痛。食少不思饮，溺短不清，夜间喘咳尤甚，难于平卧入寐。舌苔白滑厚腻，舌质含青色，脉现弦滑，沉取则弱而无力。证属风寒伏于肺胃，久咳肺肾气虚，阳不足以运行，寒湿痰饮阻遏而成是证。治法当开提肺寒，补肾纳气，温化痰湿治之，方用小青龙汤加附片。

处方：附片 100g（久煎），白芍 10g，麻黄 10g，细辛 6g，干姜 30g，桂枝 20g，五味子 5g，半夏 10g，甘草 10g。

二诊：服上方 2 剂后，咳吐大量清稀白痰，胸闷、气短及喘咳均已较减，能入睡 4～5 小时，食思见增，唇舌转红，仍微带青色，厚腻白苔退去其半。上方虽见效，然阳气未充，寒湿痰饮尚未肃清，继以温化开提之剂治之。方用四逆、二陈合方加麻、辛、桂。

处方：附片 200g（久煎），干姜 40g，茯苓 30g，半夏 15g，陈皮 10g，细辛 8g，炙麻黄茸 10g，肉桂 10g（研末，泡水对入），甘草 10g。

复诊：服上方后喘咳皆有减少。治法不变，仍用此方，随证加减药味及分量，共服 20 余剂后，哮喘咳嗽日渐平息。再服 10 余剂，病遂痊愈，身孕无恙，至足月顺产一子，娩后母子均健康。

【按语】

昔有谓妇人身孕，乌、附、半夏皆所禁用，其实不然。盖乌、附、半夏，生者具有毒性，固不能服，只要炮制煎煮得法，去除毒性，因病施用，孕妇服之亦无妨碍。妇人怀孕，身为疾病所缠，易伤胎气而不固。因证立方用药，务使邪去而正安，此实为安胎、固胎之要义。有是病而用是药，所谓有病则病当之，故孕妇无殒，胎亦无殒也。吴氏临证数十年，思循经旨，多有所验，深感得益不少。

2. 李可医案：肺心病心衰、呼吸衰竭合并脑危象案

阎某某，男，60 岁。患者有阻塞性肺气肿、肺心病代偿期达 10 年，本次发作 1 周，县医院抢救 6 日，病危出院，准备后事。昨夜子时，突然症见：暴喘痰壅，昏迷不醒，面如死灰，唇、指、舌青紫，头汗如油，痰声辘辘，口鼻气冷，手冷过肘，足冷过膝，双下肢烂肿如泥，二便失禁，测不到血压，气息

奄奄，切脉散乱如雀啄屋漏，移时一动，乃按其趺阳、太溪、太冲三脉，尚属细弱可辨。病情垂危，证属阴阳将要分离，为挽垂绝之阳而固脱，方用破格救心汤加味。

处方：附子 150g（久煎），干姜 60g，炙甘草 60g，高丽参 30g（另煎汁），生半夏 30g，生南星 10g，石菖蒲 10g，山茱萸 120g，生龙牡各 30g，磁石粉 30g，麝香 0.5g（分冲服），鲜生姜 30g，大枣 10 枚，姜汁 1 小盅（对入）。

用法：上药加开水 1500ml，武火急煎，随煎随灌，不分昼夜，频频喂服。

二诊：早晨 6 时，得悉于半日一夜内服完上方 1 剂。子时过后汗敛喘定，厥冷退至肘膝以下，手足仍冰冷。面色由灰败转为萎黄，青紫少退，痰鸣大减。呼之可睁眼，神志未清。六脉迟细弱代，48 次/分钟，已无雀啄、屋漏之象，回生有望。嘱原方附子加足 200g，余药不变，日夜连服 3 剂。

三诊：患者已醒，声如蚊蚋，四肢回温，可以平卧，知饥索食。脉沉迟细，58 次/分钟，已无代象。多年来喉间痰鸣消失。其妻告知，昨夜尿湿大半张床褥，腿已不肿，正是大剂附子破阴回阳之效。真阳一旺，阴霾自消。病已脱险，元气未复。续给原方 3 剂，去生半夏、生南星、石菖蒲、麝香。附子减为 150g（久煎），加肾四味（枸杞子、菟丝子、补骨脂、淫羊藿）及核桃肉各 30g，温养肝肾精气以固脱。每天 1 剂，煎分 3 次服。

四诊：诸症均退，食纳渐佳，已能拄杖散步。

【按语】

此例患者肺心病心衰、呼吸衰竭合并脑危象，按西医来说已无法可救，即无力回天。而李氏却认为，病情虽属危症，但此症子时濒危未死，子时以后阴极阳生，已有一线生机，至凌晨 4 时，便是生机未绝。心衰病人，病情错综复杂，不但阳气衰微，而且阴液内竭。当心衰垂危，病人全身功能衰竭，五脏六腑、表里三焦已被重重阴寒所困，生死存亡，系于一发之际，阳回则生，阳去则死。非破格重用附子大辛大热的纯阳之品，不以雷霆万钧之力，不能斩关夺将，破阴回阳，而挽垂绝之生命。故投大剂破格救心汤以回阳固脱，加三生饮豁痰、麝香辟秽开窍醒脑而救呼吸衰竭。此例病人前后共计四诊历时 5 天，共用附子 1.1kg，山茱萸 0.75kg，九死一生垂危大症，终于得救。方中生半夏降逆化痰要药，用时以温水淘洗 3 次，加等量鲜生姜佐之，既解其毒，又增强疗效，颇有妙用。

第二十四节
汗　证

【概论】

郑钦安认为，汗证一条，有阳虚者，有阴虚者，有太阳风伤卫者，有阳明热盛者。

务要知得阴虚、阴盛之旨，阴虚则火旺，其人定然有神，烦渴饮冷为据。阴盛则阳衰，其人定然无神，少气懒言，不渴不饮，即渴喜滚水为据。

因阴虚者，则为盗汗，由其人血液久亏，不能收藏元气，元气无依而外越，血液亦与俱出，多在夜分，夜分乃元气下藏之时，而无阴以恋之，故汗出也。非汗自出，实气浮之征也，法宜养血，如当归六黄汤、封髓丹倍黄柏加地骨皮之类。

因阳虚者，由其人素禀阳虚，或用心过度而损心阳，心阳衰不能统摄心中之液而汗出；或脾胃阳衰，不能收摄脾胃中之血液而汗出；或肝肾阳衰，不能收束肝肾中血液而汗出。上、中、下三部阳衰，皆能出汗，统以阳虚名之。其人定多嗜卧，少气懒言为准，法宜扶阳，阳旺始能镇纳群阴，阴气始得下降，阳气始能潜藏，乃不外亡。更有阴盛隔阳于外之证，夜间亦汗出，此为阳欲下交而不得下交，阳浮于外故汗出。

因风伤太阳卫分者，由太阳之气分不足，不能充周于腠理，毛窍空疏，风入于内，风为阳邪，善行而动，卫外血液，不得潜藏，随发热之气机而外出，故自汗淋漓，法宜扶太阳之气，太阳气旺，始能胜邪，仲景之桂枝汤是也。

因阳明火旺而致者，由胃中有火，热蒸于外，大汗如雨，非若久病大汗亡阳之证，此则其人大渴饮冷，二便闭塞，烦躁，身轻，气粗口臭，法宜专清胃热，如人参白虎汤，大、小承气汤之类。

其余汗证，如战汗、狂汗、黄汗、热汗、冷汗、上身汗、下身汗、头汗、饮酒食肉汗出之例，亦不可不知。

战汗，由正气鼓动，与外入之邪气相攻，客邪外越。骤然战栗不已，汗大出，汗止而战栗自然不作，病即立瘳，瘟疫中有此一症。

狂汗，由外邪入内，随热而化，热乘于心，神识不明，当正邪相攻，客邪突出，心神不定。其人如狂，大汗如注，邪尽汗止，而病可立瘳。

黄汗，汗出沾衣，而衣皆黄，由脾液发泄不藏。

热汗者，阳分之症；冷汗者，阴分之验。

上身独汗者，阳竭于上。下身独汗者，阴脱于下。上、下二证，是为久病虚极者言也，总以收纳为要。若病未大虚，而上身汗者，责在气分有热；下身汗者，责在血分有火。

至于头项汗出至颈而还，有风淫于上，有湿热蒸于上，有蓄血生热而蒸于上，须当变通。若是饮酒食肉而即汗出者，多由其人素缘胃热，一遇饮酒食肉，胃气即动，热气沸腾，熏蒸于上，而汗出于外，不药无伤。此有余之候，非不足可比。

郑钦安治汗证分类极为详细，可谓是苦口婆心。但其阴阳二法之辨证，也真是要言不烦，抓住了要害，大道至简。

【治法】

（1）法宜回阳收纳温固为要——潜阳封髓、固肾纳气。

（2）法宜收纳脾胃之元气——补益脾肾之阳气。

（3）法宜扶阳——交通阴阳。阳旺而阴不敢与争，阳气始得下交。

【方药】

（1）封髓丹：黄柏 30g，砂仁 21g，炙甘草 9g。

（2）潜阳丹：砂仁 30g，附子 24g，龟甲 6g，甘草 15g。

（3）黄芪建中汤：桂枝 27g，白芍 18g，炙甘草 18g，生姜 27g，大枣 12 枚，饴糖 15g，黄芪 30g。

（4）回阳饮：生附子 1 枚（或熟附子 60～100g），干姜 45g，炙甘草 60g，人参 30g。

（5）理中汤（郑钦安方）：人参 12g，白术 30g，干姜 30g，甘草 9g，西砂仁 12g，半夏 12g，茯苓 9g。

（6）白通汤：生附子 1 枚（或熟附子 60～100g），干姜 60g，葱白 4 茎。

（7）补坎益离丹：附子 24g，桂心 24g，蛤粉 15g，炙甘草 12g，生姜 10g。

【圆通应用】

汗证一病在内伤中极为常见，虽说有多种治疗方法，若从根本上理解了汗的生成与由来，则其治疗正可谓“知其要者，一言而终，不知其要，流散无穷”。既然是阳气外泄而出汗，而阳的特性是要密藏而固，现阳虚不能密藏，虚阳外越，迫津外出而为汗。因此，助阳、补阳、潜阳、封固之法，皆可治疗阳虚汗证。

因此，汗证轻证者，用桂枝加龙骨牡蛎汤，协调阴阳，收敛固涩，疗效显著。阳虚重者，加附子 30～60g，疗效更佳；气虚者，重用黄芪 30～60g；虚阳上扰者，合黄柏、砂仁，有封髓丹之意。为增加临床疗效，笔者常重用山茱萸 30～90g，疗效显著。

部分患者夜间出汗，在辨证上无证可辨之时，笔者常用山茱萸 100～300g，每天晚上喝一碗，连服药 1 周，临床疗效极佳。

对于结核病夜晚盗汗，笔者曾用大剂量四逆汤进行治疗，临床疗效显著。也许有人会认为结核病多阴虚，其实当你理解了阳主阴从之理论，见识了姜、桂、附治疗结核病之奇效后，会改变对中医基本理论的认知。

【评按或解说】

关于自汗与盗汗的缘由，郑钦安说道：

“自汗、盗汗者，阴、阳两虚之候也。其说有二，诸书称自汗为阳虚，盗汗为阴虚，总未畅言其旨，余特为解之。夫阳虚自汗者，是卫外之阳不足，而不能统卫外之血液也，大象从☲；盗汗为阴虚，是阴不足，而阴中之火浮于外，血亦随之外出，大象从☵。人身立命，就是这二物。凡人昼起目张从☲，则真气行于阳分，阴在内而阳在外，阳不足则不能统内之阴，故自汗出；夜卧目瞑从☵，则真气行于阴分，阴在外而阳在内，阴不足，则真气上浮，而液随之，故盗汗作，此二汗之实据也。自汗者法宜补阳，如建中加附子汤、芪附汤之类是也；盗汗者法宜补阴，如参枣汤、补血汤之类是也。亦有阳盛而逼阴于外者，如阳明之白虎证是也；亦有阴盛逼阳于外者，如厥阴之四逆回阳是也。汗症虽多，不出此列。”

唐步祺解释说："自汗是阳虚，不能统卫外之血液，故宜用建中加附子汤、芪附汤之类以补阳。盗汗是阴虚，致血随阴中之火溢于外，故宜用参枣汤、补血汤之类以补阴，可谓握要之论。如有阳盛逼阴于外及阴盛逼阳于外之汗证，则又须分别用白虎汤以抑阳，四逆汤以回阳。汗证虽多，总不出阴阳二字，握其要点，自可随宜施治。明代张景岳谓：'不得谓自汗必属阳虚，盗汗必属阴虚也。然则阴、阳有异，何以辨之？曰：但察其有火无火，则或阴或阳自可见矣。盖火盛而汗出者，以火烁阴，阴虚可知也；无火而汗出者，以表气不固，阳虚可知也。知斯二者，则汗出之要无余义，而治之之法，亦可得其纲领矣。'其所提出之治疗方剂，亦可供临证选用。"

敬知非评曰："汗者涣也。《易》曰：汗涣其大号，气机之外出者然也。然有病有不病焉，阴阳本是一个，动为阳，静为阴，外为阳，内为阴，出则俱出，入则俱入，相随不离，故曰互根。又曰一而二，二而一。性兼寒热，热则动，寒则凝，机缄本乎自然，故夏则多汗，冬则无汗，劳者多汗，逸者无汗，此不病之常也。病则无冬无夏，无劳无逸，皆有外越之机，身体必见不安之状，或因阳虚，或因阴虚，或太阳中风，或阳明热越，少阴、少阳、厥阴、太阴无不汗出。钦安论治，丝丝入扣，学者详玩熟记，临症处方，万举万当，何多求焉。"

【医案介绍】

李可医案：肺结核大汗案

刘某某，女，22 岁。患者有血痨病史 3 年，经某医院确诊为"双肺空洞型肺结核"，病危而出院。现症见：骨蒸潮热，昼夜不止半个月。羸瘦脱形，四肢枯细，体重锐减 30 公斤。双颧艳如桃李，口苦，食少，干渴能饮，舌光红无苔而干，脉弦而数。初步认为是阴虚火旺，给予清骨散加味而治，药用 1 剂，而病情突然加剧。现症见：呃逆频频，大汗肢厥，面如死灰，口不能言，脉微欲绝。证属浮阳飞越，阴盛戴阳之危象，治当救阳固脱，方用张锡纯来复汤合参附龙牡救逆汤。

处方：红参 30g，附子 30g（久煎），干姜 20g，炙甘草 60g，山茱萸 90g，生龙牡各 30g，白芍 30g。

用法：煎沸 10 分钟后，频频喂服。同时，以大艾炷灸神阙穴。

复诊：服药 5 次，约 200ml，半小时后，呃止，汗敛、喘定、厥回，幸得脱险。同时，3 年之骨蒸潮热出汗，竟 2 个多月未发。

【按语】

李氏通过此例的深刻教训，毅然脱出了古人“滋阴降火”的窠臼，确立了“治痨顾护脾肾元气为第一要义”的总治则。重温仲景“劳者温之”之旨，理血痹以治虚劳之法，及东垣先生《脾胃论》精义，以补中益气汤为基础方，补土生金，探索治痨新方法。

第二十五节
不卧（附：健忘）

【概论】

1. 不卧

郑钦安认为，不卧一症，有因外邪扰乱正气而致者，有因内伤日久、心肾不交而致者，有因卒然大吐大泻而致者，有因事势逼迫、忧思过度而致者。

因外感而致者，由邪从外入，或在皮肤，或在肌肉，或在经输，或在血脉，或在脏腑，正气受伤，心君不安，故不得卧。必须去其外邪，正复神安，始能得卧。医者当审定邪之所在，如汗出不透者透之，热郁不泄者泄之，气化不得化者化之，枢机失运者运之，可吐者吐之，可下者下之，可温者温之，可凉者凉之，按定浅深病情提纲，自然中肯。

因内伤而致者，由素禀阳衰。有因肾阳衰而不能启真水上升以交于心，心气即不得下降，故不卧。有因心血衰不能降君火以下交于肾，肾水即不得上升，亦不得卧。其人定见萎靡不振，气短神衰，时多烦躁。

因吐泻而致者，由其吐泻伤及中宫之阳，中宫阳衰，不能运津液而交通上下，法宜温中，如吴茱萸四逆汤、理中汤之类。

因忧思而致者，由过于忧思，心君浮躁不宁，元神不得下趋，以交于阴，故不得卧。此非药力可医，必得事事如意，神气安舒，自然能卧。

2. 健忘

郑钦安认为，健忘一症，固有阳虚阴虚之别，然亦不必拘分，统以精神不足为主。

凡人禀二气以生（二气即阳精、阴精）。二气浑为一气，神居二气之中，为气之宰，故曰精气神。二气贯于周身，神亦遍于周身。精气足，则神自聪明，故无所不知不晓；精气衰则神昏，故时明时昧，犹若残灯之火，欲明不明，不能照物。此病法宜交通阴阳为主，再加以调养胎息之功，摄心于宥密之地，久久行之，亦可复明。如将竭之灯，而更添其膏也。

健忘一病，老年人居多，少年者却少，即有如斯之少年，其所伤损不异乎老人也。

不卧一病，又称为不寐，现代统称之为失眠。失眠常伴健忘，二者常互为因果，故此论治也多有相同之处。

【治法】

（1）法宜交通上下——交通心肾，协调阴阳。

（2）法宜交通阴阳——滋阴潜阳，潜阳封髓。

【方药】

（1）白通汤：生附子1枚（或熟附子60～100g），干姜60g，葱白4茎。

（2）补坎益离丹：附子24g，桂心24g，蛤壳15g，炙甘草12g，生姜10g。

（3）桂枝龙骨牡蛎汤：桂枝30g，白芍18g，龙骨12g，牡蛎12g，甘草6g，生姜15g，大枣6枚，附子12g。

（4）三才封髓丹：天冬12g，熟地黄15g，人参10g，黄柏15g，砂仁12g，炙甘草6g。

（5）潜阳丹：砂仁30g，附子24g，龟甲6g，甘草15g。

【圆通应用】

失眠是现代人极为常见而又难治疗的病症，特别是当代社会人们的竞争意识强烈，生活与生存压力太大，造成的失眠的人群逐年增多，临床上非常顽固。

经过多年摸索，笔者常用潜阳封髓丹加味而治，临床疗效显著。方药：

附子 30～60g，龟甲 10～15g，砂仁 10～30g，炙甘草 10g，黄柏 10～30g，丹参 10～30g，三七 10～30g，生龙骨、生牡蛎各 30g，紫石英 30g，磁石 30g，肉桂 10g，石菖蒲 10～30g，天麻 10g，首乌藤 30g，甘松 10g。随症加味。

若服上方药，效果欠佳者，上方可合上血府逐瘀汤去地黄加丹三：丹参 30g，三七 30g，当归 10g，柴胡 10g，川芎 10g，桃仁 10g，红花 10g，枳壳 30g，桔梗 6g，牛膝 10～30g，炙甘草 10g。

健忘一症，多与失眠相伴而来。故此，在治疗上多以治疗失眠为主，若失眠好转则健忘也会与之同效。若年龄较大者，一般合上益肾药物，如肾四味（菟丝子、淫羊藿、补骨脂、枸杞子）、二仙（淫羊藿、仙茅）、骨碎补、益智、山茱萸等，多能提高临床效果。

王正龙先生认为：健忘之证，是由于寒邪困扰，肾水虚而不能上升，以致心火不能下降之病，治疗原则以交通阴阳为主，方用白通汤［炮附子 50g，干姜 60g，老葱白 4 茎（后下）］，服至 50～60 剂，自然可使虚弱之精气神恢复如常。

【评按或解说】

对于失眠，敬知非评曰："不卧一症属少阴，于何征之？少阴之为病，脉微细，但欲寐也。但欲寐者，但想卧而不得卧，即不卧之深文，故属少阴。学者凡遇不卧之证。拿定提纲，再审所因，罔不中肯，此扼要之法也。"

关于健忘一病，敬知非评曰："邵子诗云：'耳目聪明男子身，洪钧赋与不为贫。'病至健忘，赋界之衰危矣。钦安定以精神不足，透出神昏之所以然，理明法立，非浅见寡闻所能窥测，苟能按方用药，可疗此疾，又何必深究，所以此一段乃性灵文字，不在医例，亦不得作医书观。夫神与气精，是三品上药，独神是火，为先天之元阳，不但统制气精，而气精皆神所生。故此火宜温不宜凉，宜养不宜折。病人但能存此火，尚可施治。此火一灭，精气绝而其人死矣，岂但健忘一症，即一部《医法圆通》之死证，皆此火之衰绝耳。凡医因何而不敢放胆用姜、附以活人耶？全龙点睛，正在此处。学者着眼至摄心宥密，乃培养此火种之法。钦安之医之心之学，亦于是乎在。"

失眠与健忘二病非一日之病，治疗也非一日之功。故此，郑钦安再三强调：缓缓服至五六十剂，自然如常，切勿专以天王补心、宁神、定志诸方，与参、枣、茯神、远志、朱砂一派可也。

王正龙先生认为，健忘一症，必定是真元虚损所致，别无它由。而且，不分阴虚、阳虚，统以精神不足为主。凡人禀二气为生，二气浑为一气，神居二气之中，为气之主宰，所以称为“精、气、神”。二气贯于周身，神也遍于周身；精气足，则神自然聪明，所以无所不知；精气衰，则神必定昏沉，所以一时聪明一时糊涂。

【医案介绍】

姚伟医案：顽固性失眠案

李某某，女，45 岁。患者严重失眠 1 年，1 年来多方求治无效。现症见：神疲乏力，两颧红，烦躁，心悸，口干，饮水不解渴，曾服六味地黄汤、酸枣仁汤等方，效不显。舌嫩红，苔薄白，脉沉细，寸略旺。证属肾阳虚弱，相火上浮，治宜潜阳封髓，方用潜阳封髓丹加味。

处方：附片 100g（久煎），龟甲 15g，砂仁 10g，炙甘草 10g，焦黄柏 9g，肉桂 15g，骨碎补 15g，白术 15g，生龙牡各 20g，远志 10g，益智 15g，细辛 6g。

二诊：服上药 5 剂后，效果显著，由原来的通宵难眠改为可睡眠 4～5 小时，心悸、口干均得改善。守此方服用 1 个月后，诸症息消。

随访：第 2 年因感冒就诊，一直未复发。

【按语】

吴荣祖老中医曾说：“阳入于阴则寐，阳出于阴则寤。失眠者，多由阳不能归阴为多见。‘水火者，阴阳之征兆也’，入夜不寐，多乃相火不潜于肾水之中浮起而扰神。神无以守舍，寐之安有哉?”失眠因阴阳失调，心肾不交为主要病机，治法重在引火归原，使其水火既济，自然神安寐安。下元亏虚，肾火妄浮，容易导致心肾不交而失眠。本例因肾阳虚相火虚浮，扰动心神，心肾不交而见心悸、不寐等诸症，故在大剂量附子温肾水的基础上辅以肉桂等壮君火，复以龙牡、龟甲等诸潜镇之品交泰水火，细辛、远志疏三焦通道，使相火秘藏，肾水得温，膀胱之水上济君火，心肾相交而诸症悉除。

第二十六节
痢　证

【概论】

郑钦安认为，痢证一条，燥证十居其八，时毒十居二三，滑脱与虚寒十居四五，但辨察之间，不可无法。

燥证之痢，里急后重，日虽数十次，精神不衰，喜饮清凉，法宜清润，如甘桔二冬是也。

时毒之痢，里急后重，多见发热身疼，一乡一邑，病情皆相似也，乃是时行不正之气，由外入内，伏于肠胃，与时令之燥气相合，胶固肠胃而成痢，法宜升解，如人参败毒散、葛根芩连之类。

滑脱与虚寒之痢，二证情形虽异，病原则同，总缘中宫阳衰，运转力微，阴邪盘踞肠胃，阻滞元气运行之机，虽有里急后重之势，粪出尚多，非若秋燥、时毒之痢，每次便时，不过几点而已。其人多见面白无神，四肢困倦。

总之白痢赤痢，痛甚里急后重剧者，燥热之征；不痛，里急后重微者，虚寒之验。他如纯白如鱼脑，如猪肝，如尘腐，大热不休，口噤不食，呃逆频添，种种危候，审无外感，无邪热，每以回阳收纳法治之，多效。但大热不休一条，审察其人烦躁饮冷有神者，以调胃承气治之。若无神安静不渴，急以回阳大剂治之，亦易见效。若妄以阴虚，而以养阴法治之，百无一生。

痢证者，现代称之为痢疾，是一种肠道传染病。

【治法】

法宜温固——温补脾肾，收敛固涩。

【方药】

附子理中汤：附子 1 枚（或熟附子 60～100g），白术 15g，干姜 15g，人参

6g，炙甘草 9g。

【圆通应用】

治疗虚寒性痢疾，郑钦安首选附子理中汤，是对证之方药。但虚寒性痢疾患者往往伴有一系列特殊情况，若用附子理中汤，要随症加味。笔者临床上常选用《济生方》中的强中汤加味而治，这是因为虚寒性痢疾患者，多伴有中焦气滞而导致的胃脘胀满，下焦则滑泄不止，形成了虚实并见的矛盾状态。而强中汤（附子 30～60g，党参 30g，炮姜 30g，炙甘草 10g，丁香 10g，草果 10g，青皮 10g，陈皮 10g，厚朴 10～30g，苍术 30g，白术 30g）具有温中化湿、行气消滞之功用，加上丹参饮（丹参 30g，檀香 10g，降香 10g，三七 10～30g，砂仁 10～30g）活血止痛；再加上生龙骨、生牡蛎各 30g，协调阴阳，收敛固涩；再加上赤石脂 30g 收涩固肠，补骨脂 30g 补肾固摄。临证之时，随症加味，多获良效。

唐步祺认为，郑氏则特重滑脱与虚寒，此为寒湿阴邪盘踞肠胃，阻滞元气运行之机，为他书所少论及，总缘中宫阳衰，运转力微，故宜温固之附子理中汤治之。其他几种危候，除大热不休，烦躁饮冷，有神者治以调胃承气汤；若面白无神，四肢困倦，均须以回阳大剂治之，始能见效。唐氏曾治刘某久痢，自夏迄冬，大便溏泄，每日五六次，稍吃多脂油腻食品，则腹泻加重，吃生冷食品，则腹痛而泻，其人面容苍白，困倦无神，四肢软弱无力，舌质淡，苔白腻，脉沉细，治以附子理中汤加减，先后服药 16 剂而痊愈。

治疗下痢一病，张仲景的《伤寒杂病论》中也有数方可以选择应用。如《伤寒论・辨少阴病脉证并治》中的“少阴病，下利，白通汤（葱白四茎，干姜一两，生附子一枚）主之”“利不止，厥逆无脉，干呕烦者，白通加猪胆汁汤（葱白四茎，干姜一两，生附子一枚，人尿五合，猪胆汁一合）主之”“少阴病，下利清谷，里寒外热，手足厥逆，脉微欲绝，身反不恶寒，其人面赤色，或腹痛，或干呕，或咽痛，或利止，脉不出者，通脉四逆汤（炙甘草二两，生附子大者一枚，干姜三两）主之”；厥阴病篇中的乌梅丸“又主久利方”。《金匮要略》中，黄土汤（甘草、干地黄、白术、炮附子、阿胶、黄芩各三两，灶中黄土半斤）方可治“下血，先便后血，此远血也”；桃花汤（赤石脂一斤，干姜一两，粳米一升）方可治“下利便脓血者”。这些方药均是治疗虚寒性痢疾的效方，可以随证选择应用。

【评按或解说】

郑钦安批评世医道："近来市习，一见痢证，便以黄芩芍药汤与通套痢疾诸方治之，究其意见，无非清热导滞，调气行血而已。不知气血之不调，各有所因。知其所因而治之，方是良相，不知其所因而治之，皆是庸手。"

敬知非评曰："夫痢，险症也，最多危候，庸手无论矣。历来诸名家，亦少会归，惟陈修园先生《时方妙用》中论痢最佳，缘熟习伤寒所论，治法推本六经，方是仲景方，法是仲景法，未尝于仲景外，稍参时法，分经治病而不治痢，其得力于伤寒者深矣。余恒遵用其法，百发百中，人咸讶其神奇，其实以古方治今病，今月古月岂有异乎？

痢疾一病，现代多应用抗生素进行治疗，对于一些危急重症者确有良效。但对于老弱病残、对抗生素不敏感的人群，不仅疗效差，而且可能会越治越严重。这些人群多是中医所指的虚寒证者，因此，温补脾肾之法对顽固性痢疾多有良效。中医治疗痢疾，并不是从杀菌治疗角度来看问题的，而是看人与疾病相互作用后症状所发生的变化，即针对证而言，证变化了，意味着体内的内环境发生了变化，使致病菌失去了赖以生存的条件，于是从根本上被消灭了。

【医案介绍】

1. 李可医案：血痢重症

牛某某，男，17 岁。患者患血痢，日夜达百余次，几乎不能离厕所，因来不及换洗，即垫数层卫生纸于裤内，1 日夜用至四五包。病经 3 天。患者素有遗精病史 2 年余。现症见：声低息短，自汗而喘，时在盛夏，身被夹衣仍时时冷战，体温不高却面赤如醉，神情委顿，脉反浮洪。证属下元久亏，暴感时邪，正气内溃不支，精血下夺，阴损及阳，有厥脱之险。治宜回阳救阴并重，方用来复汤合参附龙牡救逆汤。

处方：山茱萸 120g，附子 15g，山药 120g，生龙骨、生牡蛎各 30g，红参 15g，炙甘草 15g，当归 30g，赤芍 30g，生山楂 30g，白糖 30g，三七粉 10g，鸦胆子 60g（元肉包吞）。

二诊：1 日夜连服 2 大剂，痢不减，但汗稍敛，气喘稍好。予原方再服 2 剂，即日夜不分次数频进。

三诊：第 3 天其母来门诊，诉痢减为每 2 小时 1 次，血大减，已能起床，已不甚畏寒，阳气来复佳兆。守方再进 3 剂，日服 1 剂，1 周后病愈复学。

【按语】

李氏认为，“痢无补法”之说缚人手脚，贻害匪浅。清代医学家喻嘉言独斥其非，强调指出：“凡治痢不审病情虚实，徒执常法，医之罪也！”“十分虚邪，即为奄奄一息，无实可攻，急补其正，听邪自去。故医而不知变通，最为误事！”

2. 李可医案：休息痢

李某某，男，51 岁。患者有休息痢 10 年，每年夏秋必发。今年初病时，曾服白头翁汤加大黄，恨病吃药，一方吃到底，连服 10 剂，却出现病情加剧。曾确诊为有肺心病史。现症见：面色萎黄，神态疲惫，动则汗出，日进食不足 6 两，大便日 3～5 次，脓多血少，后重脱肛，腰膝冷痛，腹胀心悸，气喘浮肿，阳痿，瑟缩畏寒。证属正虚不支，邪恋不退，胃气大伤，延久损及下焦元阳，生命根基动摇，致危象毕露，治宜固本为要，方用经验方芪附汤加味。

处方：生黄芪 30g，当归 30g，附子 30g（久煎），山药 120g，红参 15g，五灵脂 15g，油肉桂 15g，赤石脂 15g，丁香 15g，郁金 15g，肾四味各 15g，黄连 10g，肉桂 10g，木香 10g，三七粉 6g，炙甘草 15g，葛根 30g。

二诊：上方连服 7 剂，诸症均愈。巩固药用经验方，培元固本散。

随访：追访 10 年未发。而且精神倍增，前后判若两人。

【按语】

李氏治疗休息痢，在扶正当归补血汤及芪附汤的基础之上，加上自己的经验方三畏汤（即人参与五灵脂，肉桂与赤石脂，丁香与郁金，共计三对，故而取名三畏汤），其治疗多种胃肠疾病而效果显著，改变了古人认为相畏药效降低的观点，而发现相畏三对药应用而疗效大增。因此，相反相成的理论也包含在其中。久病及肾，而经验药对肾四味，即淫羊藿、菟丝子、枸杞子、补骨脂，益肾补精，平调阴阳，疗效显著。

第二十七节
呃逆（附：反胃）

【概论】

1. 呃逆

郑钦安认为，呃逆一症，有阳虚、阴虚、元气将绝之别。

呃逆来饮水而止者，胃火上冲也呃逆来而欲极热饮者，阴邪上干清道也。因阳虚者，由中宫之阳不足，以致阴邪隔踞于中，阻其呼吸往来接续之机，其人定见无神，安静，不食不渴。

因元气将绝而致者，盖以元阳将绝，群阴顿起，阻其升降交接之机，其人或大汗自汗出，或气喘唇青，或腹痛囊缩，或爪甲青黑，或头痛如劈，目眥欲裂，耳肿喉痛。

因阴虚者，盖以阴虚由于火旺，火邪隔拒于中，阻其上下交接之气。其人定见躁暴，饮冷恶热，精神不衰，二便不利，法宜苦寒降逆为主，如大、小承气汤之类。

2. 反胃

郑钦安认为，反胃一症，有阳虚、阴虚之别。

因阳虚者，盖以阳衰，则不能镇纳僭上之阴，阴邪过盛，势必与阳相拒，一切经火烹调之物，皆不能容，故下喉数刻，或二三时，乃仍吐出，其人定见脉大而空，或劲如石，言语一切无神，困倦喜卧。

因阴虚者，盖以阴衰不能制火，火拒于中，气机有升无降，故饮食下喉一刻，仍然吐出，其人定见精神不衰，声音响亮，烦躁不宁，关脉必洪大有力，法宜苦寒降逆为主，如大、小承气汤之类。

呃逆是气由下冲上，出于咽喉，呃逆作声，声短而频，其证有虚有实。反胃一病，他书议论纷纷，愈出愈奇，去理愈远，不可为法。其中因受虽异，总以一逆字定之，逆则以阴阳判之便了。

【治法】

（1）法宜温中降逆。

（2）法宜大剂回阳降逆。

【方药】

（1）理中汤加吴茱萸、半夏：人参 12g，白术 30g，干姜 30g，甘草 9g，吴茱萸 30～60g，半夏 30～60g，

（2）吴茱萸四逆汤：吴茱萸 30～60g，熟附子 60～100g，干姜 45g，炙甘草 60g。

（3）白通汤：生附子 1 枚（或熟附子 60～100g），干姜 60g，葱白 4 茎。

（4）半夏生姜汤：半夏 60g，生姜 75g。

【圆通应用】

呃逆与反胃，虽病不同，症状有异，但病均在胃，病机总源一个胃气上“逆”。因胃以降为用，以通为顺。今中焦虚寒，阳失其用；胃为六腑之一，腑为阳，阳用为动，今中焦阳虚，脾气不升，胃气不降，升降失序，胃中之水谷无法腐熟，而成腐败之物，产生浊气秽滞中焦，故而上逆而行，轻则反胃酸腐之生，重则呃逆不休，甚则滴水难入。故此，温补中焦之阳气，使阳升阴降，则反胃与呃逆可愈。

郑钦安治二病，方选温补中焦理中汤与回阳救逆之四逆汤二方，脾肾双补，重用半夏、吴茱萸及生姜三味，辛温降浊，开胃行气，临床疗效显著。与此相反，世医一见反胃与呃逆，不问虚实寒热，抬手就是丁香、柿蒂、陈皮、代赭石之品，往往是效者少，而不效者多。

反胃与呃逆时，由于胃中不适，患者服药困难，特别是部分闻药而症状加剧者，药难入胃。笔者针对此种情况，常常是把汤药浓煎，即一剂煎成 100ml 左右，煎成之后，每次服药前，把新鲜姜汁备好，先放入药中 3～5 滴，之后，每次喝药 1～2 口，休息半个小时左右，频频小量服用，则可防止药难入胃之

困境。经多年临床观察，临床疗效显著。

张仲景在《金匮要略·呕吐哕下利病脉证治》中，所用温中降逆之方药，第一方就是吴茱萸汤，如“呕而胸满者，茱萸汤（吴茱萸一升，人参三两，生姜六两，大枣十二枚）主之；干呕，吐涎沫，头痛者，茱萸汤主之。”

其次是小半夏汤，如“诸呕吐，谷不得下者，小半夏汤（半夏一升，生姜半斤）主之。”

若重者，则四逆汤，如“呕而脉弱，小便复利，身有微热，见厥者，四逆汤（生附子一枚，干姜一两半，甘草二两）主之。”

若胃反重者，则选大半夏汤，如“胃反呕吐者，大半夏汤（半夏二升，人参三两，白蜜一升）主之。”

若胃反而渴者，则选用茯苓泽泻汤。如“胃反，吐而渴欲饮水者，茯苓泽泻汤（茯苓半斤，泽泻四两，甘草二两，桂枝二两，白术二两，生姜四两）主之。”

如胃中难受，无法形容者，则选用生姜半夏汤，如“病人胸中似喘不喘，似呕不呕，似哕不哕，彻心中愦愦然无奈者，生姜半夏汤（半夏半升，生姜汁一升）主之。”

干呕伴哕者，选用橘皮汤，如“干呕，哕，若手足厥者，橘皮汤（橘皮四两，生姜半斤）主之。”

若哕逆并有者，则选用橘皮竹茹汤，如“哕逆者，橘皮竹茹汤（橘皮二升，竹茹二升，大枣三十枚，人参一两，生姜半斤，甘草五两）主之。”

由此可以看出，郑钦安治疗呃逆反胃重在扶阳抑阴，降逆化浊，是在张仲景的基础上进一步深化。若将二者的有效方药进行充分的病证结合，扶阳降浊，随证而治，则疗效可大大提高。

【评按或解说】

关于大病未愈，忽呃逆不止，昏沉者，郑钦安说道：

“此元气虚极，浊阴之气上干，脾肾欲绝之征也。夫病人大病已久，元气之不足可知。元气之根在肾，培根之本在脾。脾肾欲绝，其气涣散，上干清道，直犯胃口，上下气机有不相接之势，故呃逆不止。人事昏沉，由元气衰极，不能支持。此等病形，阴象全现，非若胃火之呃逆，而饮水亦可暂止。法宜回阳降逆为主，方用吴茱萸四逆汤，或理中汤加吴茱萸亦可。”

唐步祺认为，由于久病忽然呃逆，且人事昏沉，则是元阳虚极、浊阴上干，直犯胃口，使上下气机不能相接，乃脾肾欲绝之危候，法宜回阳降逆为主，故主以吴茱萸四逆汤，或理中汤加吴茱萸治之。吴茱萸辛苦大热，能入肝、胃、脾、肾诸经，温中止痛，降逆止呕，加入理中、四逆汤中，回阳理气之力更强。元阳回复，上下气顺，而呃逆自止。

关于反胃，郑钦安解释道：

“反胃者，胃中之气逆而不下也。有因胃火上冲，阻其下行之机者，法宜下夺，如大、小承气等汤之类是也。有因胃阳不足，中寒顿起，蔽其下行之机者，法宜温中降逆，如理中汤加吴萸、半夏之类是也。有冲、任气逆，挟肝气而致食上逆者，法宜疏肝、降逆，如大半夏汤、小柴胡汤加吴萸、半夏之类是也。有朝食而暮吐者，下元无火不能熏蒸脾胃也，法宜补火，如吴茱萸汤、吴茱萸四逆汤之类是也。有食而即吐者，胃气不降，因火上冲也，法宜清胃、降逆，如人参白虎重加半夏之类是也。有为胃槁而作，贲门不展者，法宜柔润，如启膈饮之类是也。总而言之，反胃是一个逆字，虽十二经皆能致逆，不出阴阳两法，用药之妙，在人变通。

诸书亦云朝食暮吐，为命门无火，不能熏蒸，果称灼见，但用药多以阳八味、大补元煎治之，为补命门必用之药，舍此二方，无从下手。余尝试之，多不见效。所以然者，二方概以熟地为君以补阴，枣皮以滋阴，丹皮以泻火，用桂、附仅十中之二三，试问既曰命门无火，理宜专用桂附以补火，何得用地、枣以滋阴，丹皮以泻火乎？此皆景岳不读仲景之书，而未明阴阳之道也。在景岳以为，善补阳者于阴中求阳，故用一派养阴之药，杂一二味补火之品于中，而谓阴中求阳，至极无二之法，独不思仲景为立法之祖，于纯阴无阳之证，只用姜、附、草三味，即能起死回生，并不杂一养阴之品，未必仲景不知阴中求阳乎？仲景求阳在人身坎宫中说法，景岳求阳在药味养阴里注解，相隔天渊，无人窥破，蒙蔽有年，不忍坐视，故特申言之。”

关于反胃，敬知非评曰：“今于批评钦安书，至反胃一症，其驳景岳用药，大为有理。因思市医，宗后世诸家者多，后世诸家之书，又多于古人。古人分六经，后人分五经。古人立方不讲药性，后人立方专究药性。古人方效，而今人不用。后人方不效，今人乐于从事，反诋古人之方为太重，后人之方为轻而合宜。古人不立证名，后人多立证名。古人不以脉定证，后人能以脉知病。古人只论六阴阳，后人论千阴阳、万阴阳，群言淆乱衷诸圣。今人竟舍古人而从后人，视古人为不可知，后人乃可法，反觉后来居上。以故《灵》《素》《难经》及《伤寒》成为畏途，而人命直为儿戏矣。余诚不知医，鄙意总以能读古人之书，得古人之心法，有古人之方，治今人之病，或生或死，与古人相合，于今人无误方为医者，未知是否，祈阅者教之。”（注：《灵》为《黄帝内经·灵枢》，《素》为《黄帝内经·素问》）

【医案介绍】

1. 范中林医案：太阴证寒呃（胃神经官能症）

罗某某，男，25 岁。患者时感胃脘隐痛，按之似包块，便秘而腹不满，未予治疗。翌年，胃脘持续疼痛，嗳气、吞酸，呃逆气阻，嗳出始舒。曾按“胃炎”治疗数年，后转某医院诊为“胃神经官能症”，后改由中医按“肝胃不和”等论治，时痛时缓，病情逐渐加剧。现症见：形体消瘦，面色不荣，阵阵呃逆，胃脘疼痛，遇寒加剧。数月来只能食稀粥流质，饮入频频发呕，泛吐清涎。大便先结后溏，数日一次。舌质偏淡，苔白滑，脉沉。此为足太阴脾虚寒呃，法宜温中健脾，行气化浊，方以理中汤加味主之。

处方：党参 20g，干姜 15g，白术 15g，炙甘草 6g，茯苓 20g，砂仁 12g，白豆蔻 10g，半夏 15g。

二诊：服药 3 剂，呃气减少，腹痛缓解，继上方加公丁香、吴茱萸，暖肝行气止痛，再服 5 剂。

三诊：呃逆止，食欲增，大便畅，精神好转。嘱忌生冷。再将上方服十余剂。月余后患者来告，饮食如常，已参加农业劳动。

随访：5 年后随访，患者现在身体健康，体力超过一般劳动力。

【按语】

呃逆一症，胃为气逆、为哕，病深者，其声哕。此证分寒呃、虚热、实热。此例寒呃，证属足太阴。乃中阳不振，寒湿内聚，阴寒与胃气相搏于中脘，以致上逆而呃。故不宜见气逆即投降逆平冲之品。今用理中以温中行气，除湿化浊而获效。

2. 李可医案：重症呃逆

郭某某，男，40 岁。患者因经营小煤窑，心劳力拙，常觉口舌干燥，眼冒金星，自己粗知医，自认为火证，服三黄石膏汤半剂，夜半发呃，至今已经5昼夜，中西医药无效，痛苦不堪。现症见：患者从入室到诊脉5分钟内，连连呃逆达7次，声高息涌，面赤如妆，舌淡水滑，六脉沉细。证属肾元久虚于下，火不归原，误作实火，致苦寒伤阳，中焦冰结，阻遏阳气，不能上达，已有阳浮欲脱之象。治宜大剂回阳破阴，开冰解冻，方用吴茱萸四逆汤加味。

处方：炙甘草60g，附子30g（久煎），吴茱萸30g，公丁香10g，郁金10g，红参15g，生半夏30g，鲜生姜30g，姜汁20ml，大枣20枚。

用法：上药加冷水1500ml，文火取浓汁500ml，少量多次服用。

在药没有煎好之前，先令患者将自己指甲剪为细丝，装入烟卷中，点燃，狠吸几口，呃逆遂止。

复诊：患者吸烟数口之后，至取药出门半小时内仅呃逆1次。药煎熬后，仅服药1/3剂，呃逆已愈。

【按语】

李氏认为，凡久病、重危症见呃逆者，多属危候。指甲点燃之后极臭，其气下降甚速，吸入喉间，立即呛咳，是肺气先通之兆，符合“欲降先升，升已而降”之理。同时，汤药温阳降逆，乘胜取效，标本兼治，疗效显著。

第二十八节
癫狂（附：厥证、谵语）

【概论】

1. 癫狂

郑钦安认为，癫狂一条，名异而源同（同在心经），癫虚而狂实。

癫为心阳之不足，神志昏迷（癫者，言语重复，嬉笑无常，做事无绪，皆由心阳不足，寒痰易生，上闭心窍，亦能使人颠颠倒倒。然专于治痰，便是舍本逐末，不可为法，交通上下，是为治本握要法，宜细心体会之）。

狂乃邪火之横行，神无定主（狂者，本由邪火乘心，乱其神明，神无所主，故大叫狂妄，登高弃衣，亲疏不避，治之专以下夺清热为主）。治狂务于祛邪、灭火为要。

癫（现代称为癫痫）、狂二病，古医家无定说，但多认为是心经（脑神经系统）疾病，其症状亦各异。与现在所见的癫痫及各种精神病颇相类似。《难经》谓“重阳者狂，重阴者癫”。癫者多静而抑郁，是阴盛而阳衰，是易生寒痰而迷心窍；狂者多动而暴躁，是阳盛而阴衰，致火邪乱其神明而妄行。

2. 厥证

郑钦安认为，厥证一条，有阳虚、阴虚之别。

阳厥者由其外邪入内，合阳经热化，热极则阴生，阳伏于内，阴呈于外，故现四肢冰冷，或脉如丝，或无脉，其人虽外见纯阴，而口气必蒸手，小便必短赤，精力不衰，法宜清热下夺为主。

阴厥者由其正气已虚，阴寒四起，阴盛阳微，闭塞经络，阳气不能达于四肢，故见四肢冰冷，其人目瞑倦卧，少气懒言。

3. 谵语

郑钦安认为，谵语一症，有阴阳之别，不可不知。

阳证之谵语，由其外邪伏热，热乘于心，浊火乱其神明，神无所主，其人口中妄言，必见张目不眠，口臭气粗，身轻恶热，精神不衰。轻者可用导赤散加黄连，重者可用大、小承气汤、三黄石膏汤。

阴证之谵语，由其正气已衰，阴邪顿起，神为阴气闭塞，则神识不清，其人多闭目妄言，四肢无力，倦卧畏寒，身重、汗出。即有欲饮冷水一二口者，其人无神，定当以回阳为准，切不可以为饮冷而即以凉药投之。须知积阴在内，生有微热，积阴一化，热自消亡。

【治法】

（1）治癫贵于养正，兼以行痰——扶阳助正，交通心肾。

（2）治疗阴厥，法宜回阳祛阴——扶阳抑阴。

（3）治谵语阴证，法宜大剂回阳——扶阳抑阴。

【方药】

（1）白通汤：生附子 1 枚（或熟附子 60～100g），干姜 60g，葱白 4 茎。

（2）四逆汤：生附子 1 枚（或熟附子 60～120g），干姜 23g，炙甘草 60g。

（3）回阳饮：生附子 1 枚（或熟附子 60～100g），干姜 45g，炙甘草 60g，人参 30g。

【圆通应用】

在传统中医理论中，癫与狂的名称虽有不同，其根源却都在心。癫属于虚证，狂属于实证。癫属于肾精不足，则寒痰易生，上闭心窍，造成神志昏迷，语言重复，嬉笑无常，做事无绪。虽然是由于痰闭心窍，如果专于治痰，却属于舍本逐末。寒痰是由于上下不能交通所生，必须用交通上下之法才能治愈，所以应以养正为主，痰自然得消。

中医的癫狂病，类似于现代的忧郁症或精神分裂症。王正龙先生论其治法：肾寒者用白通汤（或灸关元）；心神不定者用麻黄附子细辛汤（交通阴阳）。临床多有良效。

上海的周康先生通过亲身实践突破了前人的局限，应用大剂量附子治疗精神分裂症，取得了良好的临床效果。周氏应用附子，多与干姜、甘草同煎，附子剂量为 18～120g，且并不先煎，而是先用冷水浸 1 小时，然后与他药同煎 20～30 分钟，煎成约 250ml。在治疗过程中未观察到附子的不良反应。

关于阴厥，必是阳气衰微而不能蒸腾气化，四肢无法承阳气之温煦肢末，故而四肢逆冷。历来均以四逆汤、理中汤、桂附理中汤、大小回阳饮、白通汤一类方剂治之，重用姜、桂、附一把火，临床必定疗效显著。

关于阴证之谵语，郑钦安说道："余曾经验多人，不问发热、汗出、谵语、口渴、饮冷，但见无神，便以大剂回阳饮治之，百治百生。"谵语之阴证，必定是阴盛阳衰，故郑钦安选用大剂回阳饮，重用附子，扶阳抑阴。

【评按或解说】

关于癫痫之起因，郑钦安答道：

"癫、痫二症，缘由先天真阳不运，寒痰阻塞也。夫癫者，神之乱也，痫者，痰之阻也。二症大同小异，癫者言语重复不止，痫者不言不语若痴。按人身立命，无非活一口真气，真气一足，万窍流通，一切阴邪，无从发起，真气一衰，寒湿痰邪顿生，阳虚为痰所扰，则神志不清，顽痰流入心宫，则痫呆并起。古人立五痫之名，因其有作羊、犬、猪、牛、马声之情形，以决痫之由来也。以余所论，真气衰为二病之本，痰阻是二病之因，治二症贵宜峻补元阳，元阳鼓动，阴邪痰湿立消，何癫痫之有乎?”

王正龙先生认为，治疗精神类疾病的患者，还可以通过“积德行善法”治疗。“积德行善”就是每天做一件或几件对他人有益的事情，是培养自己正确处理人与人之间关系的绝好方法。因为精神病的病因主要是过分强调某一种欲望的满足（比如，每天废寝忘食地上网熬夜），忽视了其他欲望的协调和平衡，这样就会造成性格方面的孤僻。而精神病的起因往往是父母对孩子的忽视或溺爱，造成了孩子孤僻或狂傲的性格。由于这种性格，使得孩子不能容纳别人而不能合群。当今社会，青少年的精神类疾病正有日趋加剧的势头，应该客观地对待。预防应该从素质教育入手，而治疗应该从恢复精气入手。

关于厥证，《内经》有寒厥、热厥、薄厥、风厥、暴厥、尸厥、火厥诸名；后世更有气厥、血厥、痰厥、食厥、蛔厥诸症，而主要则为热厥、寒厥，亦即阳厥、阴厥两种。《素问·厥论》以“阳气衰于下则为寒厥，阴气衰于下则为热厥”。张仲景《伤寒论》则以“阴阳气不相顺接”及“手足逆冷”为厥。郑氏所谓阳厥即是热厥，所谓阴厥即是寒厥。可谓是要言不烦，大道至简。

关于厥证，郑钦安解释道：

“(平人忽喉痛甚，上身大热，下身冰冷，人事昏沉者）此阴盛而真气上脱，已离乎根，危之甚者也。夫喉痛一症，其在各经邪火所作，必不上热下寒，即来亦不骤。今来则急如奔马，热上寒下，明明一线之阳光，为阴气所逼，已离乎根也。”

又言：“阳气无伤，百病自然不作；阳气若伤，群阴即起。阴气过盛，即能逼出元阳，元阳上奔，即随人身之脏腑经络虚处便发。如经络之虚通于目者，元气即发于目；经络之虚通于耳者，元气即发于耳；经络之虚通于巅者，元气即发于巅，此元阳发泄之机。学者苟能识得一元旨归，六合妙义，则凡一切阳虚之证，皆在掌握也。兹虽云平人，其损伤原无人知晓，或因房劳过度而损肾阳；或因用心太过而损心阳；或因饮食失节而损脾阳。然亦有积久而后发者，元气之厚也；有一损而即发者，元气之薄也。余常见有平人，日犹相见，而夜即亡者，毋乃元气之薄，而元阳之脱乎？医亦尚不知，而况不知医者乎？此一段已将阳虚和盘托出，学者务宜留心体之可也。方宜潜阳丹主之。”

关于郑氏治疗厥证，敬知非评曰：“阴证发厥，内伤已极，诸人能认，治多不谬。惟阳证发厥，热极成寒，仲景有厥证用白虎之条，人多不辨。钦安此论，两两对言，重在热厥一面，学者能认出热厥，评者之心亦慰矣。”

关于郑氏治疗谵语，敬知非评曰："谵语本是神昏气沮，此论精当，治法绝妙，后言不问其证，决之早也；但见无神，眼之明也；便以大剂，手之快也，百治百生，效之必也。学者先要学此手眼。"

【医案介绍】

1. 周康医案：单纯型精神分裂症案

某女，27 岁。患者于 6 年前经常发呆闷睡，自言自语，痴笑乱跑，住院确诊为精神分裂症。用西药等治疗缓解后出院，但停药后病情又见反复，虽再度住院，经西药 2 个月治疗，病情变化不大。现症见：情感明显淡漠，意志显著减退，思维极度贫乏，言语减少，无自知力。生活疏懒，言语很少，孤独被动，对外界毫无关切，呆滞嗜卧，动作减少。证属阴证，治用温阳兴奋法，方用经验方桂附壮阳汤。

处方：附子 18g，肉桂 12g，干姜 18g，巴戟天 18g，淫羊藿 18g，仙茅 18g，肉苁蓉 18g，锁阳 18g，炙甘草 12g。

用法：水煎服，每天 1 剂。

二诊：病情毫无起色，改用附子为 30g，肉桂 15g，余药不变。7 剂。

三诊：服药后，病情好转，情绪微见活跃，面带笑容，孤独改善，能主动与其他病人交谈，但毫无自制力，有时犹可见呆滞嗜卧现象。处方改为四逆汤加味。

处方：附子 60g（久煎），肉桂 30g，干姜 30g，甘草 15g。14 剂。

四诊：服药后，病情变化不大。思考：病人服辛热壮阳剂至今，虽进步不大理想，但亦无不良反应出现，由此认为可试增附子剂量，遂将处方调整为：

附子 120g（久煎），肉桂 30g，干姜 30g，甘草 15g。

五诊：上方连续服用 1 个月，孤独退缩、疏懒嗜卧等情况即消失。以后一度出现情绪波动、喜笑、易激惹现象，遂改用活血化瘀之达营丸进行调理，休息 1 个月后，恢复轻便工作。

随访：半年后随访，情况始终良好。

【按语】

周氏认为，确有一组精神分裂症病人，其脉象虽非尽属"脉微细，"但常见身懒嗜卧之表现，与《伤寒论》中"但欲寐"相类似。恽铁樵曾谓："凡见不足者即是少阴”。临床观察到，此类病人的一系列不足之表现均为其阴证的表现。因此，周氏认为既属阳气不足之证，正合运用附子为主的温阳兴奋法治疗。开始方剂药味过多，治则不够集中，主药不够突出，有碍于提高疗效。改用为四逆汤加肉桂，即吴氏回阳饮。因此发现，随着附子剂量的增大，病人阳气之不足之证方开始改变，而且疗效也大大地提高。“重阴则癫，重阳则狂”，但自古以来，尚未有人用大剂量附子来治这种阴证癫病的，而周氏的临床探索，为精神分裂症的治疗提供了有益的思路与方法。

2. 范中林医案：少阴证寒厥

王某某，男，28 岁。患者性情比较孤僻，善愁多郁，日久成疾，未予医治。后发现胃脘长出一包块，如拳头大，以手按之，活动、有声，但不痛。急赴某地，请中医治疗。所服之药，多系桃仁、红花、三棱、莪术等活血化瘀之品。治疗约半年，疗效不显，食欲日减，形萎神衰。虽 7 月炎暑，患者穿绒衣，夜覆被，仍觉不暖。后就地改请他医治疗，至次年 4 月，病势更加沉重。某日突然昏厥，家人误认为暴死，将其放置屋外木板之上，待殓。此时范氏恰在邻舍诊病，有人急忙叩门而入曰：“知先生在此，余邻友病危，似已断气，盼先生亲临视之，有无救药?”遂前往诊视。只见患者面色苍白，唇乌，四肢厥冷。当即用细灯芯探试鼻息，略有微动。触胸窝，有微热尚存。切脉，似有似无。范氏认为犹有一毫生机，可试服药，看能否救之。并留其家中，亲自指导用药，以观察疗效。

处方一：炙甘草 30g，炮干姜 15g

处方二：炙甘草 60g，干姜 120g，制附片 120g（久煎），党参 45g，童便为引。

用法：以上两剂药同时急火分罐煎煮。先取首方煎好之汤剂半盅，频频灌之。

服后约 1 刻钟，患者逐渐发出轻微鼻息声，手足微微蠕动。待两方煎成，又立即灌服。药后 2 时许，慢慢苏醒过来，神志逐渐清楚，方知已将自己抬出室外，家人正备后事。

二诊：语气低微，气不接续；阳气虽回，但气血虚衰已甚。再拟理中汤加味，补脾壮肾；又因其胃脘尚有寒凝积聚，故少佐驱寒散结之品。方用理中汤加味。

处方：党参 18g，干姜 120g，炙甘草 120g，白术 18g，制附片 250g（久

煎），茯苓 15g，补骨脂 12g，枸杞子 60g，吴茱萸 10g，山茱萸 30g，白胡椒 10g。

三诊：上方服 1 剂，略知饥欲食，可进流质少许。原方再进 4 剂，病情大有好转，每餐能食稀粥一小碗。察其面色略有润泽，精神转佳，但萎黄未消，食欲不振。仍以理中汤加味，俾土气旺，以助生机。

处方一：党参 15g，炒白术 30g，炙甘草 60g，干姜 120g，制附片 250g（久煎），上肉桂 20g（冲服），枸杞子 30g，桂枝 15g，茯苓 25g。水煎服。

处方二：砂仁 30g，白豆蔻 30g。共研细末，饭后冲服少许。

复诊：根据病情，上方加减共服 2 月余，诸证消除，身体复原。

随访：30 多年来，能经常上夜班，身体一直较好。

【按语】

范氏初诊之时，患者已待殓。试鼻息，触胸窝，切其脉，观其色，问其病史，此乃少阴病阳衰阴盛已极，尚存一丝微阳，有顷刻欲脱之危。应急投四逆汤驱阴回阳。但附子须久煎，恐失救逆之机，故先投以甘草干姜汤，辛甘合用，专复胸中之阳，肺气得温，呼吸通利，而垂绝之阳不致立断。然后再以大剂四逆加参，回阳益阴，救元气于垂绝之乡；加童便引阳入阴，使阳昌阴和而回生。

本例寒厥之证，审查内外，辨证求因，可知其寒不从外，皆从内。法宜调其阴阳，治其主经之病。此少阴病阳衰阴盛已极之证，急投辛甘复阳救逆之剂，使阴阳气得以顺接。故待殓之患者，顿时回春。

第二十九节
胀满（附：中食）

【概论】

1. 胀满

郑钦安认为，胀满一条，因太阳失职、气化失运而致者，十居七八；因吐泻伤中、克伐元气而致者，十居四五。

所谓太阳失职，因太阳为一身之纲领，主皮肤，统营卫，脏腑经络骨节。太阳居坎宫子位，一阳发动，散水精之气于周身，乃众阳之宗，一元之主。如于内七情损之，于外六客戕之，以致一元伤损。运化失于皮肤，则肤胀生；运化失于中州，则腹胀作；运化失于下焦，则阴囊脚胀起。

水逆于肺，则生喘咳；水逆于肠，则生泄泻；水注于左，注于右，留于上，留于下，留于中，化而为痰，则有五饮之说。水胀之源，皆本于斯。

气胀者，乃元气散漫之征。多起于大病、久病，或吐泻，或过于克伐，伤于一元。

血胀者，周身浮肿而皮色紫红，是气衰而阴乘于上。亦有周身浮肿而小腹硬满、小便短赤，是阳衰于下而阴不化也。

胀之原因甚多，但郑钦安认为，万病起于一元伤损，分而言之，上、中、下各有阴阳，十二经各有阴阳，合而观之，一阴一阳而已。更以阴阳凝聚而观之，一团元气而已。此病治法，宜扶一元之真火，敛已散之阳光，俾一元气复，运化不乖。

2. 中食

郑钦安认为，中食一症，中字亦不恰切。夫食以养生，虽由外入内，并非食能害人，必其人素缘中气不足，运化气衰，阴邪已经发动，偶遇饮食入内，阻滞不进，忽然闭其清道，人事猝倒，形如死人，皆是气机偶闭为之。以此推之，内本先虚也。须探吐之，一吐即愈，愈后急温补脾土，自无失矣。

【治法】

治诸病胀满：扶阳抑阴，恢复元气。

【方药】

（1）术附汤：白术 30～60g，附子 30～60g。

（2）姜附汤：干姜 15g，生附子 1 枚（或熟附子 60～100g）。

（3）真武汤：茯苓 45g，芍药 45g，生姜 45g，白术 30g，炮附子 1 枚（炮附子 30～60g）。

（4）苓桂术甘汤：桂枝 30～60g，茯苓 30～60g，白术 30～60g，甘草 15g。

（5）附子理中汤：附子 1 枚（或熟附子 60～100g），白术 15g，干姜 15g，人参 6g，炙甘草 9g。

（6）麻黄附子细辛汤：麻黄 24g，附子 18g，细辛 9g。

（7）附子甘草汤：附子 30g，炙甘草 18g。

【圆通应用】

郑钦安曾说道：“余尝治一男子，腹大如鼓，按之中空，精神困倦，少气懒言，半载有余，余知为元气散漫也，即以大剂吴茱萸四逆汤治之，一二剂而胀鼓顿失矣。又治一男子，腹大如鼓，按之中实，坚如石块，大小累累，服破气行血之药，已经数月，余知为阴积于中，无阳以化之也，即以附子理中汤加桂、蔻、砂、半、丁香，一二剂而腹实顿消。”

胀满一病胃中甚多，笔者临床擅用强中汤（附子 30～60g，干姜 30g，炙甘草 10g，党参 30g，苍术 30g，白术 30～60g，丁香 10g，草果 10g，青皮 10g，陈皮 10g，厚朴 10～30g）为基础方，随症加味，常常加用丹参饮加味方（丹参、檀香、降香、三七、砂仁），则临证疗效可进一步提高。

全身胀满或伴水肿者，常用实脾散（附子 30～60g，茯苓 30g，白术 30g，木瓜 15g，炙甘草 10g，木香 10g，大腹皮 30g，草果 10g，干姜 30g，厚朴 15g）为基础方，常加活血化瘀之品，因“水能病血”，如泽兰、益母草、丹参、三七等可随症加入，则疗效可大大提高。

若以腹水为胀满者，笔者常用卢崇汉教授的扶阳泻下法，改为扶阳泻下汤（附子 30～90g，生姜 30～90g，生大黄 10～30g，芒硝 10～30g，陈皮 10～30g，半夏 15g，茯苓 30～60g，泽泻 30g，三七 10g，丹参 30g，沉香 10g），随症加入肉桂、人参、黄芪、菟丝子、巴戟天、益智、补骨脂等。对于肾病、肝病所致的腹水多有良效。

关于中食，中食即为伤食，本症因饮食阻闭而猝倒，形如死人，实属罕见之症。郑氏谓为中气不足，运化气衰，气机偶闭而致，并以气实之人日日酒食厌饱而不病相比，知其为内本先虚，则中食之名，自是不切。其治法为探吐后，再温补脾土，颇简便易行。

【评按或解说】

关于腹部胀满，郑钦安说道：

“（病人头面四肢瘦甚，少腹大如匏瓜，唇色青滑，不思食物，气短者）此阳虚为阴所蔽也。夫四肢禀气于胃，胃阳不足，而阴气蔽之，阳气不能达于四末，故头面肌肉瘦甚，阴气太盛，隔塞于中，而成腹胀，实不啻坚冰之在怀也。身中虽有微阳，亦将为坚冰所灭，安望能消化坚冰哉（坚冰喻阴盛）！法宜峻补其阳，阳旺而阴自消，犹日烈而片云无。方用四逆汤，或附子理中汤加砂、半。”

又说：“气者，阳也，阳行一寸，阴即行一寸；阳停一刻，阴即停一刻。可知阳者，阴之主也。阳气流通，阴气无滞，自然胀病不作。阳气不足，稍有阻滞，百病丛生，岂独胀病为然乎？

他如诸书所称气胀、血胀、风胀、寒胀、湿胀、水胀、皮肤胀，是论其外因也。如脾胀，肾胀、肺胀、肝胀、心胀，是论其内因也。

外因者何？或因风寒入里，阻其气机，或因暑湿入里，阻其升降，或因燥热入里，阻其往来，延绵日久，精血停滞。感之浅者，流于皮肤，感之深者，流于腹内，若在手足骨节各部，便成疮疡疔毒。阻在上焦，胸痹可决；阻在中焦，中满症属；阻在下焦；腹满症作。

内因者何？或因脾虚日久，而脾气散漫；或因肾虚日久，而肾气涣散；或因肝虚日久，而肝气欲散；或因肺虚日久，而肺气不敛；或因心虚日久，而心气发泄。凡此之类，皆能令人作胀。大抵由外而入者，气机之阻，由内而出者，气机之散也。阻者宜开，调气行血，随机斡运为要；散者宜收，回阳纳气温补为先。

然胀与肿有别，胀者从气，按之外实而内空；肿者从血，按之内实而外亦实。治胀者，宜养气、宜补气、宜收气，忌破气、忌耗气、忌行气，尤贵兼养血。治肿者，宜活血、宜行血、宜破血，忌凉血、忌止血、忌敛血，尤须兼行气。学者欲明治胀之要，就在这一气字上判虚实可也。”

敬知非评曰：“中寒生胀满，胀满属太阴，此病根也……胀满本属阴寒为病，必阳先虚而不运，斯阴始实而成胀，欲消此胀，必先扶阳。岐伯曰：‘阴病治阳。’仲景曰太阴之为病，腹胀满而用干姜，早为万世之梯航，何待饶舌。然而时医不知身中阴阳上下往来为病之消息，不得不将古法今朝重提起。钦安推本太阳，知非更进少阴，少阴者，君火也，主弱则臣强，臣强必欺主。是故少阴之君火衰微，则各路之烟尘四起，或太阳之寒水一强，主膀胱不利。或少阳之相火一强，主胸膈胁肋胀满。或阳明之燥金一强，主肌肉胀满；或太阴之湿土一强，主单腹胀满，有大如瓮者；或厥阴之风木一强，主少腹阴囊及脚腿胀满；独少阴之君火一强，则群阴见晛，秋阳当空，万魔潜消矣。故仲景以脉微细，但欲寐，称为少阴不足之病。三泻心汤治少阴有余之病，三急下法存少阴将绝之阴。由此推之，六经皆能为胀，六经之方，各有治胀之妙，神而明之，存乎其人耳。”

敬知非评郑氏论中食曰：“此数语包一切，扫一切，元箸超超，颠扑不破，神曲、麦芽、槟榔、山楂，可以扫除，而干姜、附子又能治食矣，可发一噱！”

【医案介绍】

1. 吴佩衡医案：肝水肿（肝硬化腹水）

胡某某，男，53岁。因患肝硬化腹水鼓胀，住昆明某医院，邀吴氏会诊。询及由来，病者始因患红白痢一月余，继后渐感腹胀，逐渐发展而成腹水肿胀。现症见：面色黄暗，神情淡漠，卧床不起，腹部鼓胀膨隆，已有腹水内积，肝脏肿大，触之稍硬，小腹坠胀，小便短少，饮食不进。舌苔白滑，舌质含青色，脉象缓弱。此系下痢日久脾肾阳虚，寒湿内停，肝气郁结而致肝脏肿大，肺肾气虚，不能行司通调水道、化气利水之职能，遂致寒水内停，日积月累而成腹水臌胀证。治法当温中扶阳化气逐水，方四逆五苓散加减。

处方：附片80g（久煎），干姜30g，上肉桂8g（研末，泡水对入），败酱15g，猪苓15g，茯苓30g，甘草10g。同时以大戟、芫花、甘遂各等量，研末和匀（即十枣汤粉剂），日服6～10g。

二诊：服药后次日，每日畅泻稀水大便数次。泻后腹水大减，精神稍欠，又继服上方，扶阳温化逐水。

三诊（1959年1月）：服上方3剂后，腹水已消去一半多，体重减轻10kg。诊其脉来沉缓，右脉较弱，系脾湿阳虚脉象。左肝脉带弦，系肝寒郁结，寒水内停之象。舌质较转红润，白苔已退去其半，再照上方加减与服之。

处方：附片80g（久煎），干姜40g，花椒6g，上肉桂10g（研末，泡水对入），吴茱萸10g，茯苓30g，苍术15g，公丁香5g。如前法再服十枣汤粉剂2日。

四诊：服药后昨日又水泻10多次，吐1～2次，腹水消去十分之八，体重又减轻5kg。患者面色已转为红润，精神不减，舌苔退，舌质亦转红活。小便清长，饮食转佳，已能下床行动，自行至厕所大小便。唯口中干，但思热饮而不多。系泻水之后，肾阳尚虚，津液不升所致。继以扶阳温化主之。

处方：附片 80g（久煎），干姜 40g，砂仁 10g，枳壳 8g，上肉桂 8g，猪苓 10g，茯苓 30g。

五诊：服此方 10 余剂后，腹水、肝肿全消，食量增加，即告痊愈。

【按语】

寒水内停为病之标，脾肾阳衰为病之本。标实本虚治以攻补相兼之法，皆相得宜。所治之法一如离照当空，一如凿渠引水，寒水坚冰何得不去焉！如不放胆用此峻猛之剂，姑息养奸，于此危证，终不免肿胀癃闭，衰竭而逝。

2. 吴佩衡医案：肾水肿（慢性肾炎并腹水）

沈某某，男，30 岁。患慢性肾炎已 1 年余，当地诊治无效。后因发生腹水肿胀，体虚弱极而转送昆明某医院治疗，住院 1 周多，其效不显，邀吴氏前往会诊。现症见：患者面部浮肿，目下浮起如卧蚕，面色苍白晦滞，口唇青乌，欲寐无神，神情倦怠已极，腹内水鼓作胀，其状如匏，下肢浮肿，胫跗以下按之则凹陷而不易复起，身重卧床，难于转侧。问其所苦，但闻语声低弱，言及腹中撑胀，腰背酸胀痛楚不止，小腹亦坠胀作痛，口淡不思食，不渴饮，小便短少。察其舌脉，舌虽润而色淡夹青，苔滑而灰黑，脉象沉迟无力。此证系脾肾阳虚，水寒土湿，寒水泛滥所致，治法当扶阳温寒化气利水，方用四逆五苓散加减。

处方：附片 100g（久煎），干姜 40g，花椒 7g，猪苓 15g，茯苓 30g，肉桂 15g。

二诊：服 4 剂，小便遽转清长畅利，面足浮肿消退，腹水消去十之六七，体重减轻 10.5kg，腰背痛已大为减轻，仍有酸胀。稍能食，精神较增。舌苔灰黑已退，呈现白滑苔。脉转和缓，体尚弱。仍以扶阳温化主之。

处方：附片 100g（久煎），干姜 50g，吴茱萸 10g，桂枝 30g，薏苡仁 10g，猪苓 10g，茯苓 30g。

三诊：连服 4 剂，腹水消去十之七八，面色亦转好，精神、饮食较增，舌质青色已退，淡红而润，苔薄白滑，脉和缓有神根。大病悉退，阳神尚虚，余邪未净，唯有增强心肾之阳，不变温化之法，始能效奏全功，照上方加减治之。

处方：附片 150g（久煎），干姜 50g，上肉桂 10g，砂仁 10g，牵牛子（黑丑）20g，茯苓 50g，公丁香 10g。

随访：服 4 剂后，寒水邪阴消除殆尽，善后调理 1 周，病愈出院。

【按语】

吴氏治疗肾性水肿，始终如一保持扶阳抑阴之思想，这比见水治水、见肿治肿，要技高一筹。因水为阴邪，非阳不化，且《内经》有“阳化气，阴成形”之明训，张仲景更有“病痰饮者，当以温药和之”之治疗原则。故此，吴氏惯用经验方大回阳饮（附子、干姜、甘草、肉桂），去甘草之壅滞中焦的弊端，加利湿之品，故此临床疗效显著。

第三十节 中风（附：中痰）

【概论】

1. 中风

郑钦安认为，中风一病，其人内本先虚，一切外邪，始能由外入内，一切内邪，始能由内出外，闭塞脏腑经络气机，皆能令人死，不得概谓皆由外而致。

猝倒昏迷，口㖞斜，或半身软弱，或周身抽掣，作中风治之，专主祛风化痰则不效。从先天真阳衰损下手，兼看何部病情独现，用药即此攸分。真气衰于何部，内邪外邪即发于何处，治之但扶其真元，则内外两邪皆能绝灭。若专主祛风化痰，每每酿成脱绝危候，是因为正虚而邪始生，舍其虚而逐其末。况一切祛风化痰之品，皆是耗散元气之物，未有不立增其病者。

2. 中痰

郑钦安认为，中痰一病，“中”字不甚恰切。痰之所以生，多由太阳失运，水液不行，聚而为痰；或由中宫火衰，转输失职，水湿生痰；或由心阳亏损，不能镇纳浊阴，水泛于上，而痰证生。种种不一，是痰皆由内生，并非由外而致。

凡为痰迷之人，必素禀阳衰，积阴日盛，饮食不运，气机不宣，忽然外邪引之，内气滞之，阴邪窃发，寒痰上涌，堵塞清道，人事昏迷，喉中痰响，脉必滑利，平素多病多痰。

【治法】

（1）治中风：扶真元，助阳气，佐以祛邪之品。

（2）治中痰：法宜扶阳为先，祛痰为末。

【方药】

（1）姜附汤：干姜 15g，生附子 1 枚（或熟附子 60～100g）。

（2）姜桂茯半汤：干姜 10～30g，桂枝 10～60g，茯苓 10g，半夏 10g。

（3）真武汤：茯苓 45g，芍药 45g，生姜 45g，白术 30g，炮附子 1 枚（30～60g）。

【圆通应用】

治疗中风一病，郑钦安只讲到理论，并未指出具体治法与方药。此段精辟之论述，颇具有经典之意义。如郑钦安所说："人之所以奉生而不死者，恃此先天一点真气耳。真气衰于何部，内邪外邪，即在此处窃发，治之但扶其真元，内外两邪，皆能绝灭，是不治邪而实以治邪，未治风而实以祛风，握要之法也。"况郑钦安认为："凡得此疾，必其人内本先虚，一切外邪，始能由外入内，一切内邪，始能由内出外，闭塞脏腑经络气机，皆能令人死，不得概谓皆由外而致也。"

这清楚地表明，中风一病，有病自内生，有内外合邪而发。但其关键环节就在于正气之先虚。这就提示我们，治疗中风，不是见风治风、见痰治痰，而是从根本大法上把握好，扶助真元之阳气，达到正气足而邪自去之目的。

张仲景重视内外相合的发病观，所附之方侯氏黑散（菊花、白术、细辛、茯苓、牡蛎、桔梗、防风、人参、矾石、黄芩、当归、干姜、川芎、桂枝），就是寒热并用、补泻兼施之方药。

根据中风内外相合致病的特点，后世比较推崇的方剂就是大续命汤（麻黄、桂枝、当归、人参、石膏、干姜、甘草、川芎、杏仁）与小续命汤（桂枝、附子、川芎、麻黄、人参、白芍、杏仁、防风、黄芩、防己、甘草）。急性发病期，内外相引发病者甚多，若急性期伴有痰涎壅盛者，参照中痰之内容温阳化痰开窍，则是有效的方法。

对于慢性期肢体功能障碍者，王清任的补阳还五汤合大剂四逆汤被众多火神派医家重复研究与应用，均有良好的临床疗效。此外，对于病久而效欠佳者，王清任的通经逐瘀汤（穿山甲、皂角刺、麝香、地龙、赤芍、桃仁、红花、连翘、大黄）功专逐血管内之瘀阻，疗效甚佳，合大剂四逆汤可谓是提高疗效的最佳配伍。

李可老中医认为，大小续命汤是古代治疗中风的一个经验方，而且是一个非常有效的方剂。大小续命汤曾用为散剂，该方主治诸风无分轻重，可以治急、慢性脑卒中、中风后遗症，都有极好的效果，近代应用较少，甚为可惜。

小续命散组成：麻黄、川芎、独活、防已、甘草、杏仁各三两，肉桂、附子（生附子比较好）、茯苓、升麻、细辛、人参、防风各二两，生石膏五两，白术四两（一两按 15g 计算）。将此药打成散，服用的时候一天 14g，用纱布包就可以。或者取 14g 药粉加生姜 45g，1000ml 水煮到 500ml 左右，一天分 4 次服用。

这个方子在中风先兆，如出现手指麻木，或者某个地方肌肉跳动抽搐，或者出现比较重的麻木时用来预防。如果是急性发作期，也可以先用三生饮（生南星、生半夏、生川芎，加 150g 蜂蜜，加适量水煮好后，加石菖蒲 30g，麝香 0.5g），分次服用，过了急性期就可应用上面的散剂治疗了。

大续命散组成：麻黄、乌头、防风、肉桂、甘草、花椒、杏仁、石膏、人参、芍药、当归、川芎、黄芩、茯苓、干姜各等份，研末，酒送药末。每次 3g 左右，一天 2 次。服后不知者，量可稍加，加到以知为度。李可老中医常用该方来治疗中风后遗症、类风湿关节炎、抑郁症等病，临床疗效显著。

唐步祺曾医治一名六十多岁、中风半身瘫痪卧床两年多、百药无效的病人，其症状为恶寒特甚，两胯以下冰冷，两膝以下如泡冷水中，两腿无力，不能站立，舌苔白厚腻，脉沉细，综合其全身症状，断为阳虚阴寒湿甚所致。先以四逆汤加桂、术，连续服十剂，始略见减轻，已能扶杖站立，行走几步，惟觉一身重痛，乃用麻附细辛汤加味，以温经散寒去湿，复用白通、四逆加童便，以通达周身之阳，各服数剂，已能在室内行走，大、小便无需人照顾，但一身仍畏寒，复以附子理中汤加肉桂，及加鹿茸粉之方，嘱其轮服，服至七八剂，诸症大减，全身转暖，饮食增多，可不用手杖走数百步。

【评按或解说】

关于中风病人舌忽不能转动，肢忽不能升举，睡中口流涎不觉的情况，郑钦安解释道：

“此阴盛而元阳不固不运也。夫人一身关节窍道，全赖真气布护运行。真气健旺，则矫捷自如，出纳有节，焉有舌不能转，肢不能举，睡中流涎不觉者乎？余故直决之曰：‘阴盛而元阳不固不运也。’”

又说：“风由外入，痰因内成，总缘其人素禀阳虚，损伤已极，而外之风邪始得乘其虚隙而入之。阳衰在何处，风邪即中何处，故有中经、中腑、中脏之别。阳虚则中宫健运之力微，中宫之阴气即盛，阴气过盛，而转输失职，水谷之湿气与内之阴气相聚，而为涎为痰。久久阳微，寒痰上涌，堵塞清道，遂猝倒昏迷，而曰中痰也。此病可与附子理中汤加砂半。中风者，按陈修园《医学三字经》法治之。中痰者，可与姜附茯半汤治之。”

关于姜附茯半汤（生姜二两取汁，附子一两，茯苓八钱，半夏七钱），郑钦安认为，该方乃回阳降逆、行水化痰之方。生姜辛散，宣散壅滞之寒；附子性烈纯阳，可救先天之火种，真火复盛，阴寒之气立消；佐茯苓健脾行水，水者痰之本，水去而痰自不作；半夏之降逆化痰，解压于舌本之痰涎。清道无滞，则四肢之气机复运，而四肢自能伸举。

关于与中风与他病的鉴别，郑钦安说道：

“（病人前两月，上牙两边时时作疼，肝脉劲如石，脾脉亦有劲象，但不甚于肝部，后忽左边手足软弱，不能步履，麻木冷汗出，右边伸缩尚利，言语饮食如常者）此先天真气已衰，将脱而未脱之候也。近似中风，其实非中风也。夫病人上牙时时作疼，原系真气不藏，上冲所致，肝脾脉劲如石，先天之阳欲附肝脾而出，暴脱之机关已具。后忽左边软弱，不能步履，麻木冷汗出者，是先天真气已衰于左，不复充盈。右边伸缩尚利者，后天脾胃之阳尚充，故也。昧者若作风治，更发散以耗其中气，中气立衰，命即不永。此际急宜保护后天，后天健旺，先天尚可复充。法宜先后并补为主，方用附子甘草汤，或加姜、桂、砂、半，缓缓调服，月余可瘳。”

关于中风之发病，敬知非评曰：“此解已透，然内本先虚，所谓本实先拨，即专主先天施治，未必十治十全，须知先天之阳不易回也，先与病家说明，愈是万幸，不愈医不任咎。若是回阳不愈，真阴不能自生，有人能治愈此病者，愿焚其书，愿铲其批。”

关于中痰一病，敬知非评曰：“中字之义驳得倒，痰字之理认得真，治痰之法，自尔超妙，非庸手所得知。患疾之人遇之病可愈，学医之人入手不得错，此救世之法，医医之意也。”

中风与中痰虽病名不同，其发病之内涵则一，即真元阳气之不足，故而郑钦安所选中痰数方用于治疗中风病，同样具有良好的临床效果。

【医案介绍】

范中林医案：太阴少阴证痉病

郝某某，女，22岁。患者因高热昏迷送往某医院急诊。经用退热药，高烧不减，再以物理降温，仍无效。未明确诊断。遂出院，请中医治疗，当日服药2剂热退，渐清醒。但次日晚又陷入昏迷。送某医院抢救，当即下病危通知，亦未能确诊，急邀某老中医会诊，服中药后，病情又逐渐好转。老中医认为，脑中有瘀滞。转某医学院检查拍片，果然发现颅内确有瘀血，遂手术脱险。1个月后，手足抽搐，下半身发凉；出院用中药医治，断续有五六年之久，其效不显。现症见：右半身手足抽掣，发作时口眼㖞斜。每月约五六次，抽搐前有预兆，先觉右侧身麻。近几年来，特别畏寒，6月炎暑，身穿毛衣，四肢仍厥冷。月经不定期，色暗淡。视力减退，恍惚不清，记忆力与反应力均显著减弱。神疲，纳呆。舌淡，少苔而灰白，脉沉细。此为大病之后气血亏损而致痉，证属太、少二阴，治宜温中健脾，调和气血，方用小建中汤。

处方：桂枝12g，炙甘草6g，白芍15g，生姜30g，红枣15g，饴糖60g（兑服）。

二诊：服上方6剂，10日来，手足抽掣只发作过1次，发作前身麻减轻，精神和食欲均有好转。仍畏寒，肢冷，经水不调，阳气不通达于四肢。为除血虚寒凝，宜温经宣络，通脉养血为治，方以当归四逆汤加味。

处方：当归10g，桂枝12g，白芍10g，细辛15g，甘草6g，木通6g，大枣20g，吴茱萸6g，炮姜15g。

三诊：上方进8剂，半月内抽搐未再复发。畏寒肢冷减轻，食欲稍增。月信刚至，色暗淡夹紫黑色血块较多，小腹痛。治宜温脾肾，散寒滞。方用吴茱萸四逆汤加味。

处方：炮姜 60g，血余炭 30g，炙甘草 30g，制附片 30g（久煎），当归 12g，吴茱萸 6g。

四诊：服 6 剂后，病情稳步好转，方以理中汤加味，继续调治。

处方：党参 15g，干姜 12g，炒白术 12g，甘草 10g，制附片 30g（久煎），茯苓 12g，砂仁 10g，白豆蔻 10g，枸杞子 15g，菟丝子 20g，桂枝 10g。

五诊：上方加减，服药 2 月余，身体基本康复。

随访：自述病愈后，回家调养约 2 年，逐渐巩固，至今未曾复发。

【按语】

本例发病之初，病情危重复杂，未明确诊断，几经数家医院中西医治疗，度过危险而余症迁延，数年不愈。转来就诊时，神疲，畏寒，四肢厥冷，半身及手足抽引，舌淡，脉沉细，应属太阴、少阴脾肾阳虚；按其病，大病之后气血皆虚，筋脉抽动拘急，发为痉病。“诸寒收引，皆属于肾”，足少阴之筋主痫、瘛及痉。本例辨证施治，体现了六经分证与辨病相结合；抓住主证，明晰病机；分清主次缓急，论治有先后。因而使迁延多年之宿疾，迅速向愈。

第三十一节 脱肛（附：痔疮）

【概论】

1. 脱肛

郑钦安认为，脱肛一病，有下焦阳衰，而不能统束者；有三焦火旺而逼出者。

因下焦阳衰而致者，由其人或房劳过度，或大吐大泻大病后，元气损伤，不能收束。其人少气懒言，精神萎靡，面白唇青，喜食辛辣热物。

因火旺逼出者，或由过食厚味、醇酒、椒姜、辛辣之物，热毒流注下焦，或感受外热燥邪，流注肠胃，热邪从下发泄，火气下趋，渐渐逼迫，直肠遂出。其人躁烦，喜饮清凉，或大便不利，或小便赤热，或善食易饥。法宜清热，如黄连解毒汤、三黄石膏汤之类。

2. 痔疮

郑钦安认为，痔疮一病，形象虽异，其源则同，不必细分，总以阳火、阴火判之。

因阳火而致者，或平素喜食厚味、醇酒、椒姜及一切辛辣之物，热积肠胃，从下发泄。肛门乃属下窍，终非时刻大开，热邪下趋，发泄不畅，蕴积而痔乃生焉。其痔定然痛甚，肛门红肿，精神不衰，饮食如常，粪鞭溺赤，喜饮清凉者是也。法宜专清肠胃之热，如大、小承气、调胃承气、葛根芩连等汤，皆可酌用。又或燥邪发泄不畅，辨认与上同，而时令不同，法宜清燥为主，如黄连玉竹阿胶汤、清燥汤、甘桔二冬汤之类。

因阴火而致者，或由房劳过度，君火下流，前阴发泄不畅，直逼后阴，蕴积亦能生痔。又或久病，用心过度，忧思过度，元气虚极，涣散欲从下脱，而不得即脱，蕴积亦能生痔。其痔多青色、黑色、白色，微痛微肿，坐卧不安，人必无神，困倦喜卧，畏寒身重，面色唇口青白，脉或浮空，两尺或弦劲，此是元气发泄不藏之故，不得照寻常通套等方施治。

脱肛与痔疮二病，虽是病名有异，但其发病部位却在一处，只是病情程度不同，故此放在一处讨论颇觉妥当。

【治法】

（1）法宜温固脾肾之阳，阳回气足，肛脱自收。

（2）法宜收固，回阳收纳、潜阳固脱。

【方药】

（1）附子理中汤加葛根：附子 1 枚（或熟附子 60～100g），白术 15g，干姜 15g，人参 6g，炙甘草 9g，葛根 30g。

（2）黄芪建中汤：桂枝 27g，白芍 18g，炙甘草 18g，生姜 27g，大枣 12 枚，饴糖 15g，黄芪 30g。

（3）补中益气汤：黄芪 30～60g，炙甘草 6g，人参 10g（或党参 30g），白术 10g，橘皮 6g，升麻 6g，柴胡 6g，当归 10g。

（4）潜阳丹：砂仁 30g，附子 24g，龟甲 6g，甘草 15g。

（5）回阳饮：生附子 1 枚（或熟附子 60～100g），干姜 45g，炙甘草 60g，人参 30g。

（6）封髓丹倍砂、草：黄柏 30g，砂仁 50g，炙甘草 18g。

【圆通应用】

唐步祺在临证中发现，所见脱肛患者，大多为下焦阳衰，中气不足，即投以补中益气汤倍升麻、参，易生姜为炮姜，再加附片、罂粟壳治之，屡用屡效。曾治一患儿，脱肛已两年多，经常腹泻、脚冷，知为脾胃虚寒，真阳不足，先后以附子理中汤加吴茱萸，又加升麻、罂粟壳、葛根之方治之而获效告愈。因患儿体太虚，复用附子理中汤合当归补血汤以巩固疗效。

至于妇女患阴挺、阴颓者，现代医学称为子宫脱垂，其原因为素体不强，产后体虚，胞络松弛，气虚下陷，不能收摄所致，其治法亦与脱肛相同。

治疗脱肛与痔疮二病，郑钦安所给出之方药，皆是效方。特别是补中益气是近代治疗中气下陷的要方，但本方临床单独应用则疗效平平。火神派名家祝味菊先生与卢崇汉教授均认为，补中益气汤加附子，特别是重用附子一味，调整好附子与黄芪两味药的用量，是提高临床疗效的关键所在。

由于痔疮往往容易合并感染，在症状上出现部分虚热的表现，而合用潜阳封髓丹，即在补中益气汤的基础上加潜阳封髓丹，或合回阳饮数方同用，则效果显著。若有出血者，加入炮姜及血余炭重用，或加上三七粉，疗效更好。

【评按或解说】

敬知非评曰：“巽为股、为风，风性属阳主升，平人不脱肛者，风木之气生升不已。今病脱肛，生升之气机失权。钦安参悟其理，指出温升之法。所谓火旺者，火急风生，直步广肠肛头，顺势脱出，亦当升阳散火，桃花汤可用。必见实热之病情，方可直折，火熄风平，遂其升达之性，其肛自举。一剂即止，所谓中病即已，毋过用以伤生气，否则旋举旋脱，久久遂漏，又不可不知也。”

关于脱肛与痔疮二病，郑钦安感叹："近来治论纷纷，愈出愈奇，理法将泯，不得不为之一正。"

【医案介绍】

作者医案：直肠黏膜脱垂症案

孟某某，女，40 岁。患者曾确诊为"直肠黏膜脱垂症"年余，曾服用中西药物及外洗熏蒸等方法，不见好转，且有进行性加剧的趋势。现症见：每当站立时久，直肠处知觉下垂，有异物排便感，到厕所后空坐，卧床休息后可减轻，活动、劳累后易症状加剧，总是觉得有便意感，气短懒言，畏寒肢冷，腰膝酸痛，便次增多，每天 2 至 3 次，便量不多，小腹胀满，纳差，脘胀，月经量少色淡，舌淡胖边有齿痕，苔白滑，脉沉弱。证属中气下陷，阳气不升，治宜升阳举气，方用补中益气汤加味。

处方：党参 30g，当归 10g，炙甘草 10g，苍术 30g，白术 30g，陈皮 10g，升麻 6g，柴胡 6g，黄芪 30g，附子 30g（先煎），枳壳 30g，淫羊藿 30g，仙茅 30g，补骨脂 30g。

用法：水煎服，每天 1 剂。6 剂。

二诊：全身情况略有好转，局部下垂症状改善不明显，再进原方 6 剂。为了加强疗效，除了上述方法外，用石榴皮、白矾水外洗肛门，每天 1 至 2 次。

三诊：服药之后，畏寒肢冷、腰膝酸痛明显减轻，而肛门下垂感也明显减轻，只是偶有用力时才感直肠下垂感，每当便秘或便后有症状，大便次数正常，每天 1 次，腹胀满消失，食欲明显好转，原方有效。再进 6 剂，以资巩固。

【按语】

直肠脱垂为肛肠科之疑难杂病，笔者早年曾经治 2 例，方用补中益气汤原方药升阳举陷，调治年余而效果不显，百思不得其解。学习火神派扶阳理念之后，方意识到脾阳根于肾阳，中气下陷久治不愈，其原因仍在肾阳不足之根本上。因此，根据郑钦安"功夫全在阴阳上打算"的思想，三阴证用扶阳药，虽失不远。仍在以往补中益气汤的基础上加用附子温补肾阳，为强化疗效，合用二仙及补骨脂，四药总量达 120g 之多，大大提高了温肾补阳之力量，因此临床疗效显著。

第三十二节
血证门
（吐血、鼻血、牙血、毛孔血、耳血、二便血）

【概论】

郑钦安认为，血证虽有数端，终究不出阴阳盈缩。血色虽红，由其从火化得来，终属阴体。

气从阳，法天居上；血从阴，法地居下。天包乎地，气统乎血，气过旺可以逼血外越，则为阳火，气过衰不能统血，阴血上僭外溢，则为阴火。阳火，其人起居，一切有神；阴火，动静起居，一切无神。不必区分血从何出，当何治，血是某经，主某方。

【治法】

（1）法宜辛甘化阳之品，调其中土，扶其元阳。

（2）法宜辛甘化阳之品，培其中下之阳。

【方药】

（1）甘草干姜汤：炙甘草 15～60g，炮姜 15～60g。

（2）理中汤（郑钦安方）：人参 12g，白术 30g，干姜 30g，甘草 9g，砂仁 12g，半夏 12g，茯苓 9g。

（3）建中汤（郑钦安方）：桂枝 27g，白芍 18g，炙甘草 18g，生姜 27g，大枣 12 枚，饴糖 15g，附子 9g。

（4）四逆汤：生附子 1 枚（或熟附子 60～120g），干姜 23g，炙甘草 60g。

【圆通应用】

郑钦安非常推崇甘草干姜汤一方，认为可作为治疗血证之首选，其方义及方解更是非凡。郑钦安说道：“甘草干姜汤一方，乃辛甘化阳之方，亦苦甘化阴之方也。夫干姜辛温，辛与甘合则从阳化，干姜炮黑，其味即苦，苦与甘合则从阴化。此方应用范围极广，仲景以此方治误吐逆烦躁而厥者，取大甘以化热，守中而复阳也。又治吐血，治中寒，取辛甘以化阳，阳气也，气能统血，阳能胜寒，阳能温中也。又用以治拘急，治筋挛，治肺痿，治肠燥，取苦甘以化阴，阴血也，血能胜热，血能润燥，血能养筋也。对治多种肺、胃虚寒病证，常用甘草干姜汤加味而获效。对治血证，无论其为血热妄行，或阴虚火动，或阳不统血，皆先选用甘草干姜汤加血余炭，以止其血，然后才对症下药，屡屡获效。”

郑钦安自述其经验谓：“余治一切病证，与此血证，只要无外感病形，即握定阴阳盈缩治之，见功屡屡，获效多多，真不传之秘法，实度世之金针。”唐步祺按郑钦安方法用之，确有显效，在临床上无论其为阳火阴火之血证，都先以大剂炮姜甘草汤加血余炭，先止其血，然后辨证治疗。

唐步祺老中医每治血证，无论其为吐血、衄血、牙血、二便血，先不分其阴阳，都先止其血，用大剂甘草干姜汤加血余炭，屡用屡效。取其辛甘化阳，苦甘化阴之用也。然后审察病情，按法治之。如某患者牙齿出血，经年累月治疗，非但牙血不止，反而牙齿松动，嚼食痛，拟全拔其牙而安假牙。连服甘草干姜汤加血余炭 5 剂而血止。因齿属肾，继治以金匮肾气丸，续服 10 剂，牙齿松动及嚼食痛诸症悉愈。

为什么唐步祺先生会对多种血证皆以甘草干姜汤加血余炭而治之呢？这就要充分理解其阴阳至理：该方辛甘化阳，苦甘化阴，阴阳同调，加之血之余为炭，专入血分，平调而治并止血，再根据阴阳实据灵活后治，的确为临床治疗血证的一大特色。

对于治疗多种阳虚血证，郑钦安均为一派温中助阳之方，特别是甘草干姜汤一方，组方及应用颇具有个性特色。临证之时，笔者常用吴佩衡教授之大回阳饮加三七、血余炭治之。笔者曾治一膀胱插管而导致的长期出血患者，经应用上方（附子 60g，炙甘草 10g，炮姜 60g，三七 30g，血余炭 60g）3 剂，可谓是一剂知，二剂已，三剂愈，实在是出乎意料。

【评按或解说】

关于吐血一症，郑钦安解释道：

“吐血一症，其要有三：有阳虚者，有阴虚者，有因外邪阻滞者，不可不知，亦不可不辨也。

吐血，乃气机之逆也。阳虚之逆血者，缘由阳气衰弱，不能统血，阴气太旺，势必上僭，渐干清道，以致外越……阴虚之逆血者，由于阳气独旺，阳气过旺，势必上冲，冲之过节，血亦因而外越……外邪阻滞之逆血者，或因风、寒之邪，阻其升、降之气机，而循行经络之血液，失其常度，或留胸膈，或停胃口，一触即发，血故外越。如沟渠之水，流行自如，忽从中闸定，上流欲下之水，势必逆行上涌，亦气机自然之理也。”

又说：“凡阳虚吐血之人，言语无神，脉息无神，面色无神，气衰力竭，困倦喜卧，不思饮食，咳多清痰，又须审察上、中、下三部，何处病情独见，便可按法治之也。法宜辛甘化阳之品，调其中土，扶其元阳，如甘草干姜汤、理中、建中之类。

阴虚吐血之人，言语有神，面色有神，脉息有神，吐虽多不觉其病，咳多胶黏之痰，又贵察其上、中、下三部，何处病形独现，便可识其脏腑之偏，而用药自有据也。法宜苦甘化阴之品，如泻心汤、导赤散、鸡子汤（即《伤寒论》黄连阿胶汤）之类。

风寒阻滞而吐者，必现发热、头疼、身痛，脉浮或紧，看定提纲，按法治之。法宜升散清凉为主，如桂枝汤、麻黄汤、葛根汤之类。”

关于大便下血一症，郑钦安解释道：

“下血之症，论因则多，论要则二。二者何？即阴、阳两字也。阴、阳即气、血，夫血固以下行为顺，是顺行其经络之谓，非妄行之谓也。

阳虚之人，下血如注，是下焦之阳不足，而不能统摄也；阳虚之下血，宜培中下之阳，方用四逆汤、理中汤。

阴虚之人，下血如注，是下焦之阴不足，阴虚则火旺，火旺遂逼血外溢也。阳虚阴虚，察脉察色，与上辨吐血法同。阴虚之下血，宜培中下之阴，方用泻心汤、六味、补血汤（即六味地黄汤、当归补血汤）。

粪前血者，循行大肠之血失度也；粪后血者，脾胃之阴失度也。亦不必细分，总在这粪之硬、溏，以判肠胃之虚、实，又要察其人平日起居，外形之有神无神，而虚实自判也。

先血而粪硬者，胃火旺而致也，人参白虎、麻仁丸可用；先血而粪溏者，脾不摄血也，理中、建中可用；粪硬而血后来者，心火旺也，导赤散可用；粪溏而血后来者，心血之虚也，补血汤、参枣汤可医。”

敬知非评曰：“火是阴。《内经》曰：阴病治阳，当用阳药。夫火何以能阴？孔子曰：离为火，离是阴卦。火是红色，血亦是红色，故知火盛吐血，正是阴盛，必用阳药而始能愈。此儒者之权衡，非俗子所能窥测，而医亦是名医，故敢论血。老实人说老实话，知著书之婆心，更知评者之婆心，有同心焉耳！以为邀誉则非矣。”

郑钦安为了扭转失血症治疗的误区，其特设《失血破疑说》一篇，他说：

“今人一见失血诸证，莫不称为火旺也。称为火旺，治之莫不用寒凉以泻火，举世宗之而不疑，群医信之而不察。所以一得失血症，群皆畏死，由其一经失血，死者甚多，不知非死于病，实死于泻火之凉药耳！然则凉药其可废乎？非即谓凉药之可废，但失血之人，正气实者少也（正气一衰，阴邪上逆，十居八九，邪火所致，十仅一二），不可不慎。余有见于今之失血家，群皆喜服清凉而恶辛温，每每致死，岂不痛惜。

余故为当服辛温者，决其从违焉。不观天之日月，犹人身之气血乎！昼则日行于上，而月伏于下；夜则月行于上，而日伏于下。人身气血同然：失血之人，血行于上，而气伏不升可知。欲求血之伏于下，是必待气之升于上，气升于上，血犹有不伏者乎？知得此中消息，辛温扶阳之药，实为治血之药也。”

附：七绝二首

吐血都传止血方，生军六味作主张；
甘寒一派称良法，并未逢人用附姜。
血水如潮本阳亏，阳衰阴盛敢僭为。
人若识得升降意，宜苦宜辛二法持。

【医案介绍】

1. 吴佩衡医案：衄血

秦某某，男，64岁。患者痰饮咳嗽多年，故素体多痰湿，昨日因咳嗽气急上气，忽而鼻衄不止，用物堵塞鼻孔则血由口中吐出。经注射止血针药，血未能止住。曾昏厥一次，喂服白兰地酒少许始回苏。延吴氏诊视，现症见：患者面色惨淡，鼻衄不止，口角亦见血迹，冷汗淋漓，沉迷无神，气息低弱而呈奄奄一息之状。掰开口视其舌，质淡夹青而少血色。脉来芤虚欲散，重按无根，二、三至则一止，已现代象。此证良由气虚不摄血，阳虚不守阴，以致阴血散漫归于经。复因咳嗽气动，挣破血络而成衄。察其脉证，病势颇危，有阳气欲随阴血外脱之势，急宜扶阳收纳，如得血汗均止，始有生机。以参附汤加味急救。

处方：高丽参 10g，附片 30g（久煎），炮黑姜 6g，甘草 3g，大枣 2 枚（烧黑存性）。

二诊：服 1 剂则效，衄血减，神气转佳。再剂则血汗均已得止。次日又照服 1 剂。

三诊：复诊时神识已清醒，不再衄血。唇舌已转红，脉缓弱较有神，但五六至，间仍有止歇，依原方增量加黄芪扶阳固气。

处方：高丽参 10g，附片 60g（久煎），炮黑姜 15g，黄芪 24g，甘草 10g，大枣 2 枚（烧黑存性）。

四诊：连服 2 剂，饮食、精神均有恢复，面唇舌色已红润、脉缓和有神，惟尚有咳嗽，痰中夹少许黑血，此乃离经之瘀血随痰咳出之故。原方去参、芪加入法半夏 10g，茯苓 15g，砂仁 3g，3 剂而痊愈。此后多年，未见再衄。

【按语】

治疗血证，吴氏遵郑钦安之意，凡阳虚之人只管扶阳补阳，阳气足而自能摄血，不止血而血能自止。此例就是明证。案中除炮黑姜外，还有大枣烧炭存性一味，意义深长，很值得我们去思考。

2. 范中林医案：太阳少阴证鼻衄

冉某某，女，72 岁。患者感冒后鼻内出血。就近至某医院请中医治疗，诊为肺热。连服清热解表剂，病势不减。家人急用云南白药塞鼻内，用 3 至 4 瓶后，血仍渗出不止。延至第 6 日，到某医院五官科诊治，无效，遂来就诊。现症见：鼻衄已 10 日，鼻腔出血仍阵阵外渗，血色暗红，面色苍白。饮食难下，四肢逆冷，恶寒身痛，微咳。舌质暗淡，苔白滑，根部微黄腻。阳虚之人，外感寒邪，正气虚弱，血失统摄，阳气被遏，脉络瘀滞，血不循常道而外溢。此属太阳少阴证。法宜助阳解表，温经摄血，方用麻黄附子细辛汤加味。

处方：麻黄 10g，制附片 60g（久煎），细辛 3g，炮姜 30g，荷叶 10g（醋炒），炙甘草 20g。

二诊：上方服 1 剂，出血减；2 剂后，血全止。因年迈体弱，难以复元，再以四逆汤加益气之品续服。

处方：制附片 30g（久煎），炮姜 15g，炙甘草 10g，党参 10g，上肉桂 10g（冲服），大枣 30g。

三诊：服药 3 剂，精神好转，饮食增加。但气血亏甚，嘱其以生姜羊肉汤加当归、黄芪炖服调补。

随访：4 年后随访，病愈后身体尚好。

【按语】

本例鼻衄，证属寒中少阴，外连太阳。治以表里双解，佐以温经摄血，三诊而衄止。因患者兼有太阳伤寒之表证，具麻黄汤证，故方中重用附子温少阴之经，解表而不伤阳气；麻黄不配桂枝，并重用炙甘草以制之，则不发汗而祛邪。临床所见，衄家并非皆不可汗，亦有用汗法而愈者。不同病情，须具体分析。

第三十三节 发　斑

【概论】

郑钦安认为，发斑一症，有由外入而致者，有由内出而致者。

由外入而致者，由外感一切不正之气，伏于阳明。阳明主肌肉，邪气遏郁，热毒愈旺，忽然发泄，轻则疹痒，重则斑点，或如桃花瓣，或如紫云色，大小块片不等。其人口臭气粗，壮热饮冷，脉大而实，或周身疼痛，二便不利者，此为外感，阳证发斑是也。法宜随其机而导之，如升麻葛根汤、举斑、化斑、消斑等汤，皆可酌用。

因内伤而致者，或饮食伤中，克伐过度；或房劳损阳，过于滋阴；或思虑用心过度；或偶感外邪，过于发散，以致元阳外越，或现斑点，或现通体紫红，其人懒言嗜卧，不渴不食，精神困倦，或现身热，而却无痛苦情状，行动如常，或身不热，而斑片累累，色多娇嫩，或含青色者是也。

【治法】

法宜回阳收纳。

【方药】

（1）封髓丹：黄柏 30g，砂仁 21g，炙甘草 9g。

（2）回阳饮：生附子 1 枚（或熟附子 60～100g），干姜 45g，炙甘草 60g，人参 30g。

【圆通应用】

唐步祺老中医曾治一发斑之患者，经年治疗无效，又用艾火烧之，遍体瘢痕、斑点，而斑点隐含青色，加之声低息微等症状，显属阳虚发斑，乃师法郑氏之意，用王洪绪所订阳和汤加附片治之，一剂轻，四剂愈。盖用附片固其根本，麻黄以开腠里，肉桂、炮姜以解其寒凝。腠里一开，寒凝一解，气血流行，则斑点随之消失。

郑钦安所说的发斑，类似现代所说的过敏症。为此，王正龙先生认为治疗原则就是温肾祛寒，服用人参白通汤［炮附子 50g，干姜 60g，老葱白 4 茎（后下），红参 20g］、四逆汤（炮附子 60g，炙甘草 30g，干姜 30g），或服用麻黄附子细辛汤（麻黄 6g，细辛 3g，炮附子 10g），都非常有效，最后以金匮肾气丸（熟地黄 60～120～200g，山茱萸 20～50～80g，淮山药 20～50～100g，牡丹皮 10～30～50g，茯苓 15～30～50g，泽泻 5～20～30g，炮附子 5～30～50g，肉桂 3～10～20g）收功。

发斑一病，其关键环节在于元气之亏虚。元阳亏损，阴盛阳衰，虚阳外越，局部看着很像有“火热”，但全身却是一派阴证。故此，郑钦安所出之封髓丹一方是为首选之良方，若合潜阳丹（即潜阳封髓丹合用），外加对症之药，则疗效更佳。

【评按或解说】

郑钦安曾说道："余曾经验多人，实有不测之妙。总之外证发斑在三阳，宜升散，内证发斑在三阴，宜收纳。此二法乃万病治法之要，不仅此证，学者须知。"

敬知非评曰："斑发于阳，因外感而致其证为阳，能治者多，惟斑发于阴，因内伤而致其证为阴，能识此者少。钦安指出两法，重在人所难识一面，学者知其所难，作者之心苦矣。"

王正龙先生认为：现代人好吃冷饮，必定损伤肺脏和脾胃的功能；性交过度，必定损伤肾精。肾精亏损，必定引起肺气不足，肺肾两虚，稍微活动就会引起哮喘，肺主皮毛，肺肾两虚，湿气外泛，就会引起皮肤过敏。如果过敏症是外界因素引起的，就应该所有感染病菌和花粉的人都患有过敏症，而事实上并非如此，这就说明是元气虚弱的人才会患过敏症。这正好论证了"邪之所凑，其气必虚"，恰恰是由于肾元亏损而引起的。故此，强化扶元气、助真阳，自然能解除该病之发病的根本环节。

关于周身皮肤痒伴干咳者，郑钦安说道：

"此元阴虚不能润肺，肺燥而不能行津液于皮肤也。夫病人干咳，乃血虚肺燥之验。肺主皮毛，肺气清，则节令行而不乖，脏腑咸赖；肺气燥，则节令失，而津液不行，百病丛生。津液不行于内，则肺痿、脏结、肠燥、痿躄、筋挛、骨蒸等症即起；津液不行于外，则皮毛、肌肤、爪甲、枯槁、燥痒之症立作。此条言血虚肺燥，有如是等症，法宜清燥养营为主，方用补血汤合甘草干姜汤，加五味、白蜜治之。

【医案介绍】

吴佩衡医案：病后体弱出麻疹案

甘某，女，2岁。患儿出麻疹，延吴氏诊治。此患儿因去年冬季曾患慢脾风，经吴氏治疗，体质尚未复原，故此治未敢用发表寒凉之剂，现症见：发热，涕清咳嗽，目赤多泪；耳指冷，面部隐隐已现红点。证属体虚阳弱，疹点不出，治宜扶阳发散，方用桂枝汤加附子、细辛。

处方：桂枝 6g，白芍 6g，甘草 3g，生姜 10g，大枣 2 枚，附片 15g（久煎），细辛 3g。

二诊：服 1 剂，麻疹渐出；2 剂透齐；3 剂渐灰。但微见烦躁，因当时吴氏经验尚不足，竟疑为服温热药后之燥象，即用上方减去辛、附，倍芍药加当归以补阴血，加麦冬以清烦热。

处方：桂枝 6g，白芍 12g，甘草 3g，生姜 10g，大枣 2 枚，当归 10g，麦冬 10g。

次日复诊：服上方药后，患儿脉反紧急，发热烦乱，喘挣痰鸣，鼻翼扇动，唇色青乌，舌苔白滑，指纹青黑出二关，有欲作惊风之状。此种病情已有阴盛逼阳于外之势，当即以扶阳抑阴之四逆汤加肉桂、茯苓治之。

处方：附片 24g（久煎），干姜 10g，甘草 5g，上肉桂 6g，茯苓 12g，公丁香 1.5g。

再诊：服上方药后，旋即风动，延吴氏再诊。见其手足抽掣，角弓反张，喘挣痰鸣，鼻扇不乳，以药饮之，则涌吐涎沫，泄泻绿粪。此种症状，颇属危笃。但诊其脉象，已较前和缓，身热约退十之二三。此是药与病相争之兆，亦即“若药弗瞑眩，厥疾弗瘳”之瞑眩现象，告其希勿疑惧。当即照原方增量主之。

处方：附片 50g（久煎），干姜 15g，甘草 6g，上肉桂 6g，茯苓 12g，公丁香 1.5g。

次日复诊：嘱病家连夜煎服。复诊见其脉静身凉，已能吮乳，惟尚咳嗽略挣，大便尚泻而色渐转黄，面唇指纹青乌之色已退。照原方再服 1 剂，泄泻止，喘挣平。复以上方加黄芪 12g，砂仁 6g，去公丁香、茯苓，连服 5 剂，遂得痊愈。

【按语】

吴氏认为，此等病症，若认为阳毒热重，以清热解毒之品投之，势必变证危笃，此时虽有识者用温热药以补救之，但如剂量过轻，或配伍不当，亦难生效。故应辨别阴阳，分析虚实寒热，随证施治，则可免误治也。

第三十四节
虚劳（附：痿躄）

【概论】

1. 虚劳

郑钦安认为，虚劳一病，总缘亏损先天坎中一点真阳。真阳一衰，群阴蜂起，故现子午潮热（子午二时，乃阴阳相交之时，阳不得下交于阴，则阳气浮而不藏，故潮热生。阴不得上交于阳，则阴气发腾，无阳以镇纳，则潮热亦生），自汗盗汗出（凡自汗、盗汗皆是阳虚之征，各书俱称盗汗为阴虚者，是言其在夜分也。夜分乃阳气潜藏之时，然而夜分实阴盛之候，阴盛可以逼阳于外，阳浮外亡，血液随之，故汗出，曰盗汗。），咳吐白痰（真阳一衰，则阴邪上逆，逆则咳嗽作，白痰虽非血，实亦血也，由其火衰而化行失职，精气不得真火煅炼，而色未赤也），腹满不实（阴气闭塞，阳微不运故也），面黄肌瘦（真火衰则脾土无生机，土气发泄欲外亡，故面黄，土衰则肌肉消，以脾主肌肉故也），腹时痛时止（阳衰则寒隔于中，阻其运行之机，邪正相拒，故时痛时止），大便溏泄（胃阳不足，脾湿太甚，故也），困倦嗜卧，少气懒言（皆气弱之征）。种种病情，不胜枚举。

虚劳一病，五脏六腑、气血阴阳皆可涉及，但辨证时只要抓住一派阴证迹象，或阴盛阳衰之证，就可识得本病。临证常谓劳有五、伤有七、极有六，其表现如下。

(1) 五劳（此五者，劳气在五脏也）

① 肺劳，令人气短，面肿，不闻香臭；

② 肝劳，令人面目干黑，口苦，精神不守，恐惧不能独卧，目视不明；

③ 心劳，令人忽忽喜忘，大便苦难，时或溏泄，口中生疮；

④ 脾劳，令人舌本苦直，不能咽唾；

⑤ 肾劳，令人背难以俯仰，小便黄赤，时有余沥，茎内痛，阴湿囊生疮，小腹满急。

(2) 七伤（此七者，为七情所伤也）

① 太饱伤脾，脾伤则爱叹气、欲卧、面黄；

② 大怒气逆伤肝，肝伤则少血目暗；

③ 房劳过度，久坐湿地伤肾，肾伤则气短、腰脚痛、下肢寒冷；（久坐湿地即指长期不活动）；

④ 过食冷饮伤肺，肺伤则气少，咳嗽鼻鸣（鼻炎）；

⑤ 忧愁思虑伤心，心伤则苦惊，喜忘善怒，夜不能寐；

⑥ 风雨寒暑伤形，形伤则发落，肌肤枯槁；

⑦ 恐惧不节伤志，志伤则恍惚不乐。

(3) 六极（此六者，劳之甚，身体瘦极也）

① 气极，气极主肺。令人内虚，五脏不足，邪气多，正气少，不欲言；

② 血极，血极即脉极，主心。令人无颜色，眉发堕落（脱落），忽忽喜忘；

③ 筋极，筋极主肝。令人数转筋，十指甲皆痛，苦倦不能久立；

④ 骨极，骨极主肾。令人瘦削，齿苦痛，手足烦痛，不可以立，不欲行动；

⑤ 肌极，肌极即肉极，主脾。令人羸瘦无润泽，饮食不生肌肤；

⑥ 精极，精极主五脏，五脏主藏精。令人少气，吸吸然（爱深吸气）内虚，五脏气不足，毛发落，悲伤喜忘。

2. 痿躄

郑钦安认为，痿躄一病，肺热叶焦，五脏因而受之，发为痿躄。阳明为五脏六腑之海，主润宗筋，束骨，利关节。阳明虚，则宗筋弛。《内经》称“治痿独取阳明”，乃不易之定法，当是肺热叶焦之由起于阳明也。

阳明为五脏六腑之海，生精生血化气行水之源也。《内经》谓阳明虚，则宗筋驰，明是中宫转输精气机关失职。精气不输于皮则肺痿生；精气不输于脉，则心痿生；精气不输于肉，则脾痿生；精气不输于筋，则肝痿生；精气不输于骨，则肾痿生。以此分处，则治痿独取阳明一语，方成定案，即不能专以润燥泻火为准。

要知人身三百六十骨节，无论何节，精气一节不到，则一节即成枯枝。以此推求，方得痿躄之由，肺热叶焦之实，即此可悟“治痿独取阳明”一语，实握要之法。

痿病一病，肢体痿软不用，定伴见一派阴证之表现。

【治法】

（1）治虚劳宜甘温固元。

（2）治痿病法宜大辛大甘以守中复阳。

【方药】

（1）大剂四逆汤：生附子 1 枚（或熟附子 60～120g），干姜 23g，炙甘草 60g。

（2）大剂回阳饮：生附子 1 枚（或熟附子 60～100g），干姜 45g，炙甘草 60g，人参 30g。

（3）大剂甘草干姜汤：炙甘草 60g，炮姜 60g。

（4）参附汤加芪、归、术：人参 10～30g，附子 10～30～60g，黄芪 30～60g，当归 10g，白术 10～30g。

【圆通应用】

唐步祺老中医曾治一虚劳患者，咳嗽吐血已五年，经中西医治疗无效。近日大吐血两次，每次一大碗，病势垂危。经综合分析诊治，断为阳虚所致。以大剂四逆汤、白通汤治之，有虚热时加童便引，水湿盛时加茯苓。服药 10 剂后，忽吐血加甚，其色乌暗系瘀血经热药蒸化而出，急用大剂甘草炮姜汤治之，2 剂而血止咳减。复用四逆汤加上桂以扶其肾阳，并加生姜、茯苓、白术以健脾利水，连续服 16 剂而诸症悉减，乃以封髓丹、潜阳丹轮服以纳气归肾，缓姜、附之峻烈，病势逐渐减轻，复以苓桂术甘汤善其后。前后时间约 3 个月，服药四十余剂，患者已基本缓解，能参加轻微家务劳动。

王正龙先生治虚劳，认为以小建中汤加生黄芪［芍药 80g，桂枝 40g，炙甘草 40g，生姜 30g，大枣 15 枚，葡萄糖粉 30g（对入），生黄芪 20g］作为主方也是非常有效的（必须在下焦无寒邪、上焦无虚火的情况下使用黄芪，有虚火则改用附子）。

倘若服用小建中汤期间出现虚汗过多、心悸，用二加龙骨汤（芍药 20g，生龙骨 20g，生牡蛎 25g，炙甘草 10g，炙白薇 10g，生姜 30g，炮附子 10g，大枣 4 枚）；若吐血，用理中汤、甘草干姜汤；若气短小，用金匮肾气丸、苓桂术甘汤；若发热咳嗽，用小柴胡汤去人参、姜、枣，加干姜、五味子；若腿脚沉重（或肿）而无力、舌苔薄白、舌边有齿痕时，用真武汤（茯苓 30g，炒白术 20g，生姜 30g，白芍 30g，炮附子 20g）。总以温脾为上。

应用上方，应以“辨证施治”为原则，且定要参照脉象——无论浮沉大小，但渐缓则渐有生意；若弦甚者病必甚，数甚者病必危，若由细微而变为紧数，则百无一生矣！对于脉象结代的危症患者，可以服用复脉汤［又称炙甘草汤（炙甘草 40g，桂枝 30g，人参 10g，生地黄 90g，麦冬 20g，阿胶 30g，火麻仁 10g，生姜 30g，大枣 12 枚，糯米酒 500g）］。

因虚劳患者气血不畅，多生瘀血，称为干血痨。必须先服白通汤、四逆汤去寒助阳，而后服用通窍活血汤、大黄䗪虫丸破除瘀血，此后患者方能受补。同时王氏还认为，附子理中汤主要恢复人体的消化功能，小建中汤主要恢复人体的吸收功能。望医者体会其中道理，方可活学活用。

张仲景治疗虚劳的方剂有六首。分别是：

① 小建中汤（桂枝三两，炙甘草三两，大枣十二枚，芍药六两，生姜三两，饴糖一升），治“虚劳里急，悸，衄，梦失精，四肢酸痛，手足烦热，咽干口燥”。

② 黄芪建中汤（上方，加黄芪一两半），治“虚劳里急，诸不足，黄芪建中汤主之”。

③ 八味肾气丸（干地黄八两，山药四两，山茱萸四两，泽泻三两，牡丹皮三两，桂枝一两，附子一两），治“虚劳腰痛，少腹拘急，小便不利”。

④ 薯蓣丸（薯蓣三十分，当归、桂枝、神曲、干地黄、大豆黄卷各十分，甘草二十八分，人参七分，川芎、芍药、白术、麦冬、杏仁各六分，柴胡、桔梗、茯苓各五分、阿胶七分、干姜三分、白蔹二分，防风六分，大枣百枚为膏），治“虚劳诸不足，风气百疾”。

⑤ 酸枣仁汤（酸枣仁二升，甘草一两，知母二两，茯苓二两，川芎二两），治“虚劳虚烦不得眠”。

⑥ 大黄䗪虫丸（熟大黄十分，黄芩二两，甘草三两，桃仁一升，炒苦杏仁一升，芍药四两，地黄十两，干漆一两，虻虫一升，水蛭百枚，蛴螬一升，䗪虫半升），治“五劳虚极羸瘦，腹满不能食，食伤、忧伤、饮伤、房室伤、劳伤、经络荣卫气伤，内有干血，肌肤甲错”。

郑钦安治疗虚劳病，没有给出方剂，只点明“要扶这一点真阳”，可谓是大道至简，要言不烦。依据郑钦安所喜用之方药，推测出大剂四逆汤或回阳饮乃为首选。纵观张仲景治疗虚劳之方有六首，从方剂治疗功效而言，一是重点治脾胃，二是重在益肾，三是活血化瘀。因此笔者认为，把郑钦安所点明之主题，重点在温脾肾之阳气，结合张仲景的随证而治，则疗效可大大提高。此外，从张仲景给出的方剂剂型来看，三首为汤剂，三首为丸剂，这就充分考虑到治虚劳之病非一日之功，丸者，缓也，缓慢调整，功到自然成也。

郑钦安治疗痿证，与治疗虚劳病虽说病因有别，病机有异，但其治疗方药则可相互借用。况且，二病最终之目的，都在强调扶助真阳元气上下功夫。

关于治疗痿病的“治痿独取阳明”，意为治疗原则宜用大辛大甘以“守中扶阳”，中宫阳复，经气渐足，转输正常，痿病必愈。王正龙先生认为，用药如大剂量甘草干姜汤、甘草附子汤、附子汤、白通汤、附子理中汤之类，最后以大剂金匮肾气汤恢复肾功能，对于强直性脊柱炎、重症肌无力等初期或中期的病证，皆可酌选。

治疗期间，骨节和肌肉会非常酸痛，这是真阳深入骨节、肌肉，疏通经脉、驱赶阴邪的表现，此时切不可停药，一旦挺过这一关，就是另一番天地。

若重灸关元穴、中脘穴（以中脘穴 3 壮、关元穴 2 壮作为比例，灸至 800～1000 壮以上方能有效），可以将寒邪基本去除干净，但湿邪却不是灸法可以去掉的，因为肾精和脾精是不可能通过艾火获得的，精不足则不能化湿行水，此时应该服用附子汤以化湿邪，待湿邪化尽，才能服用大剂金匮肾气汤加怀牛膝 20g，与附子理中汤交替服用，方获大效，或者说能够完全治愈。在使用灸法治疗期间，骨节和肌肉非常酸痛的感受会很短暂，但会很强烈，尤其灸至 500 壮以后，脊椎（病灶）的钻痛感才开始强烈，这是脊椎的经脉开始开通的表现，必须挺过这一关。每次灸完以后都会有病情减轻的感受，患者自然会主动找医生继续施灸。

在服药期间，强直性脊柱炎患者的脊柱会逐渐由强直变为活化，但需要 3～5 个月的时间。而在此期间，人的真阳开始恢复，依然会不断地在病灶上产生作用，腰腿部仍然会感到疼痛，甚至会很强烈。此时服用肾着汤加减方（炮附子 30g，干姜 20g，茯苓 40g，炒白术 20g，生甘草 15g，细辛 5g，怀牛膝 20g），可以使痛感很快传至脚部。服用肾着汤加减方后，痛去药止。

【评按或解说】

关于虚劳一病，郑钦安说道："惟有甘温固元一法，实治虚劳灵丹。昧者多作气血双补，有云大剂滋阴，有等专主清润，有等开郁行滞，不一而足，是皆杀人不转瞬者也。"

敬知非评曰："虚劳之人，五神无主，四大不收。夫五神者，五官之神也，五官不能自为用，其中有主之者，仙经曰：譬如弄傀儡，中有工机轴是也。四大者，地水火风也。毛发爪指皮肤者，地也；津液涎沫者，水也；运转动作者，风也；暖气者，火也。然此四大者，全要元神元气为主宰收摄。虚劳之人，元神昏散，视听混淆，是五神无主宰；元气耗散，举止疲惫，是四大不收摄。夫人身元阳为本，是生真气，真气聚而得安，真气弱而成病，虚劳者，真气耗散，元阳失走，迨至元阳尽，纯阴成，呜呼死矣。钦安指出大法，惟有甘温固元，是姜、附、草，不是参、芪、术，学者不可不知也。"

关于痿病治法，郑钦安认为：“法宜大辛大甘以守中复阳，中宫阳复，转输如常，则痿病可立瘳矣。”

【医案介绍】

1.吴佩衡医案：虚劳咳嗽

张某某，男，25 岁。患虚劳咳嗽，病经数月。始因盗汗，遗精，食少难寐，求医无效。并查其所服之方，均以阴虚有热为治，不外清金润肺止咳、滋阴降火平肝、凉血止血、退骨蒸劳热等百十余剂。又服西药多种，沉疴未起，病势反日趋沉重。现症见：午后恶寒，发热如潮。面颊及口唇色赤如艳，自汗、盗汗，夜间尤甚；痰嗽不爽，咳声嘶哑，咯血盈碗；耳鸣，眼花，头常昏晕，气短而喘，精神疲惫，不能入寐；舌根白腻，脉来虚数无力。盖此病缘于素禀不足，肾气太亏，真阳内虚不能镇纳阴邪，阴寒水湿挟痰浊上逆于肺，阻遏肺肾升降气机，表阳失固，营阴不敛，则汗易外泄，已虚之阳无力统摄血液，则散漫游溢脉外而咯血，阴阳相执，虚阳被阴寒格拒于外，发为潮热，此午后阴气较盛故虚热愈见浮矣。虽发热而有恶寒相伴，脉见数，然其体状虚软无力，全属一派阳虚阴寒之象，非阴虚火旺之肺燥咯血可比也。往日所治违其证，南辕北辙，徒劳无功。如是之证，唯有依照《内经》甘温除热之旨，方可挽回生机。方用甘草干姜汤加附子。

处方：炙甘草 24g，炮黑姜 15g，附片 45g（久煎），大枣 3 枚（烧黑存性）。

复诊：服 1 剂，咯血止。2 剂服后，则喘咳稍平，精神较增，再拟四逆汤加味治之。

处方：附片 60g（久煎），干姜、炮黑姜各 15g，砂仁 15g，炙甘草 15g，大枣 4 枚（烧黑存性）。

三诊：服后痰多而兼杂黑血，此乃得阳药温化运行，既已离经之血，当随痰浊而排除。遂连进 4 剂，潮热退其半，血痰已不见，各节证情均有所减，泻下黑酱稀粪，为浊阴下降。脉转缓，稍有力，饮食略增。病情已大有转机，照前方去大枣加倍分量，加茯苓 30g，白术 18g，连进 5 剂，颊唇赤色已退，喘定八九，潮热微作，竟得熟寐，咳痰有减，咳声较洪，此肺气之通达也。

四诊：上方药再进数剂后，则潮热已不作，食思倍增，咳痰更减，唯其周身骤然浮肿，面足尤甚。病家因见肿象，不知为阴邪始退、元气来复之兆，突生疑惧。改延他医诊视，断言“误服附子中毒”所致，主以绿豆、贝母、麦冬、熟地、洋参、枇杷叶、当归、泽泻、苏子、腹毛、枳壳、炙甘草。孰服后是晚喘咳顿作，气滞痰涌，身热再燃。于是惊惶失措，又复促吴氏前往诊视。始知病家苦于不识医理，朝夕更医，几使前功尽弃。吴氏仍以诚言相告，力主大剂辛温，逆流挽舟，以回颓绝。方用四逆汤加味。

处方：附片 200g（久煎），干姜 60g，细辛 6g，麻黄茸 4g，肉桂 12g，茯苓 60g，甘草 24g。

五诊：服药后，出微汗，身热始退。连进 3 剂后，小便畅通，浮肿尽消。遂照原方去麻黄茸加砂仁 15g。5 剂后，咳痰减去七八。饮食、精神转增。去细辛加黄芪、白术各 30g，再进 10 剂，诸症悉除。唯元气未充，以黄芪建中汤加味调理善后。

处方：黄芪 100g，桂枝 24g，白芍 24g，附片 150g（久煎），党参 20g，白术 20g，砂仁 15g，大枣 4 枚，生姜 30g，饴糖 30g（烊化对入）。

随访：服上方药，20 余剂后，则体健康复。

【按语】

郑钦安认为治疗虚劳一病“惟有甘温固元一法，实治虚劳灵丹。昧者多作气血双补，有云大剂滋阴，有等专主清润，有等开郁行滞，不一而足，是皆杀人不转瞬者也”。吴氏治疗虚劳咳嗽，处处以甘温补元之品，与世医显然有别，正如郑钦安所说，只此一法方为灵丹妙药，故此临床疗效显著。

2. 范中林医案：少阴证偏枯（脑血管意外）

陈某某，女，65 岁。患者平素身体尚好，未患过大病。8 年前正从事家务劳动时，忽觉头似重物压顶，旋即昏仆，不省人事。急邀某中医来诊，用温针刺百会穴，约 15 分钟，苏醒。左侧上下肢已偏瘫，口眼㖞斜，流清涎不止，成都某中医院诊为中风。其后，由中医诊治，病未发展。每年秋冬开始卧床，直到次年春，天暖后可扶床缓慢移步。现病势沉重，患者一再告之家人：今冬难以熬过，命备后事，遂来求诊。现症见：入冬以来，畏寒蜷卧，重被覆盖，左侧手足仍厥冷，头部发木，如盛盒内，左侧偏枯，骨瘦如柴，脸面浮肿，面色苍白，舌质淡，苔白腻。患者半身不遂多年，阳气日衰，证属少阴寒化，阴寒内盛，阳虚水泛已极。急需回阳救逆，化气行水，方以四逆汤并真武汤加减。

处方：制附片 120g（久煎），干姜 60g，炙甘草 60g，白术 30g，茯苓 30g，

炮姜 60g，上肉桂 15 克（冲服）。

复诊：上方服 1 剂后，全身发痒，如虫爬行。连服 4 剂，身上开始感觉轻松，头木之感渐消。上方随证加减：遇有外感风寒、关节疼痛，加麻黄、桂枝、细辛；阳气渐回，则姜附酌减。其后，又酌加人参、黄芪、当归、菟丝子等，以增助阳益气、活血养血之效。如此坚持服药半年，面色渐转正常，浮肿消退，食欲倍增，四肢变温，精神好转。1972 年 4 月已能起床，依靠拐杖或他人搀扶，能缓缓移步；到同年 7 月，即可丢掉拐杖而行。

随访：患者自述冬季继续服些温阳补肾药，7 年来再未卧床不起，近几年一直能料理家务。

【按语】

中风之发生，总不外乎阴阳失调，气血逆乱。本例初诊时，患者已成中风后遗症，偏枯达 8 年，病势沉重，显然不能按一般中风之常规论治。观其诸证，少阴寒化，阴盛阳衰已极。故投大剂四逆，随证加减，始终按少阴寒化证论治，范氏并始终如一坚守“甘温固元一法”，故而临床疗效显著。

第三十五节 女科门

【概论】

郑钦安认为，女科与男子稍有不同，以其质秉坤柔，具资生之德，而有经期、胎前、产后病情，与男子不同，其余皆同。

1. 月经先期

经水先期而来，诸书皆称虚中有热，为太过，为气之盈，多以四物汤加芩、连、阿胶之类治之，以为血中有热，热清而血不妄动，经自如常。果系可服芩连四物者，人必精神健旺，多暴怒、抑郁、言语、起居、动静一切有神。

若是元气太虚，血稍存注，力不能载，故先期而下。其人定见面白无神，少气懒言，稍有劳动，心惕气喘，脉细而微，抑或浮空。

2. 月经后期

经水后期而至不尽属寒，其中多有暗泄处，其人或常自汗不止，或夜多盗汗，或常流鼻血，或偶吐血，或多泄水，或饮食减少，如此之人，切不可照常通经、赶经法施治，当审其病而调之。

如其人当经期将至，前四五日常自汗出者，是气机上浮而不下降，汗出即血出。审其是卫阳不固者固之，如芪附汤、建中汤是也；察其系内有热伏，热蒸于外，而汗出者，宜凉之，如益元散、生地四物汤之类治之；

若是盗汗，察其系阴盛隔阳于外，阳气不得潜藏，气机上浮，故盗汗出，法宜收纳，如封髓丹、潜阳丹之类。察其系血分有热，热蒸于外，盗汗亦作，法宜清润，如鸡子黄连汤之类。

若是鼻血、吐血，审是火旺，逼血外行，自有火形可征，法宜清凉，如桃仁地黄汤之类；审是阳虚不能镇纳阴气，阴血上僭外越，自有阳虚病情可考，不得即为倒经，而妄用通经凉血止血之方。

若是时常泄水，饮食减少，多由元气下泄，阴血暗耗，法宜温中收固，况饮食减少，生化机微，天真之液不能如常流注，切不可见其经之后至，而以通套等法施之。

其中尚有外感寒邪、闭束营卫气机，亦能使经期后至，可按六经提纲治之。更有经期将至，偶食生冷或洗冷水，亦能使经期后至，须当细问明白，切不可粗心。

3. 经来淋漓不断

经来淋漓不断一症，有元气太虚、统摄失职者，有因冲任伏热、迫血妄行者。

因元气太弱者，或由大吐、大泻、伤中，或过服宣散克伐，或房劳忧思过度，种种不一，皆能如此。其人起居动静、脉息声音，一切无神。

因冲任伏热，热动于中，血不能藏，其人起居动静、脉息声音，一切有神，法宜养阴清热，如黄连泻心汤、生地芩连汤之类。

4. 月经量多而色紫成块

经水紫色成块一症，诸书皆称火化太过、热盛极，多以凉血汤及生地四物加芩、连之类，法实可从，其病形定是有余可征。若无有余足征，而人见昏迷，困倦嗜卧，少气懒言，神衰已极，又当以气虚血滞，阳不化阴，阴凝而色故紫，故成块，不得妄以清凉施之。

5. 月经量少而色淡

经水少而色淡一症，是火化不足，阳衰之征。阳气健，则化血赤；阳气微，则化血淡；阳气盛，则血自多；阳气衰，则血自少。法当扶阳以生血（即天一生水的宗旨）。

6. 经前腹痛

经水将行腹痛一症，诸书皆言血中有滞，多用通滞汤及桃仁四物汤。如果属热滞，此二方固可治之。苟因寒邪阻滞，以及误食生冷，又当以温中行滞为主，勿专以此二方为是。

7. 经期腹痛

经水行后腹痛一症，非外寒风冷之侵，必因内阳之弱，不得概以气血两虚有滞为准。如系外寒风冷，必有恶风、畏寒、发热、身痛，仍宜发散，如桂枝汤是也。若系内阳不足，则寒从内生，必有喜揉按、热熨之情。

8. 闭经

经闭不行，各有所因。有因经行而偶洗冷水闭者；有因将行而偶食生冷闭者；有因将行而偶忿气闭者；有因素禀中气不足生化太微而致者；有因偶感风寒闭塞而致者，不可不知。

因洗冷水而闭者，盖以经血之流动，全在得温以行，得寒而凝，理势然也。今得冷水以侵之，气机忽然闭塞，血液不流。

因食生冷而闭者，诚以天真之液，如雾露之气，全赖中宫运转，血自流通。今为生冷停积中宫，闭其运转之机，血液故不得下降。

因忿气而闭者，盖以忿争则气多抑郁，抑郁则气滞而不舒，气不舒则血不流，故闭。

因素禀不足，生化太微而致者，盖以不足之人，多病、多痰、多不食，或多泄泻，或多汗出，元气泄多蓄少，不能如常应期而下。要知血注多，则下行之势易；血注少，则下行之势难。务宜看其何处病情为重，相机而治。或宜甘温，或宜辛温，或宜苦温，又当留意。

因外感风寒而闭者，按六经提纲治之，切不可一见经闭即急于通经。

9. 崩

崩证一条，有阳虚者，有阴虚者。

因阴虚者，由于火之旺，或忿怒而肝火频生，或焦思而心火顿起，或过饮醇醪，而胃火日炽，如此之人，精神饮食、动静起居，一切有余，缘以火邪助之也。火动于中，血海沸腾，伤于阳络，则妄行于上，伤于阴络，则妄行于下，卒然暴注，若决江河，急宜凉血清热以止之，如十灰散、凉血汤之类。切切不可妄用辛温，要知此邪火动极，俟火一去，即宜甘温甘凉，以守之复之。须知道血下既多，元气即损，转瞬亦即是寒，不可不细心体会。

因阳虚者，或素禀不足，饮食不健；或经血不调，过服清凉；或偶感风寒，过于宣散；或纵欲无度，元气剥削。如此之人，定见起居动静、言语、脉息、面色均无神，元气太虚不能统摄，阴血暴下，故成血崩，实乃脱绝之征。

10. 带下

带下一病，阳证十居五六，即湿热下注；阴证十居六七，即下元无火。

湿热下注者，或素喜辛燥醇酒椒姜，或素多忿怒暴戾，或素多淫欲摇动相火，合水谷之湿，与脾之湿，流入下焦，时时下降，陆续不断。其人定多烦躁，精神饮食不衰，脉必有神，带下多胶黏极臭。法宜除湿清热为主，如葛根芩连汤、黄连泻心汤加茯苓、泽泻、滑石之类。

下元无火者，或素禀不足，而劳心太甚（则损心阳）；或偶伤于食，而消导太过（则损胃脾之阳）；或房事过度，而败精下流（则损肾阳）。如此之人，定见头眩心惕，饮食减少，四肢无力，脉必两寸旺而两尺弱甚，浮于上而不潜于下，带下必清淡而冷，不臭不黏。

更有五色杂下，不必多求妙方，总以大温大甘、收固元气为要。

11. 妊娠

郑钦安认为，凡妇人经水不行，二三月内，腹中隐隐微微频动者，乃有喜之征。设若无频动者，可用验胎法以验之。验胎方：归、芎各三钱，为末艾汤吞，吞后腹频动，有胎定无疑，若是腹不动，脉息细详求。亦有四五月始动者。

12. 产后诸疾

郑钦安认为，胎前产后当以认证去病为主。认证去病之要，外感仍按定六经提纲、病情，内伤仍握定阴阳盈缩为准，如此方不见病治病了。至于胎前产后，一切病证，亦当留心。如《万氏女科》《女科仙方》《汇参女科》《济阴纲目》，皆当熟玩，以广见识。

妇女病科看来复杂，其实经、带、胎、产四字可以概括其要。

【治法】

（1）治月经先期而至：法当温固元气。

（2）治月经后期而至：当以扶阳抑阴，温中固土为主。

（3）治月经淋漓不断：法宜温中固涩。

（4）治经水来多而色紫成块：法宜温固本元。

(5) 治经水来少而色淡：法宜扶阳以生血。

(6) 治经水行后而腹痛：法宜温中行气。

(7) 治经闭：法当温中行气调经。

(8) 治崩证：法宜回阳固脱。

(9) 治带证：法宜大补元阳，收纳肾气。

【方药】

(1) 甘草干姜汤：炙甘草 15～60g，炮姜 15～60g。

(2) 潜阳丹：砂仁 30g，附子 24g，龟甲 6g，甘草 15g。

(3) 建中汤（郑钦安方）：桂枝 27g，白芍 18g，炙甘草 18g，生姜 27g，大枣 12 枚，饴糖 15g，附子 9g。

(4) 附子理中汤：附子 1 枚（或熟附子 60～100g），白术 15g，干姜 15g，人参 6g，炙甘草 9g。

(5) 黄芪建中汤：桂枝 27g，白芍 18g，炙甘草 18g，生姜 27g，大枣 12 枚，饴糖 15g，黄芪 30g。

(6) 香砂六君子汤：人参 12g，茯苓 9g，白术 30g，炙甘草 10g，半夏 12g，陈皮 12g，木香 10g，砂仁 12g。

(7) 理中汤加香附：人参 12g，白术 30g，干姜 30g，甘草 9g，香附 10g。

(8) 当归补血汤加附子：当归 10g，黄芪 30g，附子 30g，炙甘草 10g。

(9) 甘草干姜汤合补血汤：炙甘草 15～60g，炮姜 15～60g，当归 10g，黄芪 30g。

(10) 附子理中加丁香、砂仁：附子 1 枚（或熟附子 60～100g），白术 15g，干姜 15g，人参 6g，炙甘草 9g，丁香 10g，砂仁 10g。

(11) 麻黄附子细辛汤：麻黄 24g，附子 18g，细辛 9g。

(12) 阳旦汤：桂枝 27g，白芍 18g，炙甘草 18g，生姜 27g，大枣 12 枚，黄芩 12g。

(13) 补血汤加丁香、肉桂：当归 10g，黄芪 30g，丁香 10g，肉桂 10g。

(14) 理中汤加砂仁、丁香、肉桂：人参 12g，白术 30g，干姜 30g，甘草 9g，砂仁 10g，丁香 10g，肉桂 10g。

(15) 甘草干姜汤加丁香、胡椒：炙甘草 15～60g，炮姜 15～60g，丁香 10g，胡椒 10g。

（16）大剂回阳饮：生附子 1 枚（或熟附子 60～100g），干姜 45g，炙甘草 60g，人参 30g。

（17）潜阳丹加补骨脂、益智：砂仁 30g，附子 24g，龟甲 6g，甘草 15g，补骨脂 15g，益智 15g。

（18）回阳饮加茯苓、肉桂：生附子 1 枚（或熟附子 60～100g），干姜 45g，炙甘草 60g，人参 30g，茯苓 15g，肉桂 10g。

（19）苓桂术甘汤加附片、砂仁：桂枝 30～60g，茯苓 30～60g，白术 30～60g，甘草 15g，附子 30g，砂仁 10g。

【圆通应用】

唐步祺老中医曾治一高中女生，一月来月经两次，每次七天始能干净，干净后七天月经又来。经来前一二日，小腹胀痛，其人身体瘦小，面白无神，看书觉头眩晕，舌质淡，苔白滑，脉沉细，此为阳气不足，不能统血，法当扶阳为主，以附子理中汤加味治之。因在校读书，煎熬药不方便，改服丸药，一月而愈。

唐步祺老中医曾治一身体强健之中年妇女，过去月经按时而至，此次月经将至，贪凉而暴吃西瓜，寒凉闭束荣卫气机，月经五十日不至，治以麻附细辛汤温经散寒，二剂便通。

唐步祺老中医曾治一患者，月经差前错后，干净两三天又来，来即七八日或半月淋漓不断。其人面色苍白，神疲嗜眠，饮食不多，脉沉细，诊断为阳气虚弱，不能统摄阴血所致。先以炮姜甘草汤加棕榈炭以止淋漓不断之经水，继用附子理中汤，连服四剂，经水未再来，最后原方合当归补血汤以善其后，而巩固疗效。自此之后，每次月经来时，四五日即干净。

唐步祺老中医治元气不足而经色成紫块之证，患者大都面容苍白或灰暗，精神萎靡不振，食少便溏，怕冷，月经来时小腹胀痛，脉沉细，此乃阳衰之征，火化不足，用附子理中汤加砂仁、香附治之而愈。

唐步祺老中医曾治患者多人，月经来前剧烈腹痛，痛不可忍，可从床上滚下地来，同时呕吐，食入即吐，不能饮食。治以附子理中汤加茯苓、半夏、延胡索，而重用小茴香，二剂即痊愈。为巩固疗效，嘱患者平时应忌吃生冷，月经来前不吃生冷，不用冷水洗衣，可服上方四剂，连续数月。

郑钦安经验：治经后腹痛，其人面白唇淡者，以甘草干姜汤加丁香、官桂治之，或以补血汤加肉桂治之，必效。

唐步祺老中医治经闭一症，即按郑氏五种原因细加分析，对症处方用药，获得良好效果。而五种原因中，又以素禀中气不足，生化太微而致者为多，常用附子理中汤合当归补血汤加砂仁、丁香、甘松治之，十治十效。

唐步祺老中医曾治一中年妇女血崩症，其人面容乌暗，特别怕冷，尤以两足为甚，虽暑热炎天亦穿绒衣，舌质淡，苔白腻中微黑，脉沉细。先以大剂甘草干姜汤加血余炭、棕榈炭以止血；继以回阳饮而重用党参治之，数剂即获痊愈。并嘱咐病者，今后忌吃生冷，注意饮食调理，以巩固疗效。

唐步祺老中医曾治一带下病患者，已历三年，乌贼骨已服数斤，无效而反加甚。并见其带重而咳嗽痰多，先治以麻附细辛汤加味而咳嗽愈，继进附子理中汤四剂，最后以潜阳丹纳气归肾而痊愈。另一患者系 16 岁中学女生，月经不正常，白带多而清冷，脉细弱，其断为元阳衰弱所致，患者服附子理中汤加味而病减；复感寒邪直中三阴，腰背酸痛，咳嗽痰多，乃以麻附细辛汤加味治之，最后仍服附子理中汤加桂、益智，二剂而痊愈。

郑钦安治疗妇科病，仍然是以阴阳辨证为原则。经、带、胎、产四大病证，不管其病情证候多么复杂，归根结底不外乎阴证与阳证。特别是阴证，无非就是虚、寒二字，但伴随虚寒而带来的，往往有瘀血、气滞、湿浊等。从郑钦安选用方药来看，虽然病证不一，病情错杂，但主要用药方向仍然是以温中、理气、回阳为主，同时兼顾气血，不足之处是活血化瘀之品应用较少。笔者认为，女子以血为本，虚寒则瘀是其必然结果，因此临证之时，往往以王清任的少腹逐瘀汤（当归、川芎、赤芍、小茴香、干姜、延胡索、五灵脂、蒲黄、没药、肉桂）合上四逆汤，或合上张锡纯的温通汤（花椒、小茴香、威灵仙），或加上香附、乌药、丁香、丹参、三七等理气活血之品，对提高临床疗效多有益处。

痛经是妇科最为常见的病证之一。由于“寒则血凝泣”，影响血液的正常循环，运转不畅而成瘀滞，血脉不通，“不通则痛”。火神派名家卢崇汉教授临床上采用温通化瘀止痛汤，所用药物，如制附片、桂枝、吴茱萸、生姜等扶阳通络以活血，通畅血脉以推进血行；当归、青皮、小茴香、生蒲黄、苍术、乌药等行气活血祛瘀以开瘀通阻，活血通络，祛瘀生新。以上药物合用，具有缓解“血凝泣”之用，使脉道迟滞得以恢复。温之则寒散，化瘀则生新，寒散则瘀滞可消，经络得以畅通，故扶阳温通实为治诸痛证之要法。附子暖命门而破阴凝，可谓扶阳第一要药，为卢氏尤所推崇者，且附子还能通行十二经络，若剂量恰当，又善达海底，直暖胞宫，实为痛经第一要药，故为此扶阳温通汤之君药。又痛经之病位在胞宫，治下焦如权，非重不沉。温热之剂量轻，用之则易浮越，必其量重，方能中转病所。故本方重用附子至60g，其他温热药如桂枝、小茴香亦侧重用，俾其既达病所而又无浮越之弊也。

王正龙先生认为，现在绝大多数的妇科疾病都属于“阴盛阳虚”证，只用四逆汤、白通汤、附子理中汤、当归四逆汤就可以将不同类型的妇科疾病全部治愈，其他药物形同虚设。只是要求医生必须精通元气理论，擅长使用回阳药物，对于服药所出现的“不良”反应，能够正确理解并运用，治疗妇科疑难疾病，易如反掌。

【评按或解说】

对于女性经期，郑钦安解释道：

“经者常也，期者信也，女子二七而天癸至，经脉始通，经血一月下行一次，以象月之盈而缺，缺而复盈，循环不已。但人之禀赋不齐，盛衰损伤不一，故有先期而血即下行者，气之有余也，气有余便是火，法宜清热。有后期而血始下行者，气之不足也，气不足便是寒，法宜温中。中也者，生化精血之所也，言调经之大主脑也。

他如经水来而色淡者，火化不足也，法宜补火；经水来而黑紫块者，火化太过也，法宜清热；经来过多而心烦者，血骤虚也，法宜养血；经来少而腹痛者，气之滞也，法宜调气；经行愆期，淋漓不断者，气衰脾弱，不能统约也，法宜甘温扶阳；经过后而腹空痛者，气血之骤虚也，法宜调和气血；当期过月而不行者，有妊有不妊也，妊者不必治，不妊者经之闭也。闭者宜开，因气而闭者，法宜行气；因寒而闭者，法宜散寒；因热而闭者，法宜清热；因血枯而闭者，法宜补血。病原不一，审其因而治之。”

对于带下崩漏诸病，郑钦安说：

“至于带下、崩、漏，妇女之大症也，十有八九。带分五色，不出阴阳，照阴阳辨法治之。

凡带症之脉，余阅之甚多，往往两寸浮大无力。两关、两尺细微甚者，是阳竭于上，而下元无火也，以温中回阳法治之多效。有两寸大实有力，两关滑而两尺细者，心肺移热于下，脾湿下注也，以除湿、清热法治之甚效。

崩症与漏症有别，漏者病之浅也，亦将崩之兆也，崩者势大而来如决堤，漏则势小而淋漓不止，二症俱当照阳虚、阴虚辨法治之，便得有余不足之机关也。至于逆经而吐血者，照上吐血条法辨之，治法自在其中矣。”

关于胎前产后，郑钦安说：

“胎前者何？以其夫妇交媾，精血凝聚，二五合一，具生生化化之道，人之性命有始基矣，故曰胎。俗语云：“胎前不宜热”，此语举世信之，而不知非确论也。夫坤厚载物，全赖二气维持，一动一静，阴阳互相化育，元阴化生五脏，合包络则为六也，元阳化生六腑，合之则为十二官也，故曰阳六六，阴六六。阳六六，即乾为天卦，阴六六，即坤为地卦。乾坤化生五行，五行不出二气之中，二气不出五行之内，故曰天数五，地数五。婴儿在母腹中，母呼亦呼，母吸亦吸，十月功圆，性与命立，打破一元，坎、离立极。未生以前，寒、热各别。胎寒不温，胎亦易损；胎热不清，胎亦易堕。以此为准，经旨方畅。

其中有恶阻者，胎初凝结，养于坤宫，土气卒然不舒，故生呕吐等情，法宜温中而行脾气。有子眩者，胎气之上逼也，法宜平气。有子满者，气之壅也，法宜破滞行气。有子瘖者，胞胎压少阴连舌本之脉络也，法宜升举胎气，如不应，生娩自能言。有子鸣者，因卒伸手取物，母之呼吸，骤不与婴儿接也，法宜掬身片刻以就之。有腹痛小便点滴不出者，胞胎下压膀胱之腑也，法宜升举。有胎尚漏下血者，审是火逼而下行者，法宜清火；审是元阳不足而不能收束者，法宜补阳。有子肿者，水停而不行也，法宜化气行水。有子嗽者，肺气为胎火所逼也，法宜清胎热。有胎不长者，母之气血不足也，法宜大补气血。有挟食而吞酸者，法宜消食。有因外邪闭塞而大热身痛者，照外感六经法治之。有吐泻交作而胎不安者，法宜温中。有大渴饮冷，谵语、大热、汗出、便闭者，法宜攻下。有身冷汗出，人事昏沉，精神困倦，喜极热汤者，法宜回阳。胎前诸症，略举数端，学者宜留心讨究。

产后者何？以其婴儿下地，周身百脉开张，努力送出，十二经护胎之血，一齐下注，此刻气血两虚，与常不同，用药不可错误。婴儿下地，即有昏晕而人事不省者，血瘀之不下行而反上也，法宜行瘀。有腹硬而痛剧者，血瘀滞而无阳以运化也，法宜温中行滞。有空疼而腹不硬者，气血之骤虚也，法宜大补气血。有冷汗出而昏晕甚者，阳欲脱也，法宜回阳。有大热、大渴而思冷饮者，血虚阳无所附，而外越也，法宜峻补其血。有顶巅痛头如火焚者，血骤虚，阳无所依，而暴浮于上也，法宜大补其血。有气喘息高，寒战汗出，身冷者，阴阳不交，阳欲脱也，法宜回阳。

有胎未全而即产者，俗名小产，较正产更甚。正产乃瓜熟自落，得阴阳之正，调养贵乎得宜。小产如生果摘下，损伤太甚，一切诸症，治法与正产同，而调养更宜周密。愚夫愚妇，视为寻常，不知保养，而致死亡者，不胜慨叹也。亦有胎儿死腹中而不下者，必有所伤也，法宜下之。”

敬知非评曰：“夫太阴者，月也，三五而盈，三五而缺。盈者，阴进为阳主长；缺者，阳退为阴主消。阳长阴消，以阳为运用。长者生之，徒升发不泄；消者死之，徒降下不留。月事以时下，一月一降为不病之恒，降下无所苦，又不爽其期，曰月信。

苟阳失健运，则坤中之阴精不藏，如先期而至，是月受日魂未足，阴中阳微，不得谓为有火，而用芩、连、知、柏。如后期而至，是日魂消阴未尽，阴中阳虚，阳虚阴亦无准，不得谓为有寒，而用四物、桂、附。淋漓不断者，少则非崩，崩者多而不止，皆由元阳先期不下，以致阴精流溢不守，不得仅以热论。

色紫成块，色泽不鲜，同为阳气不足。将行腹痛，行后腹痛，均是阳虚气凝。至于处子、妇人、经闭不通，皆由虚损，先宜扶阳，继须通利，通利之方，桃核承气汤，不遗余力，若姑息养奸，百日而劳瘵成，不可救药矣。非医之过而何？

所有带证，处子、妇人皆多患此，不在经证之例，亦非带脉为病，非白淫，即寒湿，浊恶不堪，法宜升散，不宜燥熯，致烁阴精，皆治本之诀也。至于内伤外感，亦能伤太阴，而有以上诸疾，又当于六经求治，不可专于治本，细读仲景妇人热入血室诸条，触类而伸之，比类而参之，有形证，有理路，何患无治法乎？钦安分门别类，博学而详说之，妙在窥透阳不化阴之玄理，反复论辨，只重一阳字，握要以图，立法周密，压倒当世诸家，何况庸手？知非良深佩服，而胎前不言证，归于六经矣，产后不言法，法尽于阴阳矣。知非亦可无言矣。”

现代女性的物质生活条件远远超过她们的母亲那一代，但妇科病的发病率却远远高于她们母亲那一辈，如痛经、月经紊乱、盆腔炎、子宫肌瘤、子宫癌、不孕等。研究表明，妇科病的发生与个人生活习性息息相关。

首先，它与时尚相关。比如很多的女性冬天穿单裤易冻伤腿脚，夏天在空调中穿露腰装、露脐装，既伤肾又伤脾，把先天和后天之本同时伤了，一举两害。肚脐是中医经络上的一个重要穴位，叫神阙。古人对穴位的名称极为讲究，“神”乃生命之源、之本，“阙”即帝王之住所，由“神阙”之名足见此部位之重要。肚脐属任脉，它不仅与起始于足的肾经、肝经、脾经、胃经、膀胱经连通；而且与起始于手的心经、心包经、三焦经、小肠经、大肠经相连，与督脉的一条分支和奇经八脉中的冲脉也相连，合计共有13条经脉与肚脐贯通。如果肚脐受了风、寒、湿等邪气，除了产生腹痛外，导致最多的疾病就是妇科病和泌尿系统疾病。妇科病多为寒湿引起，寒湿透过腿脚渗透肾、脾，贻害无穷。啤酒、可乐、冰激凌等寒凉食物也容易伤脾胃，与穿露腰、露脐装里应外合，往往让病情复杂化或原有病情加重。

其次是药物伤害。比如很多人为治疗感冒、上火这样的小毛病，大量用抗生素和清热祛火的成药，等于引寒入体，许多妇科病就是用寒凉之药治感冒、治上火治出来的。

再次是生活规律紊乱，饮食无节，酒肉太多，湿热伤肝；起居无时，昼伏夜出，耗费肾气。

最后是房事过度，导致伤精。有些人还在房事中吹空调、电扇，那时的皮肤毛孔张开，最易被寒气所伤。

以上这些都表明，妇科疾病常与寒冷有关。所谓寒邪，寒者，冷也。自然界中具有寒冷、凝结的外邪，称为寒邪。寒是冬季主气，在气温低的冬季，人体不注意防寒保暖，就常容易感受寒邪。此外，淋雨涉水，汗出受风以及贪凉露宿，或过饮寒凉，也为感受寒邪的途径。寒气太过，伤人致病则为寒邪。寒为阴邪，易伤阳气，人体的阳气本可以制约阴寒，但阴寒之邪偏盛，人体的阳气不足以祛寒，会被阴寒之邪所伤，所以“阴胜则阳病”，即寒邪最易损伤人体的阳气。阳气受损或被遏制，不能温煦机体，则可见发热恶寒，寒邪直中脾胃，脾阳受损，则脾胃虚弱，运化失常。寒性还有收引的特点，即收缩牵引，寒主凝滞，即凝结阻滞，均使气血阻滞运行不畅。寒邪致病，有外寒、内寒之分。

外寒，是指寒邪由外及里，伤于肌表、经络、血脉。就妇科而言，女子以血为主，女子在经期或产后，胞脉、血室空虚，寒邪影响人体的冲脉和任脉以及子宫，使血被寒凝滞，气血运行不通，就会出现痛经、经行发热、经行身痛、月经错后或月经过少甚至闭经、不孕、产后身痛等病证。

内寒，是指机体阳气虚衰，命火不足，温煦气化功能减退，阴寒就会充满全身，《内经》形容“身寒如从水中出”。又因为肾为先天，肾阳是阳气之根，脾阳为后天之本，是气血生化的来源，所以内寒的产生与脾和肾的阳虚关系最大。内寒表现一是畏寒、手足不温，小肚子冷痛；二是气化功能减退，阴寒水湿停积造成的各种病症，如闭经、多囊卵巢综合征、月经后期、痛经、不孕症、子宫肌瘤、白带量多、妊娠水肿等。

内寒与外寒既有区别又有联系。外寒以寒象为重，内寒以虚为主，但外寒日久不散，阳气受损，可致阳虚生内寒。素体阳虚内寒之人，又易感受寒邪而发外寒证。

寒邪所致妇产科疾病的治疗，以寒邪为主的应温经散寒；妇科疾病以阳虚而阴寒内盛者居多，所以温经扶阳散寒最常用。但无论虚实，都会影响血气，即景岳所云“阳气不足则寒从中生而生化失期”。故又宜辅以补气养血、活血之品，或化瘀止痛的药。气滞血瘀，轻的以理气为主，活血通络为辅。阳虚而寒的，常导致脏腑生化功能下降，继发血气不足，故常在温经扶阳散寒中配一些补气养血之品。

关于胎前忌服药品的解释，郑钦安说道：

“近来有妊娠之妇，多有忌服药品。如半夏、大黄、巴豆、丑牛、槟榔、大戟、芫花、甘遂、麝香、三棱、莪术、附子、红花、三七之类，称为堕胎之品。凡有始者，切不可服。今人死死记着，毫不敢易，余以为皆可服也，不必忌虑，总在看病之若何。如病果当服，半夏、大黄、附子一切药品，皆是安胎；病不当服，即参、茸、胶、桂亦能堕胎。奈世人之不讲理何！余故为有胎者劝。凡妇人有妊三四月，即当慎言语，节饮食，戒房劳。皆是保生之道。设或有病，外感须按定六经提纲，不必问乎药品；内伤认定阳虚、阴虚，亦不必问乎药品；饮食气滞，仍当推荡，亦不必问乎药品。总之邪去则正复，即是安胎，何今人之不察病情，而只计忌服药品。此皆《医方捷径》一家之私言，未明变化神而明之之道也。学者切切不可为药所惑，而酿成死亡之候。”

【医案介绍】

1. 卢崇汉医案：痛经

患者，女，32 岁。患者从 15 岁月经初潮开端呈现小腹疼痛不断至今，每次月经来潮时即小腹疼痛难忍，经服用中西药物有数仍未解除苦楚，来诊时月经将至。现症见：少腹坠胀疼痛，呕吐泄泻，脉沉紧略数，苔白腻。证属宫寒瘀滞，治宜温经散寒，方用经验方扶阳温通汤。

处方：制附片 60g（先煎），桂枝 30g，小茴香 20g，苍术 15g，吴茱萸 15g，当归 15g，青皮 15g，生蒲黄 15g，乌药 15g，艾叶 12g，炙甘草 6g，生姜 50g，干姜 30g。

二诊（6 月 19 日）：服药 2 剂，经水畅，腹痛消，泄泻止，脉沉缓，苔薄白根略腻。仍宜温血海，暖胞宫，化寒凝，温水土，调冲任，用扶阳温通汤增损治之。

处方：制附片 60g（先煎），桂枝 30g，当归 15g，苍术 15g，吴茱萸 15g，生蒲黄 15g，青皮 15g，麦芽 20g，淫羊藿 20g，小茴香 20g，炙甘草 6g，生姜 50g。

三诊（7 月 15 日）：昨日月经来潮，色量均正常，无疼痛之感，脉沉缓，苔薄白，现气血已和，治当温中暖下，使冲任得调，仍用扶阳温通汤增损主之。

处方：制附片 90g（先煎），苍术 15g，肉桂 15g，砂仁 15g，当归 15g，青皮 15g，吴茱萸 15g，生蒲黄 15g，益智 20g，麦芽 20g，小茴香 20g，炙甘草 10g，生姜 75g。服上方 5 剂后，身体一切正常。

随访：随访 3 年，痛经之证未再发作。

【按语】

卢氏认为，绝大多数妇女的痛经是因受寒而起，属于寒邪内凝，气滞血瘀，冲任之脉失其调畅所致。其特点是月经来潮时出现阵阵小腹痛，喜按喜暖，经血中有血块，块下则疼痛加重，而在经前或经期采用扶阳温通汤，以达扶阳温通，通调气机，化瘀止痛，使冲任之脉得以调畅，取其“通则不痛”之义。温通化瘀止痛汤的医治作用颇多，运用于妇女痛经，可起扶阳温通、通调气机、化瘀生新之作用，从而使冲任之脉得以调畅，使痛经得以康复。

2. 吴佩衡医案：经闭

宋某某，女，27 岁。患者禀赋素弱，婚后多年未孕。初始月经参差不调，每月均需用中西药物调治，方能应期而潮。但每次行经，量少而黑，少腹坠胀冷痛。如是两三年后，经血渐少以至闭结。后又继用中、西药物治疗，并行人工周期法以诱导之，前后内服中药百余剂，均未获效，迄今已经闭 6 年之久。现症见：患者面色萎黄不泽，神情倦怠，少气懒言，毛发稀疏而焦黄。自月经闭止以来，常感头昏耳鸣，心中烦闷。日间困倦思睡，入夜又不能安眠。口淡无味，不思饮食。腰膂酸痛，腿膝酸软无力，手足厥逆，少腹亦感冰冷不适。舌质淡嫩，色暗夹瘀，苔薄白而润，脉象沉涩。证属元阳不足，冲任俱虚，血寒气滞，胞宫寒冷所致。阳虚生寒，气虚易滞，血寒则凝。血寒气虚，瘀滞难行，百脉不荣，经血无源，故而闭止，亦不孕育。治宜当温扶下元，温经活血，散寒暖宫。方用经验方益元暖宫汤。

处方：附片 100g（久煎），当归 15g，丹参 15g，桂枝 12g，吴茱萸 9g，炙香附 12g，细辛 6g，赤芍 9g，炒艾叶 12g，干姜 15g，甘草 9g。

二诊：服上方 3 剂后，腹部疼痛减去七八，少腹冰冷感觉减轻，尚有坠胀感。食思增进，手足四肢回温，心中已不烦闷，夜已能熟寐。脉仍沉涩，舌质淡，瘀暗稍减，苔薄白。继上方温化之剂加红花 5g，以助温经活血之功，并嘱服药时滴酒少许为引，以促其温行血脉之效。告知患者，如服药后诸症均见好转，惟腰及少腹又复酸胀痛者，为月经欲潮之兆，幸勿疑误。

复诊：上方连服 8 剂，果如其言。于原方中去赤芍加川芎 9g，阿胶 15g（烊化对服）。药炉不辍连服 5 剂，经水即潮，先行者为黑色血块，继则渐红。次日，腰腹疼痛随之缓解，行经 5 日而净。继以八珍汤加香附、益母草、炒艾叶等调补气血。连服 10 余剂后，面色毛发润泽，精神眠食转佳。

随访：其后经信通调，应时而潮，1 年后顺产 1 子。

【按语】

吴氏认为，此例乃为宫寒经闭，宫寒血滞，经脉不行，不仅月信不至，更不可能怀孕。故此，吴氏方以温补下元，佐以活血调经之品，方用其常用之大回阳饮加味，所加之品均为暖肝温经、行气活血之品，特别是后期，重加活血化瘀之药，意在疏导经脉之血气运行。故此，宫暖血行，月信如期而自然怀孕有子。

3. 吴佩衡医案：经行血崩

杨某某，女，41 岁。患者适值月经来潮，因抬重物用力过猛，骤然下血如崩。先后经二医诊治，皆云血热妄行，服用清热，凉血、止血之剂，血未能止，迁延十余日，以致卧床不起，后求吴氏诊治。现症见：患者面色蜡黄，精神疲倦，气短而懒言，不思饮食，手足不温。经血仍淋漓不断，时而如潮涌出，皆清淡血水兼夹紫黑血块，腰及小腹酸胀坠痛。舌质淡，苔薄白少津，脉沉涩。此证属阳气内虚，冲任不守，气不纳血，血海不固，致成崩漏之证。治宜温阳固摄，扶阳固气，方用回阳饮加人参。

处方：附片 120g（久煎），红参 9g，炮黑姜 9g，上肉桂 9g，甘草 9g。

二诊：服 2 剂后，流血减少其半，血色淡红，瘀块减少，呼吸已转平和，四肢回温。饮食稍增，能进藕粉少许。照原方加炒艾叶 15g，阿胶 24g（烊化分次对服），炒白术 9g，侧柏炭 9g。

三诊：连服上方药 3 剂后，流血大减，仅为少量淡红血水，精神饮食增加，面色已转润泽，舌质显红润，苔薄白，脉缓弱，已能起床。阳气回复，气血渐充，欲求巩固，仍须与甘温之剂调补之。宜气血两补，方以四逆当归补血汤加味。

处方：附片 90g（久煎），黄芪 60g，当归 30g，干姜 15g，上肉桂 12g，炒艾叶 15g，阿胶 12g，甘草 9g。

四诊：连服 5 剂，流血全止，精神、饮食基本恢复，颜面唇舌已转红润，脉象和缓，已能下床活动。惟气血未足，阳神尚虚，走动稍感头昏、腿软，继服四逆当归补血汤加上肉桂、砂仁，服 20 余剂，气血恢复，诸证获愈，恢复健康。

【按语】

吴氏治疗经行血崩，临证只分阴阳两证。如治疗此例血崩重症，却未用一味单纯的止血药物，用方单刀直入，首选用经验方大剂回阳饮，加上人参，即有郑钦安所谓的回阳饮之意。重拳出击，服药立竿见影，无止血药而血自止。可见郑钦安治血证温阳止血、扶阳抑阴之理论经得起临床实践检验。

4. 吴佩衡医案：产后失血

苏某某，女，35 岁。患者分娩第 3 胎，产后子宫收缩无力，遂致流血不止。经医院施以针药及输血治疗，出血仍不见终止。病已 3 日，病势日趋危重，于某日邀吴氏前往会诊。现症见：患者卧床，已人事不省，面色苍白，目眶凹陷，形容憔悴，呼吸微弱，唇干色淡。手足冰冷。阴道流血仍未止，色淡而清，浸透垫褥。掰开口唇，见齿枯舌淡而少津，脉细弱沉伏欲绝。证属阳弱气虚，气不摄血，血不归经所致。患者失血过多，气血两亏，病势沉重，危在旦夕。若继续出血，恐有气随血脱之虑。补血及输血之法固属必要，然已虚之阳无力摄血，无力生血，血亦不能归经循行。此证急当扶阳益气，方能止血固脱。方以大剂回阳饮加味。

处方：附片 120g（久煎），炮黑姜 15g，上肉桂 15g（研末，泡水对入），黄芪 30g，当归 15g，炒艾叶 9g，炙甘草 9g。

因病情较重，嘱早晚各煎服 1 剂，多次徐徐喂之。

次日复诊：昨日方药浓煎频频喂服，服后，今日流血已减其半，神识恢复，能饮葡萄糖水二三口，呼吸稍觉平稳，手足开始回温。唇、舌仍淡，脉沉细弱，已不似昨日欲绝之状。此阳气已回，有望生机。继上方加阿胶珠 9g，炒白术 9g，连服 5 剂，流血已止，神识清明、面色渐润，并能背靠床头坐卧，进牛奶及半流汁饮食。惟气血尚虚，阳神尚弱，久坐则感头昏无力，夜寐多梦，气短心慌，声低懒言。舌质已稍现红润色，脉沉细而缓，两尺较弱。拟四逆汤加味治之。

处方：附片 90g（久煎），干姜 12g，砂仁 9g，黄芪 24g，白术 15g，茯苓 15g，补骨脂 12g，甘草 3g。

三诊：上方连服 8 剂，患者食欲倍增，面色润泽，精神恢复。继后以四逆当归补血汤及黄芪桂枝五物汤数剂调理善后，住院 1 个月痊愈出院。

随访：10 余年来，身体健康。

【按语】

产后多虚又多瘀，吴氏诊治此例患者之时，患者已经危在旦夕。危急之时，救阳为急，阳能生阴，阳能固摄，兼顾气血之亏虚。中医认为，有形之血不能速回，无形之气可以立复。阳气回归，阴血固体，不止血而自止，且血生有旺，给患者带来生机。

第三十六节

小儿诸疾（附：小儿痘证、小儿抽掣、鼻孔扇动）

【概论】

郑钦安认为，小儿初生，只要安静，审无胎中受寒，无胎中受热，切不可用药以戕之，以伐生生之气。食乳之子，外感病多，饮食病少，设或有虚损病出，多半从母乳上来，审其阴阳之盈缩治之。食五谷之子，多半饮食，或是外感，按定病情治之。

1. 小儿痘证

小儿痘证，如紫红顶焦，烦躁口臭，气之有余，血之不足，法宜清凉，如导赤散、凉血汤、人参白虎、当归补血汤之类。

初发热以调和营卫之气为主。初现点以升解发透出透为主。痘现齐以养浆为主。浆足疮熟，以收固为主。此乃痘科首尾不易之法。至于坏证，如灰黑平塌不起，空壳，无脓者，真元之气衰也。

2. 小儿抽掣（惊风）

郑钦安认为，小儿抽掣有外感内伤之别。

因外感而致者，由其感受外来之风寒，闭其经络运行之气，现角弓反张，壮热自汗者，风伤太阳之卫也，桂枝汤可与之。角弓反张，壮热无汗而畏寒，寒伤太阳之营也，麻黄汤可与之。若壮热烦躁口渴，气粗蒸手，二便不利者，热淫于内也，白虎、调胃承气可与之，稍轻者导赤散加荆、防、蝉蜕（虫退）、茯苓亦可与之。

因内伤而致者，或饮食伤中，或大吐后，或大泻后，或久病后，或偶受外邪，发散太过，或偶停滞，消导克伐太过，积之既久，元气日微，虚极而生抽掣。又称慢脾风。其人定见面白唇青，饮食减少，人困无神，口冷气微，或溏泄日三五次，或下半日微烧微汗，抽掣时生，此是元气虚极，神无定主，支持失权，由内而出外之候。

3. 鼻孔扇动（鼻翼翕动）

郑钦安认为，鼻孔扇动一症，有因外感风寒闭塞而致者，有因胃中积热而致者，有元气将绝而致者。

因外邪闭塞而致者，由外感风寒之邪，闭其肺经外出之气机，气机欲出而不得出，壅于肺窍，呼吸错乱，而鼻孔扇动，其人定见发热身疼，法宜宣散，如荆防败毒散、麻黄汤、定喘汤，皆可选用。

因积热上攻而致者，或由饮食停滞中脘，或由过食煎炒椒、姜，胸中素有蓄热，热攻于肺，气机错乱，而鼻孔扇动，法宜清热，如大小承气、三物备急丸之类。

因元气欲绝而致者，由其人元气久虚，或又大吐大泻，大热汗出，面白无神，奄奄欲绝，而见鼻孔扇动，法在不治。

【治法】

（1）小儿痘证治法：调和营卫，升解发透，养浆温中，收敛固涩，回阳助元。

（2）小儿惊风治法：只有扶元一法。

（3）鼻翼翕动治法：急宜回阳收纳，温固脾肾元气。

【方药】

（1）桂枝汤：桂枝 27g，芍药 18g，炙甘草 18g，生姜 27g，大枣 12 枚。

（2）升麻葛根汤：升麻 10g，葛根 15g，芍药 10g，甘草 10g。

（3）理中汤：白术 15g，干姜 15g，人参 6g，炙甘草 9g。

（4）潜阳丹：砂仁 30g，附子 24g，龟甲 6g，甘草 15g。

（5）封髓丹：黄柏 30g，砂仁 21g，炙甘草 9g。

（6）白通汤：生附子 1 枚（或熟附子 60～100g），干姜 60g，葱白 4 茎。

（7）回阳饮：生附子 1 枚（或熟附子 60～100g），干姜 45g，炙甘草 60g，人参 30g。

（8）附子理中加砂、半：附子 1 枚（或熟附子 60～100g），白术 15g，干姜 15g，人参 6g，炙甘草 9g，砂仁 15g，半夏 10g。

（9）回阳饮加砂、半。生附子 1 枚（或熟附子 60～100g），干姜 45g，炙甘草 60g，人参 30g，砂仁 15g，半夏 10g。

【圆通应用】

郑钦安治痘经验：每于痘初现点，只用二三味轻清之品，多见奇功，如升麻一二钱、葛根一二钱、蝉蜕五六个，甘草一钱，即吐亦当服之。毒邪已壅于阳明，吐则毒邪发泄于外，故以轻清之品，助其升腾之机，使其出透，若加苦寒阻之，危亡之道也。

唐步祺曾治患儿戴某，生下后三个月即患咳嗽，病势严重，送医院治疗，经注射青霉素半月，病愈出院。在一年中，咳喘断续发作，住医院四次。最后一次诊断为肺气肿，虽注射针药及输液治疗，未见减轻，已下病危通知书。患儿面容乌黑，咳时头倾背曲，气喘促，出冷汗，手足冰凉，舌质淡红，苔白腻。其母在妊娠期间喜吃生冷瓜果以及冰糕、汽水等饮料。根据上述诊断，胎儿在母体内即受损伤，生下后即现阳虚之象。加之三个月即住医院治疗五次，注射青霉素及输液，损伤阳气。现已现种种危候，非用姜附以扶阳止咳喘不可。先用四逆汤加麻黄治之，继用真武汤，最后以理中汤善其后，共服药三十剂而痊愈。

唐步祺曾治一小儿慢惊风，其眼扯嘴歪，每二三分钟抽搐一次，面容青白而暗，手口冰凉，鼻孔扇动，予以成品药附子理中丸，用温开水送服，其后则五六分钟一次，至九十分钟一次，逐渐减轻。二日后又来诊，一小时内仍抽掣二三次，手足稍温，即以附子理中汤加砂仁、半夏、琥珀治之，连服 8 剂而愈。以后用此方治愈慢惊风患儿数十人。

受上海火神派名家祝味菊先生的影响，儿科名家徐小圃先生认为，小儿是以阳气为本，一旦护理失宜，寒暖失调，则外易为六淫所侵，内易为饮食所伤，发病之后，往往容易出现种种阳气受损之证。而阴为体、阳为用，阳气在生理状态下是全身动力，在病理状态下又是抗病主力，此在儿科尤为重要。因此，治小儿疾病必须时时顾及阳气，并且极力推崇“圣人则扶阳抑阴”（陈复正语）之论。

徐小圃指出，儿科扶正，当以阳气为主，外感病扶正达邪，重在益阳解表；临床确有不少病例由于阳气不足，致邪热鸱张或逗留不退者，此时若于解表剂中加附子温阳，常能达到扶正不助邪、祛邪不伤正的目的。其应用附子的指征是：神疲，色淡，肢清，舌润，小便清长，大便溏泄不化，但见一二症，便放手应用。徐氏认为既有所见，自当大胆应用，以求心之所安。常谓：“宁曲突徙薪，勿焦头烂额”“阳虚证端倪既露，变幻最速，若疑惧附子辛热而举棋不定，必待少阴证悉具而后用，往往贻噬脐莫及之悔”。因此，徐氏临床应用附子的范围较广，且果敢及时，毫无患得患失之心，而以辨证精细、审证明确为前提。

治疗小儿喘证，徐氏常用经验方六味小青龙汤（麻黄 4.5～9g，细辛 3g，干姜 6g，姜半夏 9g，五味子 3g，甘草 3g），该方具有温肺化饮、平喘止咳之功效，主治小儿寒喘。

治疗小儿暑热证，徐氏常用经验方连附龙磁汤（黄连 3g，熟附片 9g，龙齿 30g，磁石 30g，蛤粉 9g，天花粉 9g，补骨脂 9g，覆盆子 9g，菟丝子 9g，桑螵蛸 9g，莲须 9g，缩泉丸 9g），该方具有清心泻火、温肾扶阳之功效，主治小儿暑热证。

治疗小儿泄泻，徐氏常用经验方姜桂黄土汤（炮姜 6g，肉桂 3g，灶心黄土 30g），该方具有温中逐寒、止泻止吐之功效，主治小儿虚寒泄泻，或兼呕吐，或兼腹痛多啼，或兼寐中惊惕，面青唇淡，有转成慢脾风之势。

【评按或解说】

郑钦安批评世医道：“近来痘科，一见痘点，专以解毒升散清凉，如赤芍、生地、连翘、枳壳、银花、大力、黄芩、当归、麦冬、花粉、荆芥之类。不知痘证，全在随机变换，当其初发热，气机勃勃向外，正宜应机而助之，以发透为妙，如以上药品，虽有升散，其中一派苦寒之品，每多阻滞向外气机，以致痘不透发，酿出许多证候。”

关于小儿诸疾，郑钦安说道：“小儿初生下地，不能言语，食则母之精血，即有病症，医家全是猜想，并无几个一见便知。未食五谷者，外感尚多，内伤即少；食五谷者，外感内伤俱有。更有痘、麻，动关生死，所以小儿科之外，又有痘科也。俗云哑科，真是不谬。

最可怪者，小儿初生下地，世俗皆用大黄、银花、钩藤、甘草之类，以下胎毒、血粪，余深为不然。凡人皆禀二气所生，有自然之理，小儿初生，犹若瓜果初出土之萌芽，以冷水灌之不可，以热汤灌之亦不可，生机原是自然，换肚换肠亦是自然，何待大黄、银花之类，以摧之毒之？只要小儿不偏于寒、热两字，即不可妄施药品，以种病根。

苟有胎中受热者，小儿必面赤、唇红，气粗、口热，以苦甘一二味投之便了。有胎中受寒者，小儿必面青，唇、口淡白，气微、口冷，以辛甘一二味投之便了。

至于外感一切，务察时令，小儿虽不能言，而发热之有汗、无汗，口热、不热，二便之利、不利，只此数端，亦可以知其病矣。其至要者，太阳主皮肤，统营卫，为第一层，六客中人，必先犯此，学者须知。切勿惑于小儿稚阳之体，原无伤寒之说，不知小儿气轻力薄正易伤寒也。

伤寒二字，四时皆有，盖所谓伤寒者，伤及太阳地界也。太阳本气主寒，六气从太阳而入内，故皆可以名伤寒也。其中有称为惊风者，有称为慢脾风者，是皆不经之论也。余为活人计，不得不直切言之。”

关于小儿惊风，郑钦安说道：“所谓惊风者，因小儿发热抽掣，角弓反张，项强、摇头、吐舌，有时卒然掣动，若惊之状，前人不按经旨，见其惊状，即以惊风名之，而不知是外邪客于太阳之经络也。太阳之经络为外邪蔽束，气机不畅，抑郁为热，热甚则风生，而抽掣角弓等情所以有也。此际正当用桂、麻二汤，或麻杏石膏等汤，以解太阳之邪，邪气解而风热即不生，何抽掣等症之有乎？市医遵守惊风一语，更立无数名目，以讹传讹，妄拟一派镇惊祛风逐痰之方，小儿屈死于此者，不知几百亿兆矣。况人身皮肤第一层，属太阳主事，岂有外邪入内，而不伤及者乎？业斯道者，何不于此经三致意也！”

至于慢脾风者，因小儿素病，调养失宜，饮食不健，自汗、盗汗不觉，呕、吐、泻、利不觉，积之久久，元气日薄，酿成虚极之候，元气虚极，则神无主，不能支持上下四旁，故有战动、发热、汗出不止，似惊之状，其实非惊风也。外验人必无神，面青、唇白，困倦、目瞑，此刻正当大补元阳，元阳气足，则神安而体泰，何动摇之有乎？若以惊风治之，是速其亡也。前人称曰慢脾，因其来之非骤也。论惊多在三阳，乃有余之疴，论慢脾属三阴，乃不足之候。惊风从外感得来，六气须知，气即风也，风字宜活看。慢脾由内伤所积，吐泻汗出，停滞食少，酿久生端，分阴分阳，察之辨之，不可不密，用方用药，补之泻之宜清。此乃活人之业，性命生死攸关之际，学者毋忽视之。”

关于痘证，郑钦安说：“痘出于脏，麻出于腑，痘喜温和，麻喜清解。痘本胎毒，藏于命根，初起由太阳真机鼓动，运毒外出，法宜用桂枝汤调和阴阳，以助太阳外出之气机，使无一毫毒邪之滞于内；次归阳明，血水化为脓浆，未出透时，法宜用升麻葛根汤以解肌，而使毒气发透；已出透时，法宜用理中汤以培中气；中气健旺，易于化血为脓，熟透结疤，欲结疤时，法宜用回阳、封髓等方，使这一点真气复还于内。此四法者，乃顺其阴阳气机出入之道，为治痘用药不易之法也。

至于和平之痘，二便、饮食如常，微烧而精神不倦，疮根红活，顶润充盈，颗颗分明，粒粒精光，乃和平第一等痘，勿药有喜。最可忧者，有余、不足两症，有偏于气而不足于血者，如气至而血不至之白疱无红根是也；有偏于血而不足于气者，如血至而气不至之红疱无脓是也。偏于气而不足于血者，法宜养阴以配阳；偏于血而不足于气者，法宜补阳以配阴。盖有余者气之盈，如暴出，一齐涌出，紫红顶干，焦枯、便闭、烦躁、饮冷、谵语之类，法宜清火养阴，甚极者宜下。不足者气之缩，如慢出，下陷平塌，色嫩、二便自利，饮热、目瞑，困倦已极之类，法宜补火。火即气，补火一字，人多忽略，一味在后天肺气上用药，而不知在人身立命之火种上用药。

故近来痘科，一见下陷不足之症，用药总在这参、芪、鹿茸、归、芍，以为大补气血，究竟致死者多，深为可慨也，由其未得仲景之心法耳。观于仲景之用四逆汤，姜、附、草三味，起死回生，易如反掌，非专补立极之火种，何能如斯之速乎？世医不求至理，以为四逆汤乃伤寒之方，非痘科之方，不知此方正平塌下陷痘症之方，实补火种之第一方也。

今人亦有知得此方者，信之不真，认之不定，即用四逆，而又加以参、归、熟地，羁绊附子回阳之力，亦不见效，病家待毙，医生束手，自以为用药无差，不知用药之未当甚矣。”

关于麻疹，郑钦安说：“麻疹一条，较痘疱稍异，麻疹往往兼时气传染而成，为病发热、咳嗽，目如醉人，鼻流清涕，乃将出之候也。太过色紫红，不及则色淡，始终治法，只宜升解清凉发透为主，所有一切变症，总以阴、阳、虚、实四字括之。”

关于小儿是否能用姜附之品，郑钦安道：“小儿者，稚阳也，如初生之萌芽，其质娇嫩，用药稍差，即祸生不测，便酿出阳虚种种危候，非姜附何能扶少火而生气，以助先天危亡之机乎？世人动曰纯阳，岂非见之左耶。总之用姜附亦必究其虚实，相其阴阳，观其神色，当凉则凉，当热则热，何拘以姜附为咎哉？”

关于小儿惊风，敬知非评曰：“凡视小儿之病，虽曰哑科，而望、闻、问、切四诊，皆有凭据。青黄赤白黑，有神无神，形体之肥瘦厚薄，容貌之惨舒虚实，皆可目睹，所谓望也。声音之盛衰，气息之粗细，喘与不喘，微与不微，可以耳听，所谓闻也。腹痛则其哭也头必俯，项背痛则其哭也头必仰，小便数不数，大便调不调，其父母必能稔知，可以面讯，所谓问也。烧热不烧热，厥冷不厥冷，有汗无汗，可以手摸，两手之脉，可以指取，所谓切也。有此四诊，即得病情。至于抽掣，病在筋膜，主伤风木之气，风寒无疑，调和营卫足矣。再有他故，知犯何逆，以法救之，无不见效。钦安指示亲切，分辨详细，断不可照市医看法，单视虎口筋纹，定是何病，便处方药，紫纹冲上三关，不必定是危候，尤要在小儿抽掣，勿认是风，便用惊药，功德无量矣。况小儿阳气嫩弱，不胜风寒作祟，或发表太过，或经误下，往往筋惕肉瞤，振振动摇，不是惊风，养阴和阳，便不惊风。”

小儿疾病，由于时代的变迁疾病谱也发生变化，当代小儿诸疾以发热肺炎及消化道疾病较多。但是，不管其病种有如何之变化，只要辨其为三阴证，就应立“扶阳助正，回阳返本”（作者心悟）之大法，况“以三阴之方，治三阴之病，虽失不远”（作者心悟），就能取得良好的临床疗效。

上海儿科名家徐小圃先生认为，小儿“肉脆，血少，气弱”，属于稚阴稚阳之体。外感病证在儿科属常见，尤其是一些时行疾病多在幼儿期罹患。外感病的过程，亦即是正邪分争的过程，治病的基本精神即在助正气、祛邪气。小儿脏腑娇嫩，如肆用寒凉，妄加消导，每易伤及正气，正如万密斋所谓“邪气未除正气伤，可怜嫩草不耐霜”。徐氏根据冯楚瞻“邪凑之实，必乘正气之虚，若不顾正气之虚，惟逐邪气之实，其有不败者几希”之语，主张治小儿疾患以维护正气为第一要着。徐氏认为“但使营卫和平而常行，则客邪不攻而自散，使正气自行逐贼，则邪气退而正气安然，如浮云一过，天日昭明”（冯楚瞻语）诚精辟之论。

【医案介绍】

1. 吴佩衡医案：麻疹误服表凉药转阴证

患儿，3 岁。患儿出麻疹，延吴氏诊治。据其父云，初时发热咳嗽，请某医诊治，服升提解表而佐清凉之药 2 剂后，麻疹隐隐现点，色象不鲜，发热已五六日，尚未出透。吴氏诊时见：患儿昏迷无神，发热已五六日，麻疹尚未出透，若再迁延，势必转危。病属少阴证但欲寐之病情。治宜扶阳抑阴，方用白通汤。

处方：附片 60g（久煎），干姜 15g，葱白 4 茎（连须根）。

复诊：服药 1 剂后，疹已出透而色转红活，再服第 2 剂，则见疹点渐灰，脉静身凉，食增神健，豁然而愈。

【按语】

体弱发迷无神，疹出性慢，色象不鲜，服白通汤 1～2 剂，即能使疹子出齐，平安而愈。此种治法在麻疹方书上虽不易见，但麻疹既不得发越外出而观阴盛阳衰之象，投以白通汤扶助心肾之阳，故疗效甚速。倘再误施寒凉，则正愈虚而阳愈弱，无力托毒外出，反而内攻，必致表脱。故无论痧、麻、痘疹，一旦病势沉重，务须体会《内经·阴阳应象大论》“治病必求其本”之精神，认真辨别阴阳，不可固守一法。证现阴象，必须救阳；证现阳象，必须救阴，方有挽回之望。

2. 吴佩衡医案：小儿急惊风（风寒误治救逆）

患儿 2 个月，禀赋单薄。某日因感风寒而病，身热咳嗽，不思乳食，多啼声。前医以清热解表之剂，热不退，发惊惕。又复以追风清热镇惊等法以治之，病情突然危重，后延吴氏诊之。症见：患儿竟沉迷不乳，体若燔炭，自汗肢冷，咳嗽喘挣不已，痰声漉漉，时作角弓抽掣，奄奄一息。指纹青黑透关，面唇均含青象，舌白而腻。此证属风寒误治，引邪入于阴分，阳不胜阴，虚阳浮越于外，法当扶阳驱寒，方用四逆汤加味。

处方：附片20g（久煎），炮姜6g，半夏6g，细辛2g，生麻黄茸2g，茯苓10g，甘草3g。

复诊：急煎药，频频喂服，1剂尽，汗出，热退其半，已不发惊抽掣，喘咳减，始能吮乳。再剂病退七八。去麻、辛，又服2剂后，诸症悉除。

【按语】

吴氏治疗小儿诸疾，临证只认阴证阳证，真可谓是把郑钦安阴阳辨证思想落实到实践中。此例患儿如此危重，大剂四逆汤加味，扶阳抑阴，解表透邪，使得患者迅速转危为安。

3.范中林医案：少阴证胎黄

患儿，55天。患儿足月顺产，初生即周身发黄，体重1.5厘米，身长30多厘米。现症见：身面长满黄色细绒毛，长约1公分，皮肤晦黄不退。精神萎靡，四肢不温，皮肤干涩，头发稀疏、黄糙，生殖器肿大。虽值炎暑，还须棉花厚裹。稍受微风或惊动，皆易引起呕吐。某医院诊为“先天不足”，未予治疗。范氏认为临床罕见，殊难入手。其母再三恳求，方同意试治。询其妊娠期间身体状况，得知怀孕后嗜饮浓茶，连茶叶均嚼食之。故证属脾阳受伤，湿从内生，湿邪久羁，遗于胞胎。致新生儿先天亏损，脾肾阳气衰微，气亏血败，经隧受阻，胆液浸淫，溢于全身肌肤，故发为胎黄，日久不退。精神萎靡，四肢不温，头发稀疏而黄糙，亦显为少阴阴盛阳微之征。法宜破阴回阳，以通脉四逆汤加味主之，配以针砂散，祛脾胃之湿浊。

处方一：制附片15g（久煎），干姜15g，甘草10g，细辛1g，葱白30g。

处方二：针砂散。每日晨用米汤灌服0.6g，连服20日。

复诊：月余后，患儿身黄退，体重略增，逗之能笑。遂停药，嘱其细心调养，此后逐渐健康成长。

随访：21年后随访，患儿已长成人，健康。

【按语】

此例虽属罕见，但按六经辨证，其主证既属少阴，并兼太阴寒湿；因此，病在何经，即可用其法其方施治。本案之获效，初看之似某方某药之功，实则六经辨证生命力之所在。进而剖析，婴儿脾肾阳气不振，寒湿郁滞运化失常，胆汁阻溢于肌肤；参之肢体不温，发育不良等，应属少阴阴黄。故投以通脉四逆，以助先天之元阳，配以针砂散除脾胃之湿浊。阳旺湿消，气机通畅，则邪去自安。

第三十七节
疮 疡

【概论】

郑钦安认为，凡疮之生，无论发于何部，统以阴阳两字判之为准。

阳证其疮红肿痛甚。寒热往来，人多烦躁，喜清凉而恶热，大便多坚实，小便多短赤，饮食精神如常，脉息有力，声音响亮，疮溃多稠脓。此等疮最易治，皆由邪火伏于其中，火旺则血伤，法宜苦甘化阴为主。化阴者，化阳气为阴气也，阳气化去，正气自复，疮自收敛，而病自愈。初起无论发于何部，或以桂枝汤倍白芍加香附、麦芽、栀子治之，或麻杏石甘汤，或人参败毒散加连翘、天花粉之类。疮溃可用当归补血汤加金银花、生地黄、白芍之类；或补中益气汤加生地、银花之类，皆可用也。

阴证其疮皮色如常，漫肿微疼，疮溃多半清水、清脓、黄水、血水、豆汁水、辛臭水。其人言语、声音、脉息、起居、动静，一切无神，口必不渴，即渴定喜滚饮，舌必青滑，大小便必自利，此皆由正本先虚，阳衰已极，不能化其阴滞，故凝而成疮，阴盛阳微，不能化阴血以成脓，故见以上病形。

更有真阳暴脱之证，其来骤然，无论发于何部，其疮痛如刀劈。忽然红肿，其色虽红，多含青色，人必困倦无神，脉必浮大中空，或大如绳，或劲如石，其唇口舌必青黑。务在脉息、声音、颜色四处搜求，使能识此等证候，切勿专在疮上讲究。

【治法】

疮病阴证，以辛甘化阳为主。化阳者，化阴气为阳气，阴气化去，其正自复，脓自稠黏，疮自收敛，而病即愈。重症者，则以回阳收纳为主。

【方药】

（1）桂枝汤加香附、麦芽、附子：桂枝 27g，芍药 18g，炙甘草 18g，生姜 27g，大枣 12 枚，香附 10g，麦芽 15g，附子 30～60g。

（2）麻黄附子细辛汤：麻黄 24g，附子 18g，细辛 9g。

（3）阳旦汤：桂枝 30g，白芍 10g，大枣 6 枚，生姜 30g，炙甘草 10g，黄芩 10g。

（4）黄芪建中汤：桂枝 27g，白芍 18g，炙甘草 18g，生姜 27g，大枣 12 枚，饴糖 15g，黄芪 30g。

（5）附子理中汤：附子 1 枚（或熟附子 60～100g），白术 15g，干姜 15g，人参 6g，炙甘草 9g。

（6）回阳饮：生附子 1 枚（或熟附子 60～100g），干姜 45g，炙甘草 60g，人参 30g。

（7）白通汤：生附子 1 枚（或熟附子 60～100g），干姜 60g，葱白 4 茎。

【圆通应用】

唐步祺认为，疮科之内治法统以阴阳两字判之。阴证用辛甘化阳之品，以化阴气为阳气，阳证用苦甘化阴之品，以化阳气为阴气。所用各方，均极对证，真所谓“阴阳理明，法自我立，药自我施，不无妙处也”。至今疮科仍重内治，此等扼要之法，自仍有一定价值。

郑钦安认为，初起无论现在何部，或以桂枝汤加香附、麦芽、附子，调和营卫之气，佐香附、麦芽者，取其行滞而消凝也。加附子者，取其温经而散寒也。或麻黄附子细辛汤，阳旦汤皆可。疮溃而脓不稠，可用黄芪建中汤、附子理中汤，阴最盛者，可用回阳饮、白通汤，或黄芪甜酒炖七孔猪蹄、羊肉生姜汤之类，皆可酌用。

若真阳暴脱者，郑钦安认为，此证每多旦发夕死，惟急于回阳收纳，庶可十中救二三，若视为寻常之疮治之，则速其死矣。

外科之痈疽，从此二字之名，便可知其乃阴阳两证。痈者，红肿热痛，阳证也；疽者，漫无边际，疮痍满目，一派阴寒之表现，阴证也。疮疡痈疽的内科治疗方法，特别是阴证之治疗，扶阳一法，可谓是良法妙法。自古治疮疡阴证，阳和汤（白芥子、炙甘草、肉桂、麻黄、炮姜、熟地黄、鹿角）为之首选，若加上大剂四逆汤则疗效大增，这是众多位火神派临床家的验证结果。

临床上有时阴证之疮，往往合并有局部的热毒炽热之情况。张仲景之薏苡附子败酱散改为汤剂，或合用神效托里散（黄芪、当归、忍冬藤、生甘草），则对于阳虚阴证而夹有局部热毒证多有良效。

【评按或解说】

关于疮科，郑钦安解释道：

"凡一切疮症，皆起于二气不调，气、血偏盛，壅滞流行不畅之过，病原从内出外，以其有金、疮、折骨，化腐生肌一事，稍不同耳。然疮形已具，即当分辨阴、阳，不可忽略。

阳证，疮色红肿痛甚，高突发热，口渴心烦，小便短赤，大便闭结，喜冷，用药重在活血行气，养阴清火为主。

阴证，疮色不红活，皮色如常，慢起不痛，或微痛，二便自利，精神短少，用药大补元阳为主。

大凡疮症"皆属于火"。人身立命，就是这一个火字，火即气，气有余便是火，气不足便是寒。气有余之疮，即阳证，必由阻滞而成，用药故要清火养阴，活血行气，方用桂枝汤倍白芍，加麦芽、香附、栀子主之。气不足之疮，即阴证，必由阳不化阴而成，法当大补元阳，方用桂枝汤倍桂，加麦芽、附子、香附主之。

此乃调和气血之妙法，原不在芩、连、银花、山甲、大黄之类，专以清火。要知气血壅滞，方得成疮，调气即是行气，调血即是行血，桂枝重在调阳，白芍重在调阴，气有余则阴易亏，故倍芍药加栀子，气不足则阴更盛，而阳愈弱，故倍桂而加附子。

学者切勿以此方为伤寒之方，非疮科之方。仲景以此方冠一百一十三方之首，而曰调和阴阳，试问人身阴阳调和，尚可得生病也否？尚可得生疮也否？"

郑钦安所列出之治疗阴证疮疡者，针对其疮疡发病的不同时期，采用宣解、发散、温中、回阳一派系列方药，仍然是指导临床治疗阴证疮疡的良方妙法，自然不要轻看。千万不要被现代抗生素消炎治"火"一叶障目。

【医案介绍】

吴佩衡医案：丹痧证并多发性脓疽

患儿，男，3岁。患儿出丹痧，症见：初起发热、咳嗽，目赤多泪，咽痛不思饮食，面赤而颈项隐隐现点疹，细密而皮肤泛红，颜色不鲜，视其胸背亦然。气吸迫促，沉迷无神，苔薄白，稍糙，脉浮紧，指纹色赤偏暗。治宜托表透疹。方用桂葛汤稍加薄荷、防风。

处方：葛根12g，桂枝12g，防风6g，薄荷3g，生姜10g，小枣5枚，甘草6g。

二诊：服药后，疹又渐出，但色象仍不鲜。此因素禀体弱，正气较虚，外托无力。治宜扶阳透表，方以桂甘姜枣麻辛附子汤。

处方：附片30g（久煎），桂枝12g，麻黄茸5g，细辛3g，小枣6枚，生姜10g，甘草6g。

三诊：服药1剂后，疹即透出。再剂则遍身疹出稠密成片，色转红活，白苔已不现，舌色红而娇艳，此为疹毒外出之象，继以桂枝加附子汤加黄芪治之，服后疹出渐灰，脉静身凉而愈。疹退后周身脱皮如膜片，肢干脱皮有如蛇蜕之状。

数日后，患儿忽于耳下肿硬起核，继之两腋下亦肿硬如卵，其后于两胯缝处又硬结成包块，渐次大如碗许，皮色不红，按之皆作痛。身不发热，咳嗽而痰多，舌苔白滑而不渴饮，此为阴疽而非热毒痈疮可比，故不可施以清热苦寒败毒之剂，宜以扶阳温化，待脓成之后，再行排脓生肌可望痊愈。病家此时延请西医开刀，流出者仅为清淡脓血水，肿痛稍减，创口未敛之时，坐骨下软肉处又忽出现肿硬包块，形如覆碗，其状如前，于腘弯处又生肿块。患儿形神日趋瘦弱，面色黄暗，唇舌淡，苔仍白滑。因肿块反复而起，又经多处开刀放脓，体质虚弱已极，断为难治之证。复易数医，皆因病势较重，且系独子，均未拟方而去。

后又再延吴氏往诊视之。症状如前述，乃正气不充，无力生肌托毒。盖脓乃血肉败坏而成，久发不愈，气血耗伤，施以开刀除脓，其法虽是可行，然只治其标，未达其本，惟有扶阳辅正，正气内充，脓疽方能根除。吴氏仍坚持温热大剂，方以四逆汤加味治之。

处方：附片 60g（久煎），炮姜 12g，黄芪 15g，败酱 15g，薏苡仁 15g，甘草 10g，桔梗 10g。

四诊：连服 3 剂，肿硬处逐渐转红成脓，表面皮色透亮，外以西医之法轻施刀术，脓熟皮破，涌溢而出，为带血黏稠之脓液，味极腥臭。继服四逆汤（附片 60g，干姜 10g，炙甘草 10g）、芪附汤（黄芪 30g，附片 60g）及阳和汤（熟地黄 30g，白芥子 3g，鹿角胶 10g，姜炭 10g，麻黄 6g，肉桂 6g，甘草 6g）等温固之剂数十余剂，始得生肌敛口，脓疽亦不再复作。

【按语】

吴氏火神派学术思想特色明显，辨证只分阴阳，颇有郑钦安之经典火神派之特点。此例患儿，年龄如此小，病情如此重，经西医开刀之后病不但未好，反而进一步恶化。吴氏治疗单刀直入，步步为营，正如郑钦安所列出之方药规律，“观其脉证，知犯何逆，随证治之”（张仲景），但是，始终不能忘却的，正是扶阳抑阴之大法。故此，循序渐进而收全功。

附录

扶阳妙方与歌诀

二画

二陈汤

【出处】《太平惠民和剂局方》

【组成】陈皮、半夏、茯苓、甘草。

【主治】一切痰饮证。

【歌诀】二陈汤用半夏陈，益以茯苓甘草成；
利气调中兼去湿，一切痰饮此方珍。

三画

三才封髓丹

【出处】《卫生宝鉴》

【组成】天冬、熟地黄、人参、黄柏、砂仁、炙甘草。

【主治】阴虚火旺证。

【歌诀】三才封髓天地人，黄柏甘草和砂仁；
滋阴降火通心肾，固精止遗功效真。

三合汤（四合汤）

【出处】《方剂心得十讲》

【组成】丹参、檀香、砂仁、高良姜、香附、五灵脂、蒲黄（百合、乌药）。

【主治】胃痛证。

【歌诀】痛在胃脘心窝窝，焦氏三合加四合；
三合丹参檀砂仁，良附失笑合用神。
四合百合乌药汤，痛在心胃功效真。

三生饮

【出处】《太平惠民和剂局方》

【组成】生川乌、生附子、生南星、木香。

【主治】卒中痰厥证。

【歌诀】三生饮内用三生，川乌附子与南星；
生姜木香也配入，温化寒痰功效灵。

大黄䗪虫丸

【出处】《金匮要略》

【组成】大黄、黄芩、甘草、桃仁、杏仁、白芍、干地黄、干漆、虻虫、水蛭、蛴螬、土鳖虫。

【主治】干血劳证。

【歌诀】大黄䗪虫芩芍桃，地黄杏草漆蛴螬；
虻虫水蛭和丸服，去瘀生新功独超。

大半夏汤

【出处】《金匮要略》

【组成】半夏、人参、白蜜。

【主治】反胃呕吐证。

【歌诀】金匮名方大半夏，方中人参白蜜加；
主治反胃呕吐证，和胃降逆疗效佳。

大续命汤

【出处】《备急千金要方》

【组成】麻黄、桂枝、石膏、干姜、杏仁、川芎、当归、人参、甘草。

【主治】中风痱。

【歌诀】大续命汤麻石膏，桂枝干姜杏仁草；
川芎当归与人参，擅治中风痱良效。

大建中汤

【出处】《金匮要略》

【组成】花椒、干姜、人参、饴糖。

【主治】中阳虚寒证。

【歌诀】大建中汤建中阳，蜀椒干姜参饴糖；
阴盛阳虚腹冷痛，温补中焦止痛强。

小柴胡汤

【出处】《伤寒论》

【组成】柴胡、黄芩、半夏、人参、炙甘草、生姜、大枣。

【主治】少阳证。

【歌诀】小柴胡汤和解供，半夏人参甘草从；
更用黄芩加姜枣，少阳百病此为宗。

小续命汤

【出处】《备急千金要方》

【组成】桂枝、川芎、麻黄、人参、芍药、杏仁、黄芩、甘草、附子、防风、防己、生姜。

【主治】风痉通剂。

【歌诀】小续命汤桂附芎，麻黄参芍杏防风；
黄芩防己兼甘草，六经风中此方通。

小半夏汤（又名半夏生姜汤。附：小半夏加茯苓汤）

【出处】《金匮要略》

【组成】半夏、生姜（或加茯苓）。

【主治】呕逆证。

【歌诀】半夏生姜汤两味，降逆止呕功效最；
生姜可杀半夏毒，相反相成最佳配。
加入茯苓如汤名，又可健脾与和胃。

小建中汤

【出处】《伤寒论》

【组成】桂枝、白芍、炙甘草、生姜、大枣、饴糖。

【主治】中焦虚寒腹痛证。

【歌诀】小建中汤芍药多，桂草饴糖姜枣和；
虚劳腹痛及心悸，和里缓急补虚卓。

四画

天雄散

【出处】《金匮要略》

【组成】天雄、白术、桂枝、龙骨。

【主治】虚劳肾阳虚证。

【歌诀】天雄散中用桂枝，龙骨白术四味使；
腰膝酸软又恶寒，温肾益阳功可知。

五苓散

【出处】《伤寒论》

【组成】桂枝、白术、茯苓、猪苓、泽泻。

【主治】太阳蓄水证。

【歌诀】五苓散治太阳腑，白术泽泻猪苓茯；
桂枝化气兼解表，小便通利水饮逐。

丹参饮（百合汤）

【出处】《时方歌括》

【组成】丹参、檀香、砂仁（百合、乌药）。

【主治】心胃诸痛证。

【歌诀】丹参饮里用檀砂，心胃诸痛效验佳。
百合汤中乌药佐，专除郁气不须夸。

六味回阳饮

【出处】《景岳全书》

【组成】人参、附子、炮干姜、炙甘草、熟地黄、当归。

【主治】元气虚脱证。

【歌诀】六味回阳饮地归，人参四逆阴阳回；
补气滋阴以固脱，阴阳将脱此方对。

六味小青龙汤

【出处】《徐小圃医案医论集》

【组成】麻黄、细辛、干姜、半夏、五味子、甘草。

【主治】小儿寒喘证。

【歌诀】六味小青龙汤妙，麻黄细辛半夏草；
干姜配上五味子，温肺化饮寒喘疗。

六磨汤

【出处】《证治准绳》

【组成】枳实、乌药、槟榔、沉香、木香、大黄。

【主治】气滞证。

【歌诀】六磨汤治气滞证，乌药枳实用槟榔；
沉香木香及大黄，行气通下力量强。

乌梅丸

【出处】《伤寒论》

【组成】乌梅、细辛、干姜、黄连、附子、当归、黄柏、桂枝、人参、花椒。

【主治】厥阴病，寒热错杂证。

【歌诀】乌梅丸用细辛桂，黄连黄柏及当归；
人参附子椒姜合，温脏安蛔寒厥回。

乌头赤石脂丸

【出处】《金匮要略》

【组成】乌头、赤石脂、花椒、干姜、附子。

【主治】心痛证。

【歌诀】乌头赤石疗心痛，附子蜀椒干姜从；
祛寒温阳逐阴邪，心痛厥冷得安宁。

乌头煎

【出处】《金匮要略》

【组成】乌头、蜂蜜。

【主治】寒疝证。

【歌诀】金匮乌头煎一味，重用五枚止痛最；
寒疝作痛绕脐发，手足厥冷脉沉紧。

乌头桂枝汤

【出处】《金匮要略》

【组成】乌头、桂枝、白芍、炙甘草、生姜、大枣。

【主治】表里俱寒证。

【歌诀】乌头桂枝汤效良，蜂蜜芍药草枣姜；
里寒外感因成病，寒疝诸痛皆可尝。

引火汤

【出处】《李可老中医急危重症疑难病经验专辑》

【组成】熟地黄、天冬、麦冬、茯苓、五味子、白芍、炙甘草、巴戟天、肉桂。

【主治】龙火上奔证。

【歌诀】引火汤中重熟地，天冬麦冬肉巴戟；
茯苓五味白芍草，肉桂吞服功效奇。

五画

术附汤

【出处】《类证活人书》

【组成】白术、附子。

【主治】寒湿困脾证。

【歌诀】术附汤中药两味，温中除湿功效最；
寒湿困脾无以化，白术附子最佳配。

甘草干姜汤

【出处】《伤寒论》

【组成】炙甘草、炮姜。

【主治】脾胃虚寒证。

【歌诀】温里甘草干姜汤，虚寒肺痿涎唾尝；

　　　　脾胃虚寒有吐逆，调理肺胃功效良。

甘草泻心汤

【出处】《伤寒论》

【组成】炙甘草、半夏、黄芩、干姜、人参、黄连、大枣。

【主治】脾胃虚弱、寒热错杂之痞证。

【歌诀】甘草泻心用连芩，干姜大枣及人参；

　　　　心下痞满腹雷鸣，狐惑病证亦当斟。

四逆汤

【出处】《伤寒论》

【组成】附子、干姜、炙甘草。

【主治】少阴病之阳气衰微、阴寒内盛之证。

【歌诀】四逆汤中附草姜，四肢厥冷急煎尝；

　　　　腹痛吐泻脉沉细，急投此方可回阳。

四逆加麻黄汤

【出处】《咳嗽之辨证论治》

【组成】附子、干姜、炙甘草、麻黄。

【主治】太少两感证。

【歌诀】四逆加上麻黄汤，太少两病咳喘良；

　　　　回阳救逆入少阴，麻黄解表走太阳。

四逆二陈麻辛汤

【出处】《火神派方药临证指要》

【组成】附子、生姜、甘草、陈皮、半夏、茯苓、麻黄、细辛。

【主治】一切肺部痰饮阴证。

【歌诀】四逆二陈麻辛汤，附姜草夏陈苓将；

　　　　温肾纳气又化痰，宣肺止咳咳喘良。

四神丸

【出处】《证治准绳》

【组成】补骨脂、吴茱萸、肉豆蔻、五味子、生姜、大枣。

【主治】五更泻。

【歌诀】四神骨脂与茱萸，肉蔻五味四般须；

　　　　大枣百枚姜八两，五更肾泻火衰宜。

白通汤

【出处】《伤寒论》

【组成】附子、干姜、葱白。

【主治】少阴病，阴盛格阳证。

【歌诀】阳虚戴阳白通汤，葱白附子与干姜；
手足逆冷面色赤，交通上下可回阳。

白通加猪胆汁汤

【出处】《伤寒论》

【组成】葱白、附子、干姜、人尿、猪胆汁。

【主治】少阴病，阴盛戴阳证，或服热药发生格拒。

【歌诀】白通汤葱附干姜，治少阴阴盛格阳；
破阴回阳通上下，人尿猪胆亦可尝。

仙灵脾散

【出处】《太平圣惠方》

【组成】淫羊藿、威灵仙、桂枝、苍耳子、川芎。

【主治】肩痹寒痛。

【歌诀】仙灵脾散用威灵，桂心苍耳加川芎；
行痹麻木痛走注，祛风除湿可止痛。

瓜蒌薤白白酒汤（枳实薤白桂枝汤）

【出处】《金匮要略》

【组成】瓜蒌、薤白、白酒（枳实、厚朴、桂枝）。

【主治】胸痹。

【歌诀】瓜蒌薤白治胸痹，益以白酒温肺气。
加入厚朴枳桂枝，治法稍殊名亦异。

瓜蒌薤白半夏汤

【出处】《金匮要略》

【组成】瓜蒌、薤白、半夏。

【主治】胸痹。

【歌诀】瓜蒌薤白半夏汤，胸痹心痛皆可尝；
通阳理气又散结，祛痰化饮功效良。

失笑散

【出处】《太平惠民和剂局方》

【组成】五灵脂、蒲黄。

【主治】血瘀痛证。

【歌诀】失笑灵脂与蒲黄，等分作散醋煎尝；
血瘀少腹时作痛，祛瘀止痛效非常。

生姜泻心汤

【出处】《伤寒论》

【组成】生姜、半夏、黄芩、干姜、人参、炙甘草、黄连、大枣。

【主治】脾胃不和。

【歌诀】生姜泻心夏连芩，干姜枣草及人参；
辛开苦降寒温并，和胃降逆散水神。

生姜半夏汤

【出处】《金匮要略》

【组成】生姜、半夏。

【主治】寒饮证。

【歌诀】生姜半夏汤效专，降逆止呕可平喘；
小半夏汤二味同，通阳化饮疗胃寒。

半夏泻心汤

【出处】《伤寒论》

【组成】半夏、黄芩、干姜、人参、炙甘草、黄连、大枣。

【主治】中焦寒热错杂证。

【歌诀】半夏泻心配连芩，干姜枣草及人参；
辛苦甘温消虚痞，治在调阳与和阴。

加味当归补血汤

【出处】《医理真传》

【组成】当归、黄芪、鹿茸、麦芽、黑姜、炙甘草、甜酒、葱头。

【主治】气血两虚证。

【歌诀】当归补血重用芪，阳生阴长理奥妙；
鹿茸麦芽黑姜草，甜酒葱头功更益。

六画

当归补血汤

【出处】《内外伤辨惑论》

【组成】黄芪、当归。

【主治】血虚身热证。

【歌诀】当归补血重用芪，甘温除热法颇奇；
芪取十分归二分，阳气阴长理奥秘。

当归四逆汤（加吴茱萸生姜汤）

【出处】《伤寒论》

【组成】当归、桂枝、芍药、细辛、炙甘草、通草、大枣（加吴茱萸、生姜）。

【主治】手足厥寒证。

【歌诀】当归四逆桂芍枣，细辛甘草与通草；
血虚肝寒四肢厥，煎服此方乐陶陶。
再加吴萸生姜汤，养血通脉散寒妙。

当归生姜羊肉汤

【出处】《金匮要略》

【组成】当归、生姜、羊肉。

【主治】虚寒腹痛证。

【歌诀】当归生姜羊肉汤，产后腹痛蓐劳匡；
大温大补药食疗，加入附子功更强。

回阳饮

【出处】《医理真传》

【组成】附子、干姜、炙甘草、人参。

【主治】阳虚重证。

【歌诀】郑钦安之回阳饮，姜附草中配人参；
回阳之中有阴地，阴中求阳妙理真。

肉蔻散

【出处】《奇散良方》

【组成】肉豆蔻、黄连、干姜、诃子、厚朴、甘草、白术、赤茯苓。

【主治】泄泻。

【歌诀】肉蔻散黄连白术，干姜诃黎勒厚朴；
甘草加上赤茯苓，擅治泄泻功效著。

血府逐瘀汤

【出处】《医林改错》

【组成】当归、生地黄、桃仁、红花、赤芍、枳壳、桔梗、柴胡、川芎、牛膝、炙甘草。

【主治】胸中血瘀证。

【歌诀】血府逐瘀归地桃，红花赤芍枳壳草；
柴胡芎桔牛膝等，血化下行不作劳。

阳旦汤

【出处】《医理真传》

【组成】桂枝、芍药、炙甘草、生姜、大枣、黄芩。

【主治】中风表虚夹热证。

【歌诀】桂枝汤治太阳风，芍药甘草姜枣同；
解肌发表调营卫，表虚自汗正宜用。
黄芩加入名阳旦，虚中夹热是妙行。

阳八味（肾气丸）

【出处】《金匮要略》

【组成】地黄、山药、山茱萸、牡丹皮、茯苓、泽泻、附子、桂枝。

【主治】肾阳气虚证。

【歌诀】金匮肾气治肾虚，熟地淮山及茱萸；
丹皮苓泽加附桂，引火归原热下趋。

阳和汤

【出处】《外科证治全生集》

【组成】熟地黄、麻黄、鹿角胶、白芥子、肉桂、生甘草、炮姜炭。

【主治】阴疽证。

【歌诀】阳和汤法解寒凝，外症虚寒色阴明；
熟地鹿胶姜炭桂，麻黄白芥草相承。

七画

坎离丹

【出处】《医药简述》

【组成】附子、肉桂、蛤粉、炙甘草、生姜、龙眼肉。

【主治】心病不安。

【歌诀】吴佩衡之坎离丹，附子肉桂蛤粉添；
甘草生姜配元肉，温补心阳阴血源。

赤石脂禹余粮汤

【出处】《伤寒论》

【组成】赤石脂、禹余粮。

【主治】下利滑脱证。

【歌诀】赤石脂禹余粮汤，石脂禹粮一斤襄；
固涩止利走下焦，下利不固功效良。

来复汤

【出处】《医学衷中参西录》

【组成】山茱萸、生龙骨、生牡蛎、白芍、人参、炙甘草。

【主治】元气欲脱证。

【歌诀】来复汤中萸肉君，龙牡芍草台人参；
补益元气又回阳，救逆敛汗固脱神。

扶阳泻下汤

【出处】《扶阳论坛 2》

【组成】附片、生姜、大黄、芒硝、茯苓、泽泻、炙甘草、陈皮、半夏、砂仁。

【主治】阳虚浊毒积滞证。

【歌诀】扶阳泻下重附片，生姜大黄芒硝煎；
茯苓泽泻炙甘草，陈皮半夏砂仁添。

吴茱萸四逆汤

【出处】《医理真传》

【组成】吴茱萸、附子、干姜、炙甘草。

【主治】少阴厥阴阴寒证。

【歌诀】吴萸四逆汤方妙，附子干姜加甘草；
吴萸配入可温肝，肝肾阳虚证可疗。

吴茱萸汤

【出处】《伤寒论》

【组成】吴茱萸、人参、生姜、大枣。

【主治】肝胃虚寒证。

【歌诀】吴茱萸汤参枣姜，肝胃虚寒此方良；
阳明寒呕少阴利，厥阴头痛亦堪尝。

身痛逐瘀汤

【出处】《医林改错》

【组成】秦艽、川芎、桃仁、红花、甘草、羌活、没药、当归、五灵脂、香附、牛膝、地龙。

【主治】身痛瘀血证。

【歌诀】身痛逐瘀膝地龙，羌秦香附草归芎；
　　　　黄芪苍柏量加减，要紧五灵桃没红。

良附丸

【出处】《良方集腋》

【组成】高良姜、香附。

【主治】肝胃气滞寒凝。

【歌诀】良姜香附等分研，米汤姜汁加食盐；
　　　　合制为丸空腹服，胸闷脘痛一齐蠲。

补真丸

【出处】《严氏济生方》

【组成】葫芦巴、附子、阳起石、川乌、菟丝子、沉香、肉豆蔻、肉苁蓉、五味子、鹿茸、巴戟天、钟乳石。

【主治】脾胃虚寒证。

【歌诀】补真附片菟丝子，葫芦川乌阳起石；
　　　　沉香肉蔻肉苁蓉，温补鹿茸钟乳石。

补中益气汤

【出处】《脾胃论》

【组成】黄芪、炙甘草、人参、白术、橘皮、升麻、柴胡、当归。

【主治】中气下陷证。

【歌诀】补中参草术当陈，芪得升柴用更神；
　　　　劳倦内伤功独擅，气虚下陷亦堪珍。

补坎益离丹

【出处】《医法圆通》

【组成】附子、桂心、蛤粉、炙甘草、生姜。

【主治】心肾阳虚。

【歌诀】补坎益离丹扶阳，肉桂附子加生姜；
　　　　炙草蛤粉也配入，温肾助心功效良。

补阳还五汤

【出处】《医林改错》

【组成】黄芪、当归、川芎、桃仁、红花、赤芍、地龙。

【主治】中风半身不遂。

【歌诀】补阳还五赤芍芎，归尾通经佐地龙；
四两黄芪为主药，血中瘀滞用桃红。

补络补管汤

【出处】《医学衷中参西录》

【组成】山茱萸、三七、生龙骨、生牡蛎。

【主治】咳血、吐血久不愈者。

【歌诀】补络补管止血剂，龙骨牡蛎山茱萸；
收敛固涩兼开通，祛瘀生新有三七。

连附龙磁汤

【出处】《徐小圃医案医论集》

【组成】黄连、附子、龙齿、磁石、蛤粉、天花粉、补骨脂、覆盆子、菟丝子、桑螵蛸、莲须、缩泉丸。

【主治】小儿暑热症。

【歌诀】徐氏连附龙磁汤，蛤粉花粉螵蛸桑；
骨脂覆盆莲须菟，缩泉配入暑热良。

附子甘草汤

【出处】《医理真传》

【组成】附子、炙甘草。

【主治】诸阳不足证。

【歌诀】附子甘草二味汤，擅补脾土先天阳；
热极附子甜甘草，补身立命至极长。

附子理中丸

【出处】《太平惠民和剂局方》

【组成】附子、白术、干姜、人参、炙甘草。

【主治】脾胃虚寒。

【歌诀】理中汤主温中阳，甘草人参术黑姜；
呕利腹痛阴寒盛，或加附子总回阳。

附子粳米汤

【出处】《金匮要略》

【组成】附子、半夏、粳米、甘草、大枣。

【主治】腹中寒气。

【歌诀】附子粳米汤方良，半夏甘草大枣藏；
　　　　腹中寒痛有雷鸣，化饮散寒又温阳。

附子汤

【出处】《伤寒论》

【组成】附子、茯苓、白术、芍药、人参。

【主治】阳虚寒湿证。

【歌诀】附子汤中用茯苓，白术芍药人参同；
　　　　温肾助阳祛寒湿，少阴阳虚建功铭。

附子泻心汤

【出处】《伤寒论》

【组成】附子、大黄、黄芩、黄连。

【主治】阳虚热结。

【歌诀】附子泻心芩连黄，泻热消痞又扶阳；
　　　　三黄麻沸汤浸渍，附子煮汁兑服良。

附片生姜羊肉汤

【出处】《咳嗽之辨证论治》

【组成】附片、生姜、羊肉。

【主治】一切阳虚证。

【歌诀】附片生姜羊肉汤，补阳益肺填精良；
　　　　阳虚病久身体弱，防治咳喘把体强。

八画

肾着汤（甘姜苓术汤）

【出处】《金匮要略》

【组成】白术、茯苓、干姜、炙甘草。

【主治】寒湿痹阻症。

【歌诀】肾着汤内用干姜，茯苓甘草白术襄；
　　　　伤湿身痛与腰冷，亦名甘姜苓术汤。

炙甘草汤

【出处】《伤寒论》

【组成】炙甘草、生姜、人参、生地黄、桂枝、阿胶、麦冬、火麻仁、大枣。

【主治】心阴阳两虚证。

【歌诀】炙甘草汤参桂姜，麦冬生地麻仁襄；
大枣阿胶加酒服，虚劳肺痿俱可尝。

金锁固精丸

【出处】《医方集解》

【组成】莲子肉、芡实、莲须、龙骨、牡蛎、沙苑子。

【主治】梦遗滑精。

【歌诀】金锁固精芡莲须，龙骨牡蛎与蒺藜；
莲粉糊丸盐汤下，涩精秘气滑遗医。

泽泻汤

【出处】《金匮要略》

【组成】泽泻、白术。

【主治】支饮眩冒。

【歌诀】泽泻汤来泽五君，辅君二两白术臣；
心下支饮苦冒眩，冒眩之因饮邪侵。

泻心汤

【出处】《伤寒论》

【组成】大黄、黄芩、黄连。

【主治】中焦热痞证。

【歌诀】大黄芩连泻心汤，泻热消痞和胃方；
邪热入胃壅滞成，不用煎煮用沸汤。

实脾散

【出处】《严氏济生方》

【组成】茯苓、白术、木瓜、木香、大腹皮、草果、附子、炮姜、厚朴、炙甘草、生姜、大枣。

【主治】虚寒阴水证。

【歌诀】实脾苓术与木瓜，甘草木香大腹加；
草果附子姜厚朴，虚寒阴水效可佳。

参附汤

【出处】《妇人良方》

【组成】人参、附子。

【主治】脏腑虚冷、阳气脱陷。

【歌诀】参附汤是急救方，阳虚欲脱此堪尝；
汗出肢冷脉微弱，回阳救脱效力强。

参苏饮

【出处】《太平惠民和剂局方》

【组成】人参、紫苏叶、葛根、前胡、半夏、茯苓、陈皮、桔梗、甘草、枳壳、木香、生姜、大枣。

【主治】外感风寒，内有痰湿。

【歌诀】参苏饮内陈皮草，枳壳前胡半夏从；
葛根木香桔梗茯，气虚感寒最宜用。

建中汤

【出处】《医理真传》

【组成】桂枝、白芍、炙甘草、生姜、大枣、饴糖、熟附子。

【主治】中焦虚寒证。

【歌诀】建中加上附子汤，桂枝白芍草生姜；
大枣饴糖齐配入，阳虚里急此方良。

九画

春泽汤

【出处】《证治要诀类方》

【组成】白术、茯苓、人参、泽泻、桂枝、猪苓。

【主治】小便不利。

【歌诀】春泽汤中用人参，白术茯苓猪苓存；
桂枝泽泻二味配，小便不利功效真。

封髓丹

【出处】《奇效良方》

【组成】黄柏、砂仁、炙甘草。

【主治】遗精早泄、虚火上炎。

【歌诀】失精梦遗封髓丹，砂仁黄柏草和丸；
大封大固春常在，巧夺先天服自安。

茯苓四逆汤

【出处】《伤寒论》

【组成】附子、干姜、炙甘草、茯苓、人参。

【主治】阴阳两虚兼湿浊证。

【歌诀】茯苓四逆汤何襄，附子甘草人参姜；
温补肾阳益肾阴，兼利水肿正不伤。

茯苓泽泻汤

【出处】《金匮要略》

【组成】茯苓、泽泻、白术、桂枝、甘草、生姜。

【主治】中焦阳虚，饮停呕渴。

【歌诀】金匮茯苓泽泻汤，白术桂枝草生姜；
胃中停饮呕渴见，温阳化饮降逆良。

茯苓杏仁甘草汤

【出处】《金匮要略》

【组成】茯苓、杏仁、甘草。

【主治】胸痹轻证。

【歌诀】茯苓杏仁甘草汤，宣化水饮上焦良；
胸痹气塞短气病，饮阻气滞饮盛尝。

胃苓汤

【出处】《丹溪心法》

【组成】厚朴、苍术、陈皮、甘草、茯苓、猪苓、泽泻、白术、桂枝。

【主治】水肿、泄泻。

【歌诀】平胃散用朴陈皮，苍术甘草四味齐；
燥湿宽胸消胀满，调胃和中此方宜；
五苓散治太阳腑，白术泽泻猪苓茯；
膀胱化气添官桂，利便消暑烦渴除。

香砂六君子汤

【出处】《时方歌括》

【组成】人参、茯苓、白术、炙甘草、半夏、陈皮、木香、砂仁。

【主治】脾虚证。

【歌诀】四君子汤中和义，参术茯苓甘草比；
益以夏陈名六君，祛痰补气阳虚宜；
除祛半夏名异功，或加香砂胃寒祛。

侯氏黑散

【出处】《金匮要略》

【组成】菊花、防风、白术、桔梗、人参、茯苓、当归、黄芩、川芎、干姜、细辛、桂枝、牡蛎、矾石。

【主治】中风。

【歌诀】侯氏黑散茯菊术，辛桔防参矾石牡；
芩归芎桂与干姜，中风不遂服之除。

活络效灵丹

【出处】《医学衷中参西录》

【组成】当归、丹参、生乳香、生没药。

【主治】气滞血瘀诸痛证。

【歌诀】活络效灵主丹参，当归乳香没药存；
癥瘕积聚腹中痛，煎服此方可回春。

济生肾气丸

【出处】《严氏济生方》

【组成】干地黄、山药、山茱萸、泽泻、牡丹皮、茯苓、桂枝、附子、车前子、牛膝。

【主治】肾阳不足、水湿内停证。

【歌诀】金匮肾气治肾虚，熟地淮山及茱萸；
丹皮苓泽加桂附，引火归源热下趋；
济生加入车牛膝，二便通调肿胀祛。

姜桂汤（饮）

【出处】《医理真传》

【组成】生姜、桂枝。

【主治】心肺阳虚证。

【歌诀】姜桂汤中药二味，扶上阳气功效最；
心肺上焦阳气虚，助正御邪阴寒退。

姜桂黄土汤

【出处】《徐小圃医案医论集》

【组成】炮姜、肉桂、灶心土。

【主治】小儿虚寒泄泻。

【歌诀】徐氏姜桂黄土汤，肉桂炮姜三味良；
温中逐寒止吐泻，小儿寒泻妙方藏。

姜附汤（干姜附子汤）

【出处】《伤寒论》

【组成】干姜、附子。

【主治】阳虚重证。

【歌诀】温肾干姜附子汤，阴盛阳衰外格阳；

昼日烦躁夜安静，温阳散寒功效良。

神效托里散

【出处】《太平惠民和剂局方》

【组成】忍冬藤、黄芪、当归、炙甘草、酒。

【主治】虚人痈肿。

【歌诀】神效托里有忍冬，芪归甘草一并从；

补气养血又解毒，善消肠痈与奶痈。

十画

桂枝汤

【出处】《伤寒论》

【组成】桂枝、白芍、炙甘草、生姜、大枣。

【主治】太阳中风表虚证。

【歌诀】桂枝汤治太阳风，芍药甘草姜枣同；

解肌发表调营卫，表虚自汗正宜用。

桂枝龙骨牡蛎汤

【出处】《医理真传》

【组成】桂枝、白芍、龙骨、牡蛎、甘草、生姜、大枣、附子。

【主治】心肾不交证。

【歌诀】桂枝龙骨牡蛎汤，白芍甘草枣生姜；

附子加入温元阳，交通上下调阴阳。

桂枝加附子汤

【出处】《伤寒论》

【组成】桂枝、白芍、炙甘草、生姜、大枣、附子。

【主治】温阳解表。

【歌诀】桂枝又加附子汤，芍药甘草姜枣良；

太阳中风阳气虚，解肌祛风又扶阳。

桂枝芍药知母汤

【出处】《金匮要略》

【组成】桂枝、白芍、甘草、麻黄、生姜、白术、知母、防风、附子。

【主治】风湿历节证。

【歌诀】桂枝芍药知母汤，术附姜草防麻黄；
祛风除湿宣痹热，温经养阳历节尝。

桂枝生姜枳实汤

【出处】《金匮要略》

【组成】桂枝、生姜、枳实。

【主治】心痛证。

【歌诀】桂枝生姜枳实汤，胸痹心痛皆可尝；
诸逆心悬痛心下，温化寒饮降逆良。

桂苓术甘汤

【出处】《医理真传》

【组成】桂枝、茯苓、白术、炙甘草。

【主治】中焦阳虚痰饮证。

【歌诀】桂苓术甘治水气，温阳利水又健脾；
心下逆满气冲胸，胸胁支满眩晕祛。

桂附理中汤

【出处】《医药简述》

【组成】人参、干姜、白术、甘草、附片、肉桂。

【主治】温补脾肾。

【歌诀】理中汤之温中阳，人参甘草术干姜；
肉桂附子与配入，补益脾肾功效强。

桃核承气汤

【出处】《伤寒论》

【组成】桃仁、桂枝、大黄、芒硝、炙甘草。

【主治】下焦蓄血证。

【歌诀】桃核承气用硝黄，桂枝甘草合成方；
下焦蓄血急煎服，解除夜热烦如狂。

桃花汤

【出处】《伤寒论》

【组成】赤石脂、干姜、粳米。

【主治】虚寒下利脓血。

【歌诀】桃花汤中赤石脂，粳米干姜共用之；

赤脂入煎吞各半，温涩固脱功可知。

破格救心汤

【出处】《李可老中医急危重症疑难病经验专辑》

【组成】附子、干姜、炙甘草、高丽参、山茱萸、生龙骨、生牡蛎、磁石、麝香。

【主治】心阳虚衰证。

【歌诀】破格救心附子君，炙草干姜高丽参；

龙牡磁石山萸肉，麝香冲服功效真。

真武汤

【出处】《伤寒论》

【组成】茯苓、白芍、白术、附子、生姜。

【主治】少阴阳虚水泛证。

【歌诀】真武汤壮肾中阳，苓芍术附加生姜；

少阴腹痛寒水聚，悸眩瞤惕急煎尝。

秘精丸

【出处】《严氏济生方》

【组成】煅牡蛎、菟丝子、龙骨、五味子、韭菜子、桑螵蛸、茯苓、煅白石脂。

【主治】小便白浊。

【歌诀】秘精丸治下焦寒，酒糊药末和成丸；

龙牡菟丝五味韭，桑螵茯苓石脂煅。

通窍活血汤

【出处】《医林改错》

【组成】麝香、桃仁、红花、川芎、赤芍、大枣、葱白、生姜、黄酒。

【主治】头部瘀血证。

【歌诀】通窍全凭好麝香，桃红大枣老葱姜；

川芎黄酒赤芍药，表里通经第一方。

通经逐瘀汤

【出处】《医林改错》

【组成】桃仁、红花、赤芍药、山甲、皂角刺、连翘、地龙、柴胡、麝香。

【主治】瘀血凝于血管内。

【歌诀】通经甲皂麝香龙，逐瘀赤芍桃与红；

连翘柴胡毒可解，便干微用大黄攻。

通脉四逆汤

【出处】《伤寒论》

【组成】炙甘草、附子、干姜。

【主治】少阴病阴盛格阳证。

【歌诀】回阳通脉四逆汤，附子炙草加干姜；

真寒假热细分辨，擅治阴盛外格阳。

十一画

理中汤（理中丸，又名人参汤）

【出处】《伤寒论》（《金匮要略》）

【组成】人参、白术、干姜、炙甘草。

【主治】中焦虚寒证。

【歌诀】理中汤主温中阳，甘草人参术黑姜；

呕利腹痛阴寒盛，或加附子总回阳。

理中加味汤

【出处】《医理真传》

【组成】人参、白术、干姜、甘草、砂仁、半夏、茯苓。

【主治】中焦虚寒证。

【歌诀】理中汤内加味方，甘草人参术干姜；

砂仁半夏加茯苓，温中健脾逐湿良。

黄芪建中汤

【出处】《金匮要略》

【组成】桂枝、白芍、炙甘草、生姜、大枣、饴糖、黄芪。

【主治】中气不足虚寒证。

【歌诀】小建中汤芍药多，桂草饴糖姜枣和；

虚劳腹痛及心悸，和里缓急补虚卓；

黄芪建中补不足，表虚身痛效无过。

黄土汤

【出处】《金匮要略》

【组成】灶心土、阿胶、黄芩、干地黄、白术、附子、甘草。

【主治】便后血证。

【歌诀】黄土汤中术附芩，阿胶甘草地黄并；
便后下血功独擅，吐衄崩中效亦灵。

麻黄附子细辛汤

【出处】《伤寒论》

【组成】麻黄、附子、细辛。

【主治】太少两感证。

【歌诀】麻黄附子细辛汤，温经解表法优良；
少阴脉沉反发热，寒邪外解不伤阳。

清震汤

【出处】《素问病机气宜保命集》

【组成】苍术、升麻、荷叶。

【主治】雷头风。

【歌诀】清震汤治雷头风，升麻苍术两般充；
荷叶一枚升胃气，邪从上散不传中。

十二画

散膝汤

【出处】《类证治裁》

【组成】生黄芪、防风、肉桂、茯苓。

【主治】鹤膝风。

【歌诀】散膝汤治鹤膝风，肉桂茯苓加防风；
重用黄芪服取汗，如鼓应桴效神通。

葛根汤

【出处】《伤寒论》

【组成】葛根、麻黄、桂枝、芍药、生姜、炙甘草、大枣。

【主治】解表通经。

【歌诀】葛根汤解肌发表，桂芍麻甘草姜枣；
太阳项背强几几，无汗恶风有良效。

温脾汤

【出处】《备急千金要方》

【组成】附子、干姜、炙甘草、人参、大黄（当归、芒硝）。

【主治】寒实内结证。

【歌诀】温脾附子与干姜，甘草人参及大黄；
当归芒硝与配入，温通寒积振脾阳。

温肝疏郁健脾汤

【出处】《扶阳论坛：2》

【组成】吴茱萸、附子、干姜、甘草、茵陈、半夏、鸡内金、茯苓、香附、佛手。

【主治】肝阳虚证。

【歌诀】温肝疏郁健脾汤，吴萸甘草附子姜；
茵陈半夏鸡内金，茯苓香附佛手良。

温通汤

【出处】《医学衷中参西录》

【组成】花椒、小茴香、威灵仙。

【主治】下焦受寒、小便不通。

【歌诀】温通汤治下焦寒，椒目茴香威灵仙；
凉甚桂附干姜加，气虚人参也可添。

温通化瘀止痛汤

【出处】《火神派方药临证指要》

【组成】制附片、桂枝、小茴香、生蒲黄、吴茱萸、青皮、乌药、当归、苍术、炙甘草、生姜。

【主治】寒性痛经证。

【歌诀】温通化瘀止痛汤，附桂蒲黄小茴香；
吴萸乌药草青皮，当归苍术与生姜。

滋肾丸（滋肾通关丸）

【出处】《兰室秘藏》

【组成】知母、黄柏、肉桂。

【主治】肾不纳气证。

【歌诀】滋肾丸用药三味，知母黄柏与肉桂；
湿热蕴结肾气伤，癃闭开启功效最。

强中汤

【出处】《严氏济生方》

【组成】人参、白术、炮姜、炙甘草、附子、青皮、陈皮、厚朴、草果、丁香。

【主治】中寒气滞证。

【歌诀】强中汤内用理中，丁香草果附子从；
青陈二皮加厚朴，中寒气滞此方行。

十三画以上

潜阳丹

【出处】《医理真传》

【组成】附子、砂仁、龟甲、炙甘草。

【主治】虚阳上浮证。

【歌诀】潜阳附子与龟甲，砂仁炙草四味研；
虚阳上越龙火奔，阳潜入下皆可安。

酸枣仁汤

【出处】《金匮要略》

【组成】酸枣仁、甘草、知母、茯苓、川芎。

【主治】虚劳虚烦不得眠。

【歌诀】酸枣仁汤治失眠，川芎知草茯苓煎；
养血除烦清虚热，安然入睡梦香甜。

薏苡附子败酱散

【出处】《金匮要略》

【组成】薏苡仁、附子、败酱草。

【主治】肠痈证。

【歌诀】薏苡附子败酱散，解毒散肿力不缓；
肠痈成脓宜急投，脓泻肿散腹自软。

薏苡附子散

【出处】《金匮要略》

【组成】薏苡仁、附子。

【主治】胸痹急证。

【歌诀】薏苡附子散二味，共为散剂备急时；
胸痹心病发时剧，胸痹缓急重在急。

橘皮汤

【出处】《金匮要略》

【组成】橘皮、生姜。

【主治】胃寒呕逆。

【歌诀】金匮要略橘皮汤，二味橘皮与生姜；
胃寒气逆反于上，温中降逆和胃良。

橘皮竹茹汤

【出处】《金匮要略》

【组成】橘皮、竹茹、人参、甘草、生姜、大枣。

【主治】胃虚呕哕。

【歌诀】金匮橘皮竹茹汤，人参甘草枣生姜；
胃虚呕逆呃在上，和胃降逆补虚良。

橘枳生姜汤

【出处】《金匮要略》

【组成】橘皮、枳实、生姜。

【主治】胸痹轻证。

【歌诀】橘皮枳实生姜汤，宣降散水行气良；
胸痹气塞短气病，饮阻气滞病后尝。

薯蓣丸

【出处】《金匮要略》

【组成】山药、干姜、桔梗、柴胡、茯苓、甘草、白芍、白术、川芎、防风、麦冬、杏仁、人参、阿胶、白蔹、当归、生地黄、桂枝、大豆黄卷、神曲、大枣。

【主治】虚劳风疾。

【歌诀】薯蓣丸中八珍汤，麦胶杏桔防干姜；
豆卷柴桂曲蔹枣，虚劳风疾功效良。

藿香正气散

【出处】《太平惠民和剂局方》

【组成】大腹皮、白芷、紫苏、茯苓、半夏曲、白术、陈皮、厚朴、桔梗、藿香、炙甘草。

【主治】外感风寒，内伤湿滞证。

【歌诀】藿香正气腹皮苏，甘桔陈苓术厚朴；
夏曲白芷加姜枣，风寒暑湿并能除。

参考文献

[1] 郑钦安原著．郑钦安医书阐释．唐步祺阐释．成都：四川出版集团·巴蜀书社，2006.

[2] 郑钦安．中医火神派三书．周鸿飞点校．北京：学苑出版社，2007.

[3] 郑钦安．医理真传．北京：中国中医药出版社，1993.

[4] 郑钦安．医法圆通．北京：中国中医药出版社，1993.

[5] 郑钦安．郑钦安医学三书．太原：山西科学技术出版社，2006.

[6] 傅文录．火神派学习与临证实践．北京：学苑出版社，2008.

[7] 傅文录．火神派方药临证指要．北京：学苑出版社，2009.

[8] 傅文录．火神派当代医家验案集．北京：学苑出版社，2009.

[9] 傅文录．火神派扶阳第一要药——附子．北京：人民卫生出版社，2010.

[10] 傅文录．人体内的太阳——健康之本养阳气．北京：学苑出版社，2010.

[11] 傅文录，傅幸．新编汤头歌诀．北京：中国医药科技出版社．2007.

[12] 李可．李可老中医急危重症疑难病经验专集．太原：山西科学技术出版社，2001.

[13] 田原，赵中月．老中医李可解密病与阴阳对话大医李可破解生活之谜．北京：中国中医药出版社，2008.

[14] 吴佩衡．吴佩衡医案．北京：人民军医出版社，2009.

[15] 范学文，周鸿飞．范中林六经辨证医案选．北京：学苑出版社，2008.

[16] 刘力红．思考中医．南宁：广西师范大学出版社，2003.

[17] 卢崇汉．扶阳讲记．北京：中国中医药出版社，2006.

[18] 卢崇汉，等．扶阳论坛．北京：中国中医药出版社，2008.

[19] 刘力红，等．扶阳论坛:2. 北京：中国中医药出版社，2009.

[20] 张岫峰，等．黄帝外经．上海：第二军医大学出版社，2006.

[21] 唐步祺．咳嗽之辨证论治．成都：四川出版集团·巴蜀书社，2005.

[22] 彭子益．圆运动的古中医学．北京：中国中医药出版社，2007.

[23] 张存悌．中医火神派探讨．北京：人民卫生出版社，2005.